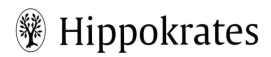

Handbuch der MuskelEnergieTechniken

Band 3
Diagnostik und Therapie:
Becken und Sakrum

Fred L. Mitchell, Jr.
P. Kai Galen Mitchell

Übersetzt von Markus Vieten
Fachliche Durchsicht und Bearbeitung
von Bernhard Ehmer

206 Abbildungen in 255 Einzeldarstellungen
11 Tabellen

Hippokrates Verlag · Stuttgart

Bibliografische Information der Deutschen Bibliothek

Die Deutsche Bibliothek verzeichnet diese Publikation in der Deutschen Nationalbibliographie; detaillierte bibliografische Daten sind im Internet über http://dnb.ddb.de abrufbar.

Titel der Orginalausgabe:
The Muscle Energy Manual
Volume Three: Evaluation and Treatment of the Pelvis and Sacrum.
2nd edition.
© MET Press East Lansing, Michigan 2004

Anschrift des Übersetzers:
Markus Vieten
Ardennenstraße 73a
52076 Aachen
http://www.markusvieten.de

Anschrift des Bearbeiters der deutschen Ausgabe:
Dr. med. Bernhard Ehmer
Birkle-Klinik
Orthopädische Abteilung
Obere St. Leonhardstraße 55
88662 Überlingen

Wichtiger Hinweis: Wie jede Wissenschaft ist die Medizin ständigen Entwicklungen unterworfen. Forschung und klinische Erfahrung erweitern unsere Erkenntnisse, insbesondere was Behandlung und medikamentöse Therapie anbelangt. Soweit in diesem Werk eine Dosierung oder eine Applikation erwähnt wird, darf der Leser zwar darauf vertrauen, dass Autoren, Herausgeber und Verlag große Sorgfalt darauf verwandt haben, dass diese Angabe **dem Wissensstand bei Fertigstellung des Werkes** entspricht.

Für Angaben über Dosierungsanweisungen und Applikationsformen kann vom Verlag jedoch keine Gewähr übernommen werden. **Jeder Benutzer ist angehalten,** durch sorgfältige Prüfung der Beipackzettel der verwendeten Präparate und gegebenenfalls nach Konsultation eines Spezialisten festzustellen, ob die dort gegebene Empfehlung für Dosierungen oder die Beachtung von Kontraindikationen gegenüber der Angabe in diesem Buch abweicht. Eine solche Prüfung ist besonders wichtig bei selten verwendeten Präparaten oder solchen, die neu auf den Markt gebracht worden sind. **Jede Dosierung erfolgt auf eigene Gefahr des Benutzers.** Autoren und Verlag appellieren an jeden Benutzer, ihm etwa auffallende Ungenauigkeiten dem Verlag mitzuteilen.

© 2005 Deutsche Ausgabe:
Hippokrates Verlag in
MVS Medizinverlage Stuttgart GmbH & Co. KG
Oswald-Hesse-Straße 50, 70469 Stuttgart

Unsere Homepage: www.hippokrates.de

Printed in Germany 2005

Fotos: Marilyn Fox, P. Kai Galen Mitchell
Umschlaggestaltung: Thieme Verlagsgruppe
Umschlagfoto: Marilyn Fox, P. Kai Mitchell
Satz: Fotosatz Sauter GmbH, Donzdorf
Druck: aprinta, Wemding

ISBN 3-8304-5257-8   1 2 3 4 5 6

Geschützte Warennamen (Warenzeichen) werden **nicht** besonders kenntlich gemacht. Aus dem Fehlen eines solchen Hinweises kann also nicht geschlossen werden, dass es sich um einen freien Warennamen handelt.

Das Werk einschließlich aller seiner Teile ist urheberrechtlich geschützt. Jede Verwertung außerhalb der engen Grenzen des Urheberrechtsgesetzes ist ohne Zustimmung des Verlages unzulässig und strafbar. Das gilt insbesondere für Vervielfältigungen, Übersetzungen, Mikroverfilmungen und die Einspeicherung und Verarbeitung in elektronischen Systemen.

Dem Andenken meines Vaters

Inhalt

Vorwort zur MET-Reihe XI

Vorwort zu Band 3 XII

Danksagungen XIII

Chronologie der Entwicklung
der MuskelEnergieTechnik XIV

Einleitung 1
Geschichte der Entwicklung der Muskelenergie-
Konzepte 1

Diagnostische Konzepte 2

Psychophysik der körperlichen Diagnose 3

Behandlungskonzepte 5

Kurze Geschichte der Beckenachsen 7

Einige häufig gestellte Fragen 8
Wie sieht die Beziehung zwischen dem
Mitchell-Modell des Beckens und
dem Muskelenergie-Konzept aus? 8
Wodurch wird sakroiliakale/iliosakrale Bewegung
verursacht? 8
Wie kann MET auf passive Gelenke einwirken? ... 9
Wie kamen die Namensbezeichnungen
der Schrägachsen zustande? 9
Was ist das Ziel einer MET-Behandlung, bezogen
auf das Mitchell-Modell des Beckens? 9
Was ist besonders am MET-Ansatz zur Beurteilung
des Beckens? 9
Mit welchen anderen Modalitäten lässt sich
eine Dysfunktion des Beckens behandeln? 9
Wie unterscheiden sich diese Techniken von MET
bezüglich Befunderhebung und Behandlung
einer Dysfunktion des Beckens? 9
Ähnlichkeiten bzw. Unterschiede zwischen
der europäischen postisometrischen Relaxation
(PIR – Lewit 1999) und MuskelEnergieTechnik
(MET – Mitchell jr. 1995, 1998, 1999) 10

Teil 1
Anatomie und Physiologie 13

Kapitel 1
Wichtige Strukturen des Beckens 15

Osteologie 15

Orientierungspunkte am Becken 17
Knöcherne Orientierungspunkte zur Bestimmung
der anatomischen Beinlänge oder zur Abschätzung
einer Dysgenesie des Beckens 18
Knöcherne Orientierungspunkte zur Bestimmung
der Position oder der Bewegung des Os coxae ... 18
Orientierungspunkte zur Bestimmung
der Sakrumposition 25

Ligamente des Beckens 28

Muskulatur des Beckens 30

Myofasziale Einflüsse 38
Der M. piriformis als sakroiliakaler Muskel 38
Einfluss der Fibula auf das Becken 38

Kapitel 2
Normale Sagittalebenenbewegungen
in den pelvisakralen Gelenken 39

Transversalachsen und sakroiliakale Bewegung .. 41
Die mittlere Transversalachse des Sakrums 41
Momentandrehachsen und
sakroiliakale Ligamente 43
Die superiore Transversalachse 43
Verschiebung der Achse aus der mittleren in
die superiore Position 44
Nutation oder Kontranutation 45
Sagittalbewegung ohne Gewichtsbelastung 46
Translatorische Sakralbewegung 47

Transversalachse und iliosakrale Bewegung ... 48
Die pubische Transversalachse 48
Die iliosakrale inferiore Transversalachse 49
Zusammenfassung der Beckenachsen 50

Mediolaterale Verlagerung der SIPS
bei Nutation/Kontranutation 50
Willkürliche und unwillkürliche Sakrum-
bewegung 50
Ursachen der Sakroiliakalbewegung 51
Kraniosakrale Bewegungen 51
Amplitude der kraniosakralen Bewegung 51

Kapitel 3
Normale gekoppelte Bewegungen im Sakroiliakalgelenk: Torsion und unilaterale Sakrumflexion 53

Sakrumtorsion und Schrägachsen 54

Der Gangzyklus und das Becken 61
Der Gangzyklus in der Beschreibung von
Fred Mitchell sen. 61
Kinesiologie des Gangzyklus 62
Phasen des Gangzyklus 62
Die stabilisierende Funktion der quer
gestreiften Muskulatur bei der Bewegung
der passiven Beckengelenke 67

Einseitige (unilaterale) Sakrumflexion 67

Lumbosakrale adaptive Mechanik 68

Intrapelvine Adaptationsmechanismen 71

Das Paradoxon von Sakrumbasis und Angulus lateralis inferior 71

Kapitel 4
Manipulierbare Störungen des Beckens 73

Subluxationen des Beckens 75
Subluxation der Symphysis pubis 75

Die superiore Subluxation des Os coxae 76
Rautenbecken 78

Sakroiliakale Dysfunktion 80
Das unilateral flektierte Sakrum 82
Torquiertes Sakrum 85

Iliosakrale Dysfunktionen 88
Rotation des Os coxae nach anterior
oder posterior 88

Manipulierbares muskuläres Ungleichgewicht ... 89

Die funktionelle Beziehung zwischen zur Schwäche
und zur Verspannung neigenden Muskeln 89

Einschränkungen der Atembewegung 91
Eingeschränkte sakroiliakale Atembeweglichkeit ... 91

Kraniosakrale Dysfunktion 91
Funktioneller Zusammenhang zwischen Becken
und Kranium 91

Sakrumschwingung 92

Dysfunktion und Fehlstellung des Os coccygis ... 93

Teil 2
Untersuchung und Behandlung von Becken und Sakrum 95

Kapitel 5
Einführung in die Untersuchung und Behandlung von Becken und Sakrum 97

MET und die Untersuchung und Behandlung einer Beckendysfunktion 98
Bedeutung der Reihenfolge für Untersuchung und
Behandlung 98

Kapitel 6
Screening- und Lateralisationstests des Beckens 101

Relative Beinlänge 102
Bestimmung der anatomischen Beinlänge 102
Anpassung des Rumpfes an eine Asymmetrie
der Sakrumbasis 105

Höhenbestimmung der Cristae iliacae 107
Höhenbestimmung der Cristae iliacae im Stehen ... 107
Höhenbestimmung der Cristae iliacae im Sitzen ... 108

Flexionstest zur pelvisakralen Mobilität 109

Flexionstest im Stehen 111
Durchführung des Flexions-/Extensionstests
im Stehen 114
Flexionstest im Sitzen 116
Durchführung des Flexionstests im Sitzen 117

Andere Screeningtests der Mobilität 121
Storch-Test 121
Hip-drop-Test 122
Durchführung des Hip-drop-Tests 122

Mobilitätstests in Rückenlage 124
Funktionelle Beinlänge 124
Dynamische Beinlängentests 124
Dynamischer Beinlängentest der symmetrischen Beckenbewegung 125
Durchführung des dynamischen Beinlängentests 126

Kapitel 7
Untersuchung und Behandlung von Subluxationen und Dislokationen des Beckens . 133

Subluxationen der Symphysis pubis 134
Prüfung auf asymmetrische Höhe der Crista pubica 134
Testung der Höhe der Crista pubica 134
Durchführung des Höhentests der Crista pubica 135
Behandlung bei superiorer Subluxation des Os pubis 137
Behandlung bei inferiorer Subluxation des Os pubis 138
Kombinierte Behandlung bei superiorer oder inferiorer Subluxation des Os pubis 140

Die superiore Subluxation des Os coxae 141
Häufigkeit der superioren Subluxation des Os coxae 142
Diagnosekriterien für die superiore Subluxation des Os coxae 143
Verwendung des Mobilitätstests zur Seitenbestimmung und Diagnosebestätigung bei superiorer Subluxation des Os coxae 144
Testung auf superiore Subluxation oder Dislokation des Os coxae 145
Höhentestung des Tuber ischiadicum beidseits (bei superiorer Subluxation) 145
Spannungsprüfung des Lig. sacrotuberale 146
Beinlängenbestimmung in Bauchlage 146
Behandlung einer superioren Dislokation des Os coxae 148

Das Rautenbecken 151
Testung des Inflares und Outflares 151
Testung des SIAS-Flares 152

Behandlung der Flare-Läsionen 153
Behandlung der Inflare-Läsion 153
Behandlung einer Outflare-Läsion 154

Zusammenfassung der Beckensubluxationen 155

Kapitel 8
Untersuchung und Behandlung von Beckengelenksdysfunktionen 157

Die sakroiliakale Dysfunktion 157
Evaluation der sakroiliakalen Dysfunktion 159
Testung der sakroiliakalen Dysfunktion 160
Behandlung des unilateral flektierten Sakrums in Bauchlage 166

Behandlung einer sakralen Torsionsdysfunktion . 172
Diagnostische Kriterien des torquierten Sakrums . . . 172
Behandlungstechniken beim vorwärts torquierten Sakrum 173
Behandlungstechniken bei rückwärts torquierten Sakrum 179

Rotationsläsionen des Os coxae 182
Untersuchung der Rotationsläsion des Os coxae 183
Behandlungstechniken bei Anteriorrotation des Os coxae 183
Behandlung einer Posteriorrotation des Os coxae . . . 188

Sakroiliakale respiratorische Dysfunktion 191
Testung der sakroiliakalen respiratorischen Bewegung 192
Behandlung einer sakroiliakalen respiratorischen Einschränkung 193

Kokzygeale Dysfunktionen 195
Evaluation der kokzygealen Dysfunktion 196
Behandlung der kokzygealen Dysfunktion 197

Anhang 201

Anhang A 203

Patienteninformation zum Beckengürtel 203
Das verschobene Becken oder Leben mit dem Beckengürtel 203

Anhang B: Klinische Anmerkungen 205
Autonome Effekte 205

Kommentierte Literatur und empfohlene Lektüre 206

Sachverzeichnis 212

Vorwort zur MET-Reihe

Diese Reihe ist eine außerordentliche Erweiterung der Konzepte, die in den ersten, jemals zur MuskelEnergie-Technik veröffentlichten Texten, vorgestellt wurden (Mitchell jr., Moran, Pruzzo, 1973 und 1979). Die vorliegende Arbeit ist der Höhepunkt von 35 Jahren klinischer Praxis, Forschung und Lehre. Die MuskelEnergieTechnik (MET) wurde vom Autor, nach einer vierjährigen praktischen Ausbildung bei Fred L. Mitchell sen. (1960–1964), erstmals 1964 in das Osteopathie-Curriculum am Kansas City College of Osteopathy and Surgery eingeführt. Seit damals verbreiteten sich die Konzepte und Methoden in den Osteopathie-Schulen der USA, Kanadas und auch in anderen Teilen der Welt. Heute wird die MET in allen Osteopathie-Schulen sowie in vielen anderen Programmen der Manualtherapie weltweit unterrichtet. Dies macht ein aktualisiertes und umfassendes Handbuch zur MET noch wichtiger.

Obwohl sich die 1973 und 1979 veröffentlichten MET-Handbücher einer sehr großen Beliebtheit erfreuten, zeigte der jahrelange Unterricht, dass einige Mängel der früheren Publikationen manchmal zu einem unvollständigen Verständnis und zu fehlerhaften Anwendungen der MET führten. Die früheren Ausgaben enthielten keine ausreichende Erklärungen der physiologischen Abläufe und auch keine anatomischen Details, die zur erfolgreichen Durchführung der Methode wichtig sind. Zweifellos schätzten einige Leser die Kürze des „Kochbuch"-Ansatzes, doch lieferten die Beschreibungen der diagnostischen und therapeutischen Verfahren nicht genug Informationen, um zuverlässige und reproduzierbare Ergebnisse zu erzielen. Die neue MET-Reihe wurde mit dem Ziel verfasst, diesen Ansprüchen gerecht zu werden.

Wahrscheinlich liegt es an dem Namen MuskelEnergie-Technik, dass diese Methode viel zu oft allein als Verfahren zur Behandlung verhärteter Muskeln wahrgenommen wird. Viel zu oft wurden die MET-Behandlungsmethoden ohne ausreichende Verknüpfung mit den besonderen diagnostischen MET-Algorithmen gelehrt. Aber die MET ist mehr als eine Behandlungstechnik. **Sie ist auch ein auf der Biomechanik basierendes Diagnosesystem, das präzise physikalische Diagnosemethoden einsetzt, um artikuläre Bewegungseinschränkungen zu identifizieren und zu quantifizieren.** Jede einzelne diagnostische Technik in der MET ist ein wesentlicher Bestandteil der MET, da sie die erforderlichen Informationen liefert, die zur korrekten und somit auch effektiven therapeutischen Anwendung der MET erforderlich sind. Unter den in diesem Band vorgestellten Algorithmen findet sich auch neues Material zur rippenbasierten Wirbelgelenkdiagnostik. Auch wurde die Biomechanik der nichtneutralen segmentalen ERS- und FRS-Dysfunktion vertiefend behandelt.

Diese Reihe ist als Textbuch, mit besonderem Gewicht auf die Theorie und die systematischen Methoden der MET-Diagnostik, und als Untersuchungs- und Behandlungshandbuch angelegt. Im Handbuch der MuskelEnergieTechnik, Band 1 (1995), ging es um die Konzepte und Mechanismen der MET, die muskuloskelettale Screeninguntersuchung sowie um die Diagnostik und Therapie der Zervikalregion. Band 2 (1998) behandelt die Diagnostik und Therapie von BWS, LWS und Brustkorb. Band 3 behandelt die Diagnostik und Therapie von Becken und Sakrum.

Fred L. Mitchell jr., DO, FAAO, FCA

Vorwort zu Band 3

Es gibt die verbreitete und auch korrekte Überzeugung, dass die Behandlung einer somatischen Dysfunktion des Beckens und des Sakrums komplex ist und eine hohe klinische Priorität besitzt. In den früheren Lehrgängen zur MET wurden in Anbetracht der Bedeutung die Untersuchung und Therapie des Beckens und des Sakrums als erstes präsentiert. Der Übergang vom Becken zur Wirbelsäule, den Rippen und den Extremitäten erforderte jedoch ein derartig konzeptionelles Umdenken, dass die Themenfolge in den 80er-Jahren verändert wurde und nun am oberen Ende des Achsenskeletts beginnt. So ist die Entwicklung des Konzepts für den Lernenden etwas gleichmäßiger und erfolgt in kleineren und logischer aufeinander aufbauenden Schritten.

In der Erwartung, dass manche Kliniker sich zuerst dem dritten Band zuwenden würden, haben wir uns dazu entschieden, in der Einleitung einen kurzen chronologischen und historischen Abriss der konzeptionellen Entwicklung der MET zu präsentieren, um ihre Bedeutung für die Evaluation und Behandlung des Beckens klarer herauszustreichen.

Wie auch in den vorigen Bänden des Handbuchs der MuskelEnergieTechnik beginnt der Text mit der Schilderung der relevanten Anatomie und Physiologie und schreitet dann fort zu einer allgemeinen Darstellung der manipulierbaren Störungen und schließt mit den Details der klinischen Untersuchung und Therapie.

Versuchte man, den Ansatz der MET zur Evaluation und Behandlung des Beckens in einen spezifischen klinischen Zusammenhang zu setzen, würde dies ein weiteres ganzes Buch füllen. In einem solchen Buch würden weit mehr klinische Anwendungen diskutiert werden als das Management des unteren Rückenschmerzes. Bis ein solches Buch entstanden ist, müssen wir darauf vertrauen, dass jeder Kliniker, ganz gleich welcher Fachrichtung, die Bedeutung von Haltung, Lokomotion, viszerosomatischen/somatoviszeralen Reflexen und Mikrozirkulationen für sein spezifisches Fachgebiet versteht.

Fred L. Mitchell jr., DO, FAAO, FCA

Danksagungen

Dieses Buch wäre wohl ohne die großen Anstrengungen und kritischen Anmerkungen meiner Frau Carol und meines Sohnes Kai nie zu Stande gekommen. Ihr Engagement ließ mich den Text immer wieder neu schreiben und neu gliedern, bis alle das Werk für publikationsfähig hielten. Kai Mitchell entwarf, neben dem Layout, dem Redigieren und der Veröffentlichung, viele der Grafiken. Der Dank geht auch an Marylin Fox für ihre Fotografien, an Ann McGlothlin-Weller für ihre sorgfältige redaktionelle Arbeit und an unser geduldiges Fotomodell James Marlow.

Meine aufrichtige Dankbarkeit gilt auch Gary Ostrow, DO, FAAO, für das Lesen und Kommentieren des Manuskriptes, wie auch an die anderen Leser für ihre vielen wichtigen Anmerkungen und Ideen: Martin Beilke, DO, Angus G. Cathie, DO, Vladimir Janda, MD, Lawrence Jones, DO, Normal Larson, DO, Karel Lewit, MD, Keneth Little, DO, Heinz-Dieter Neumann, MD, Charles Owens, DO, A. Hollis Wolf, DO und J. Gordon Zink, DO.

Ich verdanke meine Ausbildung in kranialer Osteopathie der Sutherland Teaching Foundation und der Cranial Academy und ganz besonders Thomas Schooley, DO, FAAO, FCA, dessen geübte Hände und praktisches Denken die Kranialbewegung für mich zur Realität werden ließen.

Mein größter Dank geht schließlich wieder einmal an meinen Vater Fred L. Mitchell sen., DO, FAAO, der mich durch seinen Unterricht mit wertvollen und kniffligen Problemen versorgte, die für ein ganzes Leben reichen.

Fred L. Mitchell jr.

Chronologie der Entwicklung der MuskelEnergieTechnik

1909 Geburt von Frederic Lockwood Mitchell sen. (FLM sen.), dem Begründer der MET, am 3. Dezember 1909.

1929 Geburt von Frederic Lockwood Mitchell jr. (FLM jr.) am 10. Januar 1929.

1934 FLM jr. erleidet Verbrennungen dritten Grades an mehr als 50 % seiner Körperoberfläche (was zu jener Zeit als unbedingt tödlich gilt). Nachdem FLM sen. gesehen hat, wie der Osteopath und Hausarzt der Familie, Charles Owens, mithilfe der Chapman-Reflexe ein Nierenversagen rückgängig machen kann und so Freddies Leben rettet, entscheidet er sich, Osteopath zu werden.

1935–37 FLM sen. lernt bei Dr. Owens, bevor er sich 1937 am Chicago College of Osteopathy einschreibt.

1941 FLM sen. graduiert am Chicago College of Osteopathy.

1941 FLM sen. gründet eine private Praxis, im 517 James Building, Chattanooga, Tennessee.

1948 FLM sen. publiziert den Artikel **The Balanced Pelvis in Relation to Chapman's Reflexes** im Jahrbuch der Academy of Applied Osteopathy.

1958 FLM sen. publiziert den Artikel **Structural Pelvic Function** im Jahrbuch der Academy of Applied Osteopathy (nachgedruckt 1965).

1959 FLM jr. graduiert am Chicago College of Osteopathy.

1960–64 FLM jr. arbeitet mit FLM sen. in dessen Praxis und studiert mehrere Jahre lang intensiv mit diesem zusammen osteopathische Prinzipien und Techniken.

1964 FLM jr. wird Mitglied des Lehrkörpers am Kansas City College of Osteopathy and Surgery (KCCOS – heute University of Health Sciences College of Osteopathic Medicine); er führt dort die MuskelEnergieTechnik in den Lehrplan ein und macht damit KCCOS zum ersten College für Osteopathie, dessen Lehrpläne MET beinhalten.

1970 FLM sen. hält den ersten von sechs Lehrgängen zu Muskelenergie ab, in Fort Dodge, Iowa. Gastgeberin für diesen Lehrgang ist die Osteopathin Sarah Sutton, die nach FLM sen. Tod sehr aktiv an der Entwicklung von Muskelenergie-Lehrgängen mitarbeitet.

1973 Publikation von An Evaluation and Treatment Manual of Osteopathixc Manipulative Procedurews durch F. L. Mitchell jr., P. S. Morgan und N. A. Pruzzo – des ersten Textes, der Befunderhebung und Behandlung im Rahmen von MuskelEnergieTechnik umfasst. Der Text beruht auf Vorlesungsnotizen, die P. S. Moran während Vorlesungen von FLM jr. am KCCOS gemacht hat.

1973 FLM jr. wird Mitglied des Lehrkörpers am Michigan State University College of Osteopathic Medicine

1974 FLM sen. stirbt am 2. März 1974.

1974 Das Muscle Energy Tutorial Committee wird gebildet, um einen medizinischen Fortbildungskurs über MET zu entwickeln. Der erste derartige Kurs wird im Dezember am College of Osteopathic Medicine an der Michigan State University abgehalten, vorwiegend von FLM jr.

1979 FLM jr., P. S. Moran und N. A. Pruzzo veröffentlichen das erste Lehrbuch zur MuskelEnergie-Technik, **An Evaluation and Treatment Manual of Osteopathic Muscle Energy Procedures** (vergriffen 1991).

1980 Der Osteopath Paul Kimberly nimmt „Muskelkraft (Energie)"-Techniken in das OMT-Verzeichnis „Outline of Osteopathic Manipulative Procedures" des Kirksville College of Osteopathic Medicine auf.

1995 Band 1 von **The Muscle Energy Manual** (F. L. Mitchell jr. & P. K. Mitchell) erscheint bei MET Press.

1998 Band 2 von **The Muscle Energy Manual** (F. L. Mitchell jr. & P. K. Mitchell) erscheint bei MET Press.

1999 Band 3 von **The Muscle Energy Manual** (F. L. Mitchell jr. & P. K. Mitchell) erscheint bei MET Press.

Einleitung

Geschichte der Entwicklung der Muskelenergie-Konzepte

Entwicklung und Verfeinerung dessen, was heute als MuskelEnergieTechnik bezeichnet wird, war ein fortwährender Prozess während der vergangenen 50 Jahre. Die MuskelEnergieTechnik (MET), wurde ursprünglich von Fred L. Mitchell sen. konzipiert. Sie hat sich immer weiterentwickelt, zuerst in den Händen und Köpfen jener, die das Privileg genossen, die Methode direkt von Fred L. Mitchell sen. zu lernen (der zweiten Generation), und heute bei der dritten und vierten Generation derer, die die Technik gelernt haben und sie nun in ihrer Praxis anwenden.

Gegen Ende der 40er-Jahre des vergangenen Jahrhunderts – ich ging noch zur Schule – entdeckten Mitchell sen. und Paul Kimberly, dass sie vieles gemeinsam hatten, und wurden enge Freunde. Als ein Ergebnis ihrer Verbindung sah sich Mitchell sen. gedrängt, einen jener wenigen je von ihm veröffentlichten Artikel zu schreiben, „The Balanced Pelvis in Relationship to Chapman's Reflexes" (1948), eine Monografie, die zu erklären versuchte, was Charles Owens, der Autor von „An Endocrine Interpretation of Chapman's Reflexes" (1937) unter einem „Becken im Gleichgewicht" (balanced pelvis) in Bezug auf Chapman-Reflexe verstanden hatte. Dieser Artikel wurde derart kontrovers diskutiert, dass mein Vater sich genötigt sah, zu forschen und ein vereinheitlichtes kinematisches Modell des Beckens zu entwickeln. Der Artikel, welcher dann dieses Konzept erklärte, wurde 1958 unter dem Titel „Structural Pelvic Function" publiziert und 1965 leicht revidiert neu aufgelegt. Das darin entwickelte Modell des Beckens stellt nach wie vor für die manipulative Medizin ein zentrales Konzept dar. Seine Konsistenz und prädiktive Aussagekraft haben sich über 50 Jahre bewährt.

Inspiriert von den Osteopathen T. J. Ruddy und Carl Kettler begann Mitchell sen. gegen Ende der 40er-Jahre des vergangenen Jahrhunderts und Anfang der 50er-Jahre das zu entwickeln, was er später Techniken „muskulärer Energie" nannte, zunächst, um Bewegungsbeeinträchtigungen der pelvisakralen Gelenke zu behandeln, und später zur Behandlung auch anderer Gelenke des Körpers nach denselben Prinzipien: Ein Gelenk wird zuerst am Punkt seiner Bewegungseinschränkung positioniert, dann lässt man auf das Gelenk eine Kraft einwirken – hervorgebracht durch die willentliche Muskelkontraktion des Patienten gegen „eine genau eingesetzte Gegenkraft" (Kettler) –, um dadurch Form und Funktion des Gelenks zu ändern. Während der Entspannung nach der Kontraktion kann, falls nötig, das Gelenk erneut eingestellt und die Kontraktions-Entspannungs-Sequenz wiederholt werden.

Ich hatte immer den Verdacht, dass mein Vater das, was ich (grammatisch inkorrekt) MuskelEnergieTechnik zu nennen beschloss, entwickelte, als er sah, dass ich, wie die meisten meiner Studienkollegen, in meiner 4-jährigen Osteopathieausbildung nur wenige Fähigkeiten in der osteopathischen manuellen Behandlung gelernt hatte und dass er deshalb fand, es brauche etwas Einfaches und Zuverlässiges, das er mir beibringen könne.

Die Anwendung der Prinzipien der MuskelEnergie-Technik auf Wirbelsäule, Rippen und Extremitätengelenke begann sich zu entwickeln, kurz bevor ich 1960 gemeinsam mit meinem Vater in seiner Praxis zu arbeiten begann und setzte sich während der Jahre unserer Zusammenarbeit (1960–1964) und auch nachher noch, bis zu seinem Tod 1974 fort. Viele Male hat er meine Zeit mit einem Patienten zugunsten dringenderen klinischen Unterrichts unterbrochen – um mir eine neue Methode zu zeigen, die er sich ausgedacht hatte, oder ein Problem vorzustellen, das ich zuvor noch nicht gesehen hatte.

Wie ich entdeckte, ist Lernen ein Prozess in beide Richtungen zwischen Lehrer und Schüler. Das Anreichern des anfangs recht schlichten allgemeinen Konzepts der MET mit differenzierten einzelnen Inhalten fand zu einem guten Teil während des fortgesetzten Dialogs zwischen meinem Vater und mir statt, insbesondere nachdem ich 1964 meine akademische Laufbahn am Kansas City College of Orthopedic Medicine and Surgery begonnen hatte und feststellte, wie schwierig es war, eine Idee zu unterrichten, die erst halbwegs Gestalt angenommen hatte. Die Ausarbeitung der MET-Konzepte war tatsächlich ein fortwährender Prozess, der bis heute anhält und auch Jahre des Dialogs mit meinem Sohn und Mitautor sowie neue Erkenntnisse umfasst, die erst während des Schreibens dieses Buchs aufkamen.

In den Jahren 1958–1969 gab das Team Mitchell-Kimberly Kurse bei Fachtreffen (einer dieser Kurse war etwa „Das Becken und seine Umgebung", gefördert von der Academy of Applied Osteopathy), und Mitchell sen. hielt private Lehrgänge in seiner Praxis in Chattanooga ab. Bis 1970 war dann, aufgrund der Anforderungen, die der Unterricht von Muskelenergie-Konzepten stellte, der

Inhalt entsprechender Lehrgänge organisierter strukturiert, und im März 1970 gab es erstmals einen von sechs Studenten besuchten fünftägigen Muskelenergie-Lehrgang bei der Gastgeberin Dr. Sarah Sutton in Fort Dodge, Iowa. Teilnehmer waren die Ärzte Sutton, John Goodridge, Philip Greenman, Rolland Miller, Devota Nowland und Edward Stiles. Bis zu seinem Tod im Jahr 1974 führte Mitchell sen. noch fünf weitere solche Lehrgänge bei Gastgebern an verschiedenen Orten im Land durch. Einer der Gastgeber war das College of Osteopathic Medicine an der Michigan State University, das eine Fortbildung für die Abteilungen Biomechanik und Familienmedizin organisierte.

1974 wurde unter dem Vorsitz der Osteopathin Sarah Sutton eine Projektgruppe organisiert, die sich um die weitere Unterrichtung von MuskelEnergieTechnik kümmern sollte. Dieser Gruppe gehörten einige Leute aus dem Lehrkörper des Office of Medical Education Research and Development des College of Osteopathic Medicine an der Michigan State University an, und auch ich selbst. Die meisten Mitglieder des Komitees waren Osteopathen, die an Mitchells Lehrgängen teilgenommen hatten und das Konzept für wesentlich und für wichtig genug hielten, zeitweise ihren geschäftigen Praxen fernzubleiben. Nach Tagen intensiver Anstrengung organisierte dieses Komitee den ersten Lehrgang für MuskelEnergieTechnik nach Mitchell sen. Tod, gefördert vom College of Osteopathic Medicine an der Michigan State University und von der American Academy of Osteopathy. Der Kurs fand im Dezember 1974 statt, mit 12 Teilnehmern, und mit mir selbst als hauptsächlichem Lehrer. Bis 1985 hatten über 60 entsprechende 40-stündige Kurse stattgefunden, mit Mitchell jr., den Osteopathen Paul Kimberly, John Goodridge und Edward Stiles sowie anderen als Lehrern.

Die Projektgruppe setzte ihre Arbeit noch einige Jahre unter der fähigen Leitung des Osteopathen David Johnson als Komitee für Muskelenergie-Lehrgänge der American Academy of Osteopathy fort; ihre Treffen wurden von dieser Organisation und von der National Osteopathic Foundation finanziell unterstützt. Zu den weiteren sehr aktiven Mitgliedern dieses Nachfolgekomitees gehörten die Osteopathen S. D. Blood, Martha I. Drew, J. P. Goodridge, R. E. Gooch, R. C. MacDonald, N. Pruzzo, Sarah Sutton und ich selbst. Nach gründlicher Analyse der Aufgabe der Ausbildung restrukturierte die Projektgruppe den Inhalt des Lehrplans in einen Grundlehrgang und zwei Fortgeschrittenen-Lehrgänge – Muskelenergie II A (oberhalb des Zwerchfells) und Muskelenergie II B (unterhalb des Zwerchfells) – von jeweils 40 Stunden Dauer.

Diagnostische Konzepte

Wie zu erwarten, beruhen die diagnostischen Konzepte von MuskelEnergieTechnik auf den manipulativen Techniken, die Mitchell sen. in den 30er-Jahren des vergangenen Jahrhunderts von Charles Owens und im Studium am Chicago College of Osteopathy gelernt hatte. Charles Owens wurde der Lehrer meines Vaters, weil er mein Leben gerettet hatte, als ich mich mit fünf Jahren schwer verbrannt hatte. 1934 waren solche Verbrennungen immer tödlich, gewöhnlich wegen Nierenversagens. Owens behandelte meine Nieren und mein urämisches explosionsartiges Erbrechen mit Chapman-Reflexen, stellte so die Nierenfunktion wieder her und rettete mein Leben, das am nächsten Morgen hätte zu Ende gehen sollen.

Osteopathische Läsion war nach Still von verschiedenen Autoren, etwa Downing (1923) oder Fryette (1935), immer wieder neu definiert worden. Grundlegend für das Konzept der osteopathischen Läsion war die geometrische Fehlstellung eines Knochens, welche von manchen Autoren als „Subluxation" bezeichnet wurde. Vorstellungen über eine korrekte Stellung des Knochens bezogen sich auf statische geometrische Symmetrie und harmonische Haltung. Dieses statische Konzept geistert immer noch in den Köpfen von Patienten und sogar von manchen Therapeuten herum, die nach wie vor meinen bei Manipulation gehe es darum, Knochen wieder an ihren richtigen Platz zurückzubringen. Schlimmer noch, Manualtherapeuten waren früher als „blitzartige Knochenrichter" bekannt. Trotz der statischen Nomenklatur wurde jedoch von manchen Autoren die Bewegungseinschränkung als das primäre Merkmal osteopathischer Läsion angesehen, und die anatomischen, physiologischen und pathologischen Mechanismen der Einschränkung wurden für wichtig gehalten.

Allmählich bildete sich ein funktionelleres Konzept osteopathischer Läsion heraus, welches mit der Entwicklung von Muskelenergie-Konzepten ziemlich schnell ausgereifte Gestalt annahm. Fehlstellung wurde angesehen als die Veränderung, die einem Knochen widerfuhr, wenn ein Teil seines Bewegungsbereichs wegfiel. Ist die Fähigkeit eines Knochens, gegenüber einem anderen Knochen zu flektieren (sich nach vorn zu beugen), teilweise verloren, dann werden Versuche aktiver oder passiver vollständiger Flexion dieses Knochens dazu führen, dass er in einer Stellung zur Ruhe kommt, die extendierter ist als sie sein sollte. Der Knochen kann also als „extendiert" bezeichnet werden. Solche positionsbezogenen Beschreibungen osteopathischer Läsion waren in gewissem Sinne Übertragungen aus den älteren, statischen Konzepten. Sie erschienen als selbstverständlich zur Beschreibung einer sichtbaren Fehlstellung eines Knochens und wurden verbreitet benutzt, selbst von jenen analytisch orientierten Therapeuten, die die dynamische Natur osteopathischer Läsion verstanden.

Die Konzepte spinaler Kinematik, die dann Halladay (1957) und Fryette (1950) ausarbeiteten, wurden recht verbreitet aufgenommen (und allem Anschein nach auch ebenso verbreitet missverstanden) und gehörten zum Lehrstoff, den mein Vater von den Osteopathen Martin Beilke und Frasier Strachan am Chicago College of Osteopathy lernte. Ich erinnere mich, dass er vom Beginn seiner Praxis die Bezeichnungen „ERS" und „FRS" in seinen Praxisaufzeichnungen verwendete. Er behielt diese Bezeichnung auch bei, nachdem er begonnen hatte, eher MuskelEnergieTechniken als Thrust-Techniken (HVLA – High Velocity Low Amplitude, Techniken hoher Geschwindigkeit und geringer Amplitude) einzusetzen. Diese Auffassung vom Verhalten eines Wirbelgelenks mit Läsion war grundlegend für die diagnostische Analyse, welche der Anwendung von MuskelEnergieTechnik oder der Mobilisierung durch Impulstechnik notwendig vorausging.

Eine der wichtigen Vorstellungen, die Mitchell sen. von Ruddy übernahm, war das Konzept der Restriktoren – unnatürlich verkürzter Muskeln, von denen die tieferen („kurzen Restriktoren") die Beweglichkeit eines einzelnen Gelenks abnormal einschränkten und die größeren („langen Restriktoren") mehr als ein Gelenk beeinflussten. Dass auch andere Mechanismen die Gelenkbeweglichkeit einschränken konnten – etwa Ödem, Fibrose oder schlechte Kongruenz des Gelenks – spielte keine Rolle, denn MuskelEnergieTechniken schienen auch dann wirksam zu sein, wenn solche Phänomene nachgewiesen werden konnten.

Anders gesagt war das Konzept kurzer Muskeln zwar eine übermäßige Vereinfachung, aber doch klinisch und heuristisch nützlich. MuskelEnergieTechnik ist eine wirksame Behandlungsmethode für somatische Dysfunktion der Beckengelenke, auch wenn diese passive Gelenke sind. Die Kräfte, welche in spezifischen Körperstellungen durch spezifische Muskelkontraktionen indirekt auf die sakroiliakalen Bänder ausgeübt werden, wirken im Sinne einer Wiederherstellung der Funktionsfähigkeit dieser Gelenke.

Psychophysik der körperlichen Diagnose

Beim Unterrichten von MuskelEnergieTechniken wurde deutlich, wie wichtig es ist, unser sensorisch/perzeptives Nervensystem zu verstehen, um stichhaltige körperliche Untersuchungen des muskuloskelettalen Systems mit einigermaßen verlässlicher Reliabilität während der Untersuchung durchzuführen. Für Anfänger-Studenten, die gerade versuchen, die psychomotorischen Fähigkeiten für körperliche Diagnose zu erwerben, hat die Vorstellung, das menschliche Nervensystem sei eine Art komplizierten, technisch hoch entwickelten wissenschaftlichen Instruments, einen großen heuristischen Wert. Bevor man beginnt, ein wissenschaftliches Instrument zu benutzen, ist es normalerweise eine sehr gute Idee, das entsprechende Handbuch zu lesen und dann das Instrument zu justieren. Wie jedes Hochpräzisionsgerät muss auch das menschliche Nervensystem gemäß einer Reihe von Anweisungen kalibriert und benutzt werden, wenn es zuverlässige Daten liefern soll. Die Regeln für Beobachtung, Palpation, Perkussion und Auskultation werden durch die Anatomie und Physiologie der beteiligten Wahrnehmungssysteme bestimmt.

Beobachtung ist ein elementarer und notwendiger Teil der Muskelenergie-Diagnose. Ich glaube, dass dagegen die Kunst und Wissenschaft manipulativer Behandlung begrifflich und sprachlich zu sehr mit palpatorischer Diagnose verknüpft werden. Zu gewissen Zeiten besuchte man osteopathische manuelle Behandlungskurse, um „Manips" zu lernen. Es wurde so viel Wert auf **Behandlungstechniken** gelegt, dass wir uns für besonders aufgeklärt hielten, wenn wir **»palpatorische Diagnose«** zur Beschreibung des Kursinhalts hinzufügten. Wir hatten den neuen Katechismus von „Manipulation **und palpatorischer Diagnose**" gelernt und gratulierten uns dazu, nun ins wissenschaftliche Zeitalter übergetreten zu sein; wir waren recht selbstzufrieden, bis wir darauf gestoßen wurden, dass wir versäumt hatten, Manipulation in den übrigen Lehrplan zu integrieren.

Vielleicht erklärt diese bisher weit gehend ununtersuchte historische Perspektive, warum Beobachtung, Auskultation und Perkussion aus der Unterrichtung struktureller Diagnose nahezu ausgeschlossen geblieben waren. Die sprachliche Verbindung von „Manipulation" und „Palpation" hat eindeutig tiefe Auswirkungen auf die Lehrpläne von Fachhochschulen für Osteopathie gehabt. Manche Lehrer haben ihren Studenten sogar beigebracht, bei der Untersuchung eines Patienten auf somatische Dysfunktion die Augen zu schließen, um sich so auf palpatorische Wahrnehmungen konzentrieren zu können. An sich ist das ein brauchbarer Ansatz zur Unterrichtung der Kunst der Palpation. Problematisch ist allerdings, dass die Lehrer manchmal vergessen, den Studenten beizubringen, dass sie den Patienten auch **anschauen** müssen.

Manche Manipulationsverfahren, etwa indirekte kraniale und funktionelle Techniken, begründen ihre körperliche Diagnose fast gänzlich auf **palpatorischen** Daten. – Tapping, wie es die Vertreter Funktioneller Technik Bowles (1981) und Johnston (1972) unterrichteten, könnte man als eine Anwendung von Perkussion auffassen. Abgesehen von dem „Zersprungener-Topf-Zeichen" bei Schädelfraktur (DeGowin 1981) sind mir bei kranialer Diagnose keine Anwendungen von Auskultation oder Perkussion bekannt. – Meiner Meinung nach sind die indirekten kranialen und funktionellen Techniken valide und klinisch brauchbare Konzepte, aber dennoch muss über ihre Auswirkung auf die Unterrichtung der viel häufiger eingesetzten manipulativen Verfahren, wie Thrust- und MuskelEnergieTechniken, nachgedacht werden. Die meisten Therapeuten jener indirekten manipulativen Verfahren glauben engagiert, ihre durch Palpation gewonnenen Informationen besagten qualitativ dasselbe wie visuell beobachtbare Daten, seien aber im Allgemeinen quantitativ aussagekräftiger, weil das, was durch Palpation verspürt werden kann, oft schwer zu sehen ist. Wie der Leser bald feststellen wird, sehe ich dies anders.

Lassen Sie mich ein Beispiel für diese verallgemeinernde Ansicht geben. Die diagnostischen Daten Funktioneller Technik erfassen nur drei beschreibbare Phänomene:
1. „Ease" (geringer Gewebewiderstand) und
2. „Bind" (starker Gewebewiderstand), die für das Verhalten von „Läsionen" kennzeichnend sind und bei normalem regelmäßigem Verhalten –
3. „Nicht-Läsions"verhalten – nicht festgestellt werden.

Der konzeptionelle Sprung findet da statt, wo „Bind", ein Merkmal von „Läsions"verhalten, erkennbar anhand passiver Bewegungen aus beliebiger Ausgangsposition und Palpation der lokalen Gewebereaktion auf die Bewegung, als Nachweis dafür gewertet wird, dass die Beweglichkeit des spezifischen untersuchten Körperteils abnormal eingeschränkt ist in **derselben** Bewegungsrichtung, welche die „Bind"-Reaktion hervorruft. Wenn Rechtsrotation eine Empfindung von „Bind" vermittelt, dann wird angenommen, Rechtsrotation sei eingeschränkt. Im Interesse theoretischer Sparsamkeit und theoretischer Vereinheitlichung wäre es natürlich nett, wenn dies zuträfe. Aber die begrifflichen Gewässer werden dadurch eher getrübt, wenn es um die Probleme der Interpretation sowie um die Physiologie von Schmerz und Spasmus im Verhältnis zu Gelenkbeweglichkeit geht.

Um die Irrtümlichkeit der besagten Annahme nachzuweisen, muss man nur dieselbe Struktur sowohl auf „Ease" und „Bind" als auch auf verändertes Bewegungsausmaß untersuchen. Und genau dies wurde auch unternommen, als formloses Experiment, mit William Johnston (als Untersucher der Funktionellen Technik), Lon Hoover (als liebenswürdigerweise freiwilliger Versuchsperson) und mir selbst (als Untersucher des Bewegungsausmaßes). Ein paar Wochen hintereinander trafen wir uns jede Woche. Nachdem wir viele Stunden lang Johnstons palpatorische „Ease-Bind"-Befunde mit meinen palpatorisch-visuellen Bewegungsbereichsbefunden verglichen hatten, kam ich zu dem Ergebnis, dass ich in etwa zwei Dritteln aller Fälle, wenn Johnston „Bind" in eine Richtung angab, eingeschränkte Bewegung **in die andere Richtung** gefunden hatte. Übereinstimmung bezüglich der Richtung erzielten wir bei Flexions- und Extensionsbewegungen. Diese Ergebnisse haben wir nie veröffentlicht. Da ich für das Gebiet der Funktionellen Technik die sehr geringe Interuntersucherreliabilität eines Anfängers hatte und Johnston die MET-Untersuchungsverfahren nicht wiederholbar durchführen konnte, kamen wir an der Stelle nicht weiter. Angesichts meiner Hochachtung vor Johnstons Fähigkeiten halte ich die Intrauntersucherreliabilität seiner Befunde für gegeben. So bleibt für mich das Problem der unterschiedlichen Ergebnisse zwischen verschiedenen Untersuchern.

Ich glaube eher, dass es zwischen den „Ease-Bind"-Daten und den Daten zum Bewegungsausmaß sowohl einen qualitativen als auch einen quantitativen Unterschied gibt. Zum einen werden Daten zum Bewegungsausmaß zum Teil visuell gewonnen. Zum anderen werden bei Messung des Bewegungsausmaßes Qualität und Quantität des Endgefühls einbezogen, bei Funktioneller Technik hingegen werden diese selten untersucht. Ich denke, man kann sagen, dass „Ease-Bind"-Daten stark mit jeder Messung segmentaler Fazilitierung korrelieren, z. B. mit galvanischer Hautreaktion oder Infrarot-Thermographie, dass sie infolgedessen enger mit segmentalen Schmerzsyndromen zusammenhängen. Daten zum Bewegungsausmaß andererseits haben eine weniger direkte Beziehung zu diesen Phänomenen und hängen enger mit einer traumatischen Vorgeschichte und den sich aus solchen Verletzungen ergebenden chronischen Anpassungen zusammen.

Weil visuelle Beobachtung für die Muskelenergie-Diagnose so wichtig ist, führt das Unterrichten von MuskelEnergieTechnik zu einer zunehmenden Beachtung der speziellen Merkmale visueller Wahrnehmung, insbesondere hinsichtlich ihrer Anwendung zur körperlichen Diagnose. Oft sind Probleme mangelnder Reliabilität zwischen verschiedenen Untersuchern aufgeklärt, wenn die Augendominanz in Rechnung gestellt wird. So sollte sich beispielsweise für visuelle quantitative geometrische Beurteilungen das dominante Auge näher an der untersuchten Person befinden. Die Theorie dazu besagt, dass die Information des Gesichtsfeldes aus dieser Perspektive für die analytische dominante Hirnhälfte leichter zu verarbeiten ist. Man stelle sich zum Beispiel zwei Untersucher mit dominantem rechten Auge vor, die beide, allerdings von verschiedenen Seiten her, die gleiche Person anschauen, welche auf dem Rücken auf der Behandlungsbank liegt. Beide versuchen zu entscheiden, ob die Position der beiden vorderen oberen Darmbeinstachel bezüglich eines geometrischen Bezugsrahmens symmetrisch ist. Sie sind sich nicht einig. Aber anstatt dass einer sich durch die Aussage des anderen verunsichert fühlt und ihm nachzugeben bereit ist, tauschen sie die Seiten und beobachten aufs Neue. Zu ihrer Überraschung stellen sie fest, dass sie nun mit sich selbst nicht übereinstimmen.

Rechtsäugig sein heißt, dass das rechte Auge gerade auf das betrachtete Objekt schaut, während die Blickrichtung des linken Auges damit konvergiert. Der geringfügige Unterschied der Blickwinkel wird als Tiefenwahrnehmung interpretiert. Er bedeutet auch, dass Impulse des Nervus opticus, welche vom rechten Gesichtsfeld herrühren, zur **dominanten** (linken) Hirnhälfte gehen. Augendominanz kann auch „gemischt" sein, d. h. nicht auf der gleichen Seite liegen wie die Handdominanz. Augendominanz kann abwechseln: Ein Auge kann für Nahsehen dominant sein, das andere für Weitsehen. Die Prüfung auf Augendominanz für die mittleren Distanzen, wie sie bei körperlicher Diagnose vorkommen, geschieht folgendermaßen: Man hat beide Augen geöffnet und beide Ellbogen gestreckt und legt die Zeigefinger und Daumen so aneinander, dass eine rautenförmige Öffnung entsteht. Dann schaut man durch diese Öffnung irgendein kleines Objekt auf der anderen Seite des Raumes an und schließt sodann ein Auge. Ist das Objekt dann verschwunden, so ist das geschlossene Auge das dominante. Ist es nicht verschwunden, dann ist das offene Auge das dominante.

Da wir in einem Schwerefeld leben, sind unsere Augen extrem gut darin, kleine Abweichungen (um ein oder zwei Grad) von der perfekten Horizontalen oder perfekten Vertikalen festzustellen. Diese Fähigkeit und andere davon abgeleitete Fähigkeiten wie Winkelmessung werden bei körperlicher Untersuchung sehr viel eingesetzt. Beispielsweise ist vertebrale Rotation aus einer den Rücken von oben tangential anschauenden Perspektive viel leichter zu erkennen als mit Tiefenwahrnehmung (Sicht von hinten) oder Palpation.

Unser peripheres Sehen ist besonders empfindlich für kleine Bewegungsvariationen. Wenn beispielsweise zwei gleichzeitige Bewegungen quantitativ miteinander verglichen werden, wie etwa bei der Beurteilung der Atembewegungen des Brustkorbs, ist es am besten, die Bewegungen NICHT aus zentraler Sicht zu beobachten, sondern stattdessen die periphere Sicht zu nutzen.

Wie wichtig Entspannung bei Palpation ist, hat sich beim Unterrichten der Muskelenergie-Diagnose auf ganz neue Weise gezeigt. Das Lehrbuch für körperliche Diagnose ermahnt uns, unsere palpierende Hand zu entspannen und schlägt sogar vor, die palpierende Hand mit der anderen Hand an die betreffende Stelle zu legen, um zu vermeiden, dass sie sich anstrengt. Die grundlegenden Prinzipien körperlicher Diagnose, welche den Medizinstudenten die meiste Mühe machen, sind zugleich auch diejenigen, die beim Erlernen der MuskelEnergieTechnik am wesentlichsten sind. Bei der Unterrichtung von Palpation in Kursen zu körperlicher Diagnose wird betont, wie wichtig es ist, die palpierende Hand zu entspannen. Bei der MuskelEnergieTechnik wie bei der kranialen Technik würde man am besten noch mehr als nur die Hand entspannen, um auch nur die Querfortsätze oder andere knöcherne Orientierungspunkte zu finden. Oft führt das Ausmaß der für genaue diagnostische Palpation des muskuloskelettalen Systems nötigen Entspannung dazu, dass sich die Hände erwärmen und das Gesicht abkühlt, ähnlich der Wirkung von Biofeedback-Training.

Da beim Unterrichten der MuskelEnergieTechnik oft ein Lehrer nur einen Schüler unterrichtet, ließ sich leicht beobachten, dass es eine Beziehung zwischen GLEICHGEWICHT UND ENTSPANNUNG gibt. Wir begannen, den Studenten beizubringen, aus einer ausgeglichenen Haltung heraus zu palpieren, und das hat es ihnen ermöglicht, sich besser zu entspannen.

Knöcherne Orientierungspunkte werden am besten gefunden, indem der stereognostische palpatorische Sinn der Handflächen benutzt wird anstatt der fein beurteilende palpatorische Sinn der Fingerbeeren, welcher besonders geeignet ist, Unterschiede in Beschaffenheit und Festigkeit von Gewebe zu erspüren.

Behandlungskonzepte

Die Behandlungskonzepte der MuskelEnergieTechnik gingen ursprünglich von Carl Kettler und T. J. Ruddy aus. Auf einer Versammlung, an der auch mein Vater teilnahm, zeigte Kettler seine berühmte „Flugzeug"-Technik. In seiner Erklärung benutzte er die Formulierung: „Der Patient drückt gegen eine vom Therapeuten klar und kontrolliert ausgeübte Gegenkraft." Diese Worte gingen meinem Vater auch dann noch im Kopf herum, als er wieder in seine Praxis zurückgekehrt war. Auf einer anderen Versammlung führte T. J. Ruddy seine „Rapid Resistive Duction Technique" vor, die er anwandte, um eine Schwellung in der Augenhöhle abzubauen. Er wies den Patienten an, seinen Augapfel zu drehen, gegen den Widerstand, den er mit einem Finger gegen das Augenlid gab. „Resistive Duction" legte ein ganzes Spektrum von Techniken nahe, bei denen Muskelanstrengung des Patienten gegen eine „deutlich ausgeübte Gegenkraft" eingesetzt wird.

Die **grundlegenden** physiologischen Mechanismen der MuskelEnergieTechniken waren in kurzer Zeit gefunden. Das Phänomen postisometrischer Entspannung, bei dem die myotatische Reaktion des Muskels offenbar inhibiert ist, war vorwiegend eine glückliche Zufallsentdeckung. Mitchell dachte ursprünglich an isometrische Kontraktion als an einen Weg, den Muskel dazu zu bringen, sich mechanisch selbst zu dehnen. Schließlich hatte er ja im College als Hauptfach Maschinenbau studiert und nicht Neurophysiologie. Aber er sah sogleich die Anwendbarkeit von Sherringtons (1907) zweitem Gesetz (das die reziproke gegenseitige Inhibition von Antagonisten spezifiziert) zur augenblicklichen Unterdrückung von Muskelspasmen durch starke Kontraktion eines Antagonisten.

Eine Art, einen Muskel zu verlängern, besteht darin, seine alphamotorische Innervation zu inhibieren, durch kraftvolle Kontraktion seines Antagonisten. Reziproke Inhibition antagonistischer Muskeln wurde zuerst von Sherrington als neurologisches Prinzip formuliert. Eine solche Methode sollte sich natürlich besonders wirkungsvoll zur Verlängerung spastischer oder hypertoner Muskeln einsetzen lassen. Um die Inhibition zu maximieren, sollte der antagonistische Muskel gegen eine sehr entschieden Widerstand bietende (nur langsam nachgebende) Gegenkraft konzentrisch isotonisch kontrahiert werden.

Die Korrektur einer somatischen Dysfunktion durch isometrische Kontraktionen ist die primäre, grundlegende Technik des Muskelenergie-Konzepts. Der Patient wird gebeten, einige Sekunden lang gegen eine nicht nachgebende Gegenkraft eine Kraft auszuüben und dann zu entspannen. Während der postisometrischen Entspannungsphase kann der Muskel passiv in die Länge gedehnt werden, ohne dass dadurch eine myotatische Reflexreaktion hervorgerufen wird. Wir begannen zu verstehen, dass diesem neuen, verlängerten Zustand des

Muskels mehr als nur ein neurologischer Vorgang zugrunde lag. Da Kontraktionen quer gestreifter Muskeln venöse/lymphatische Pumpen sind, musste irgendwelche Flüssigkeit aus dem Muskel herausgedrückt worden sein, als er sich kontrahierte.

Die Kraft der Kontraktion konnte vielleicht auch die Struktur von Endomysium, Perimysium und Epimysium des Muskels verändert haben. Während dicht organisierte Kollagengewebe sich einer Deformierung stark widersetzen, deformiert sich die lose umgebende Faszie, welche die Ebenen tiefer Faszien voneinander trennt, leichter, und der Muskel wird somit vielleicht länger, indem er die Form seiner Faszien ändert.

Sowohl isometrische als auch isotonische Verfahren setzte mein Vater ein, manchmal kombiniert, um dadurch ein eingeschränktes Gelenk wirkungsvoller zu mobilisieren. Und natürlich vergaß er nie, wie man ein Gelenk durch schnellen Stoß manipulieren konnte. Aufgrund ihrer Genauigkeit und inhärenten Sanftheit hat sich die MuskelEnergieTechnik als eine sichere, wirkungsvolle und wirksame Alternative zur Gelenkmobilisierung durch Thrust erwiesen. Unter gewissen Umständen sind jedoch die Techniken, die als Thrust-Techniken (von hoher Geschwindigkeit und geringer Amplitude) bezeichnet werden, wirkungsvoller und, wenn keine Kontraindikationen vorliegen, ebenso sicher, falls sie geschickt und genau angewendet werden. In meiner eigenen Praxis wurden Thrust-Techniken beträchtlich präziser, nachdem ich die MuskelEnergieTechnik beherrschte. Heute setze ich sie während höchstens einem Prozent der Zeit ein.

Andere Konzepte und Mechanismen wurden gefunden aufgrund der Notwendigkeit, Leute zu unterrichten, die sehr viel hinterfragten. Es wurde bald klar, dass die Wirksamkeit einer Behandlung mit MuskelEnergieTechnik davon abhing, ob man die **richtigen** Muskeln dazu bringen konnte, sich zu kontrahieren. Natürlich ist bei eingeschränkter Flexion notwendigerweise der Extensor zu kurz. Und um einen Patienten zu veranlassen, den Extensor zu kontrahieren, muss man ihn auffordern, zu extendieren. Aber liegen die Dinge wirklich so einfach? Von welchem Extensormuskel reden wir? Vom M. spinalis? Vom M. longissimus? Von den Mm. multifidi? Oder den Mm. rotatores? Die funktionelle Unterscheidung von Muskeln in TONISCHE und PHASISCHE und die Rolle, die diese bei spinalen Bewegungen spielen, scheinen sehr wesentlich. Phasische Muskeln sind stark und haben größere Hebelwirkung auf die Wirbel. Phasische Muskeln werden unverhältnismäßig stark beeinflusst durch Ereignisse, welche infolge segmentaler Stimulation des sympathischen Nervensystems auf die tonischen Muskeln einwirken.

Bei Dysfunktion eines einzelnen Wirbelgelenks ist der monoartikuläre tonische Muskel abnormal kurz. Ihn isometrisch zu kontrahieren, erfordert nur eine geringe Willensanstrengung. Variiert der Patient die Kraft seiner Kontraktionen, so aktiviert er dadurch vielleicht verschiedene Muskelschichten.

In dem Maße, wie sich die Methode entwickelte, wurde das Konzept der Lokalisierung verfeinert. Zuerst galt präzise Lokalisierung, wie wir sie heute verstehen, nicht als besonders wichtig. Konnte sich ein Gelenk nicht flektieren, dann flektierte man es, um es zu behandeln. Je mehr man es flektierte, um so mehr wurden die Extensoren gedehnt.

Der Begriff „Barriere" kam in Gebrauch, zunächst nur als allgemeiner Hinweis auf die Richtung, in die Bewegung **nicht** möglich war. In dem Maße, wie Mitchell Sr. versuchte, mir und anderen die Muskelenergie-Methode beizubringen, wurde bald klar, dass zur Erreichung der erwünschten Resultate mit MuskelEnergieTechnik ein viel präziseres Konzept von Barriere und Lokalisierung erforderlich war. In seinem Bemühen zu verkraften, dass ich anfangs nicht gleich gute Ergebnisse erzielte wie er, begann mein Vater zu verstehen, dass eine präzise Lokalisierung nötig war, um den Patienten im Verhältnis zu der Barriere in genau die richtige Position zu bringen, bevor irgendeine korrigierende Kraft eingesetzt wurde. Natürlich handhabe mein Vater das bei der Behandlung von Patienten nach Jahren klinischer Praxis intuitiv so; aber Intuition lässt sich jemand anderem nur sehr schwer vermitteln.

In unseren Diskussionen über Lokalisierung versuchte er mir zu erklären, was es hieß, am „gerade eben ertastbaren Beginn" (dem „feather edge") der Barriere zu sein, und ich machte mich daran zu lernen, wie es sich anfühlte, wenn ich diesen „genauen Beginn" getroffen hatte. Das komplizierende Merkmal dieses Lernprozesses – so entdeckte ich – war die qualitative und quantitative Unterschiedlichkeit von Barrieren. In dem Prozess zu definieren, was „Barriere" genau bedeutete, wurde ein Erkennen dieser Unterschiede wegweisend wichtig. Das Wesen des einschränkenden Mechanismus bestimmte klar die Qualität des Barrieren-„Endfeldes" (oder, wie manche lieber sagen, des „Endgefühls"). Barrieren-Eigenschaften konnten durch Palpation unterschieden werden: Viskosität, Elastizität, Rigidität, Hysterese-Effekte und nicht-Newton'sche Variabilitäten, die für kolloidale Substrate kennzeichnend sind. Manchmal konnte man mit gewisser Überzeugung sagen, eine Einschränkung fühle sich so an, als gehe sie auf ein Ödem zurück, oder auf Fibrose oder Muskelspasmus oder Muskelhypertonus oder intraartikuläre Verriegelung (obwohl sich letzteres nicht vom „Endgefühl" bei Fibrose unterscheiden zu lassen schien).

Damit nahm die Frage nach der Lokalisierung die Form an: „In welcher Position im Verhältnis zu jeder dieser Barrieren oder zu Kombinationen von ihnen muss man sich befinden, damit die Behandlung genügend lokalisiert ist?" Der jeweilige gerade eben ertastbare Beginn einer Barriere („feather edge") war für jeden Typ von Barriere spezifisch!

Zusätzlich wurde deutlich, dass manche Gelenke mit Läsion stärker eingeschränkt waren als andere. Manchmal traf man schon auf die Barriere, bevor man die Hälfte des normalen Bewegungsbereichs durchmessen hatte. Ein solcher extremer Verlust der Gelenkbeweglichkeit bei einer somatischen Dysfunktion wurde als „starke Einschränkung" bezeichnet, im Unterschied zu einer „geringeren Einschränkung", bei der weniger als die Hälfte des normalen Bewegungsausmaßes verloren ist. Nach Jahren des Einsatzes von Muskelenergie-Konzepten zur Behandlung meiner Patienten fand ich heraus, dass ich sehr oft einen entscheidenden Lokalisierungsfehler gemacht hatte. Ich hatte schlicht die Größenordnung der Einschränkungen nicht bedacht, wenn ich dysfunktionale Gelenke für eine Korrektur einstellte! Infolgedessen waren die geringeren Einschränkungen immer leicht zu behandeln, während die starken sich oft einer Korrektur widersetzten. Nachdem ich dann begonnen hatte, das Gelenk mit Läsion am „feather edge" seiner Barriere zu positionieren, wurde eine Korrektur starker Einschränkungen ebenso einfach wie die geringerer Einschränkungen.

In vielem, was ich früher geschrieben habe, habe ich einfach die Formulierung nachgeplappert „... die Barriere in allen drei Ebenen einstellen", so wie es mein Vater vielen seiner Studenten beigebracht hatte. Ich tat dies auch noch, nachdem ich meine Art der Lokalisierung für Behandlungsprozeduren verändert hatte. Der Arzt Karel Lewit (persönliche Mitteilung 1999) machte mich auf die Diskrepanz zwischen dem, was ich sagte, und dem, was ich tat, aufmerksam. Gleichzeitig alle drei Ebenen der Barriere einzustellen, wäre schwierig, wenn nicht unmöglich. Axiale Rotation ist keine lokalisierbare Bewegung. Was ich wirklich zur Behandlung spinaler segmentaler Dysfunktion getan hatte, war, mich der Seitneigungsbarriere von der Neutralstellung des Gelenkes her zu nähern und während der postisometrischen Entspannung (in Flexion oder Extension) die Lösung der Einschränkung der segmentalen Seitneigung zu prüfen. War ein genügendes Lösen der Seitneigung erreicht, so stellte ich keine Einschränkung der Rotation oder Bewegung in sagittaler Ebene mehr fest; die entsprechenden pathologischen Barrieren bestanden nicht mehr.

Glücklicherweise ist Manipulation eine sehr duldsame Kunst, sie gesteht uns ein gewisses Maß an Erfolg zu, auch wenn wir sie nicht aufs perfekteste ausüben. Aber doch ist es persönlich befriedigender, voraussagen zu können, wie die Dinge ausgehen werden. Eine große Stärke der MuskelEnergieTechnik ist ihre prädiktive Kraft. Selbst komplexe Muster somatischer Dysfunktion gehorchen einer Logik, die sich analysieren lässt und Voraussagen über den Ausgang einer Behandlung erlaubt. Darin liegt für mich das Vergnügen der Manipulation.

Kurze Geschichte der Beckenachsen

Fred L. Mitchell sen. Motivation, ein theoretisches Modell der Biomechanik der Beckengelenke zu entwickeln, entstand aus der Notwendigkeit, scheinbar paradoxe klinische Befunde bei der körperlichen Untersuchung des Beckens zu erklären. Die Stellung der Basis sacri und der unteren lateralen Ecken des Sakrums (ILAS) waren zueinander nicht konstant. Manchmal waren die Befunde auf der gleichen Seite, manchmal auf der Gegenseite. Mitchell löste dieses Paradox, indem er zwei verschiedene Dysfunktionen des Sakrums annahm, die er als sakrale Torsionsläsion und sakrale unilaterale Flexionsläsion bezeichnete. Er stellte sich zwei für den Augenblick existierende schräge Achsen vor, die er willkürlich mit „links" und „rechts" bezeichnete, nach der Seite des oberen Achsenendes.

Von einer schrägen Achse hatte schon 1939 der Osteopath Harold Magoun gesprochen (H. I. Magoun. A Method of sacroiliac Correction. In **Academy of Applied Osteopathy Yearbook**, 1954, S. 113–116). In seinem Artikel, welcher der orthopädischen Sektion zur 43. Jahresversammlung der American Osteopathic Association in Dallas, Texas, am 29. Juni 1939 vorgelegt wurde, schreibt Magoun die Entwicklung der darin beschriebenen Behandlungstechniken C. B. Atzen aus Omaha und D. L. Clark aus Denver zu. Aber weder Atzen noch Clark erwähnen in der osteopathischen Literatur eine schräge Achse. Magoun scheint der erste zu sein, der den Gedanken hatte, ein Sakrum in rotierter Stellung müsse sich um eine schräge Achse gedreht haben.

Der Fehler dieser Pioniere lag darin anzunehmen, das rotierte Sakrum werde ständig durch eine intraartikuläre Einschränkung in einer solchen Position gehalten, anstatt durch eine blockierte vorübergehende spinale Wellenbewegung. Ihre manipulativen Maßnahmen sollten denn auch ganz klar das Sakrum aus seiner verdrehten Stellung zurückdrehen.

Bei einer sakralen Torsion ist die sakroiliakale Gelenkbeweglichkeit primär am unteren Pol der schrägen Achse eingeschränkt. Das Sakrum kann sich zurückdrehen, sobald sich die Wirbelsäule gerade richtet. Dieses Prinzip liegt dem Sphinx-Test zugrunde, bei dem sich die Torsionsdysfunktion nach vorn gerade richtet, wenn die Lendenwirbelsäule nach hinten gebogen und die Torsion nach hinten stärker rotiert wird.

Andere Achsen waren schon von früheren Anatomen beschrieben worden. Bonnaire (angeführt in Kapandji 1974) verlegte eine Achse sakraler Bewegung (zwischen den Darmbeinen) in sagittaler Ebene in die Gelenkflächen zwischen kranialem und kaudalem Segment. Bonnaires Achse entspricht wahrscheinlich Mitchell sen. mittlerer transversaler Achse. Mitchell schrieb das, was er als die obere transversale Achse bezeichnete, Magoun zu, obwohl Farabeuf, den Kapandji anführt, unbestreitbar ein Vorgänger von Magoun war. Wahrscheinlich hat die Kontroverse um diese beiden transversalen Achsen sogar eine noch längere Geschichte, die möglicherweise bis auf Albinus (1677–1770) zurückgeht oder bis auf John Hunter (1718–1783) oder vielleicht auf von Luschka (1814). Farabeuf lokalisierte die (obere transversale) Achse bei dem axialen, interossären Band (dem Lig. sacroiliacum posterius brevis).

Mitchell sen. dachte, die Annahme einer mittleren und oberen transversalen Achse sowie der beiden Schrägachsen genüge zur Beschreibung der **sakroiliakalen** Beweglichkeit – der Bewegungen des Sakrums zwischen den Ilia, welche durch Kräfte aus der oberhalb liegenden Wirbelsäule hervorgerufen werden. Anhand der Schrägachsen konnte er Positionen sakraler Torsion (rotierte Stellungen) beschreiben. Den Versuch, eine Achse für eine einseitige sakrale Flexion (Seitneigung) zu beschreiben, machte er nicht. Er nahm lediglich an, die obere transversale Achse sei beteiligt an der Schwingung des Sakrums nach unten und hinten – der sakralen Nutation –, und zu einer Läsion komme es, wenn eine Seite des Sakrums nicht in die andere Richtung (nach oben und vorn) schwingen könne.

Um die klinisch oft beobachtete nachweisbare asymmetrische Verlagerung eines Hüftbeins gegenüber dem anderen zu erklären, wie sie an den Positionen der beiden Spinae iliacae anteriores superiores erkennbar wird, nahm Mitchell sen. eine durch die Symphysis pubis quer verlaufende Achse an sowie eine iliosakrale Achse durch das untere Ende der Facies auricularis des Sakrums. Diese pubische Achse wurde später von Lavignolle und Mitarbeitern (1983) sowie von Frigerio und Mitarbeitern (1974) nachgewiesen. Die von Frigerio festgestellten Bewegungen von großem Bewegungsausschlag zwischen den Hüftbeinen stimmten überein mit klinischen Beobachtungen (Bewegung der Darmbeinkämme von mehreren Zentimetern), wurden aber von vielen anderen Wissenschaftlern angezweifelt, deren Messungen intrapelviner Beweglichkeit eher kleinere Bewegungen ergab.

Einige häufig gestellte Fragen

Wie sieht die Beziehung zwischen dem Mitchell-Modell des Beckens und dem Muskelenergie-Konzept aus?

Beide stammen zwar von Mitchell sen., die MuskelEnergieTechnik gründet ihre diagnostischen Kriterien für Beckendysfunktion auf das Mitchell-Modell des Beckens, aber das Modell ist nicht mit MuskelEnergieTechnik an sich gleichzusetzen. Das pelvisakrale Modell von Mitchell sen. ging der Formulierung des Muskelenergie-Konzeptes voraus und kann als unabhängig davon verstanden werden. Es gibt einen Weg zur **Analyse** des Beckens an und lässt sich sowohl für Thrust-Behandlung als auch für MET-Behandlung verwenden. Aber MET offeriert eine alternative, hochspezifische, nichttraumatische Art der Behandlung somatischer Dysfunktionen des Beckens und geht diese Dysfunktionen auf direktere, physiologische Weise an. Das Mitchell-Modell des Beckens beruht auf allgemeinen mechanischen Prinzipien, die unabhängig von jeder bestimmten Behandlungsmodalität (auch den Prinzipien der MET-Behandlung) gesehen werden können. Tatsächlich hat Mitchell sen. vor der Entwicklung von MET – aber nachdem er bereits die Grundlagen für sein Beckenmodell gelegt hatte – wie viele seiner Zeitgenossen das Becken mit Thrust-Technik behandelt.

Mitchell sen. setzte sein größtes kreatives Engagement daran, das Beckenmodell zu entwickeln. Als er begann, zur Behandlung der Läsionen von Patienten deren muskuläre Kooperation einzusetzen, beruhte dies darauf, wie er Kettler und Ruddy verstanden hatte sowie auf einem großen Maß mechanischer Intuition. Aus diesen wenigen Prinzipen wurde MET entwickelt.

Wodurch wird sakroiliakale/iliosakrale Bewegung verursacht?

Muskeln bewegen das Sakrum nicht **direkt** zwischen den Darmbeinen. Stattdessen ist sakrale Bewegung das Ergebnis schwerkraft- und trägheitsbedingter sowie elastischer Kräfte, die aus spinalen Bewegungen herrühren, welche ihrerseits tatsächlich die Folge muskulärer Aktivität sind. Die Rolle der Elastizität wird von Dormann (1992) diskutiert. Gleichermaßen bewegen Muskeln die Hüftbeine nicht direkt gegeneinander oder im Verhältnis zum Sakrum. Auch diese Bewegungen erfolgen aufgrund gravitationaler, inertialer und elastischer Kräfte von den Beinen her.

Die Knochen des Beckens werden bewegt infolge der Elastizität des Bindegewebes, zu dem die Beckenbänder und die Fortsetzungen der Faszien von Rumpf, Becken und unterer Extremität gehören.

Wahrscheinlich waren sich wegen des Zusammenhangs von Beckenmodell und MuskelEnergieTechnik viele Studenten irrtümlich nicht bewusst, dass das Sakroiliakalgelenk ein passives Gelenk ist, also nicht **direkt** durch Muskelkontraktion bewegt wird. Fehlte ihnen eine rationale Erklärung für das, was sich im Becken beobachten ließ, so „erfanden" manche Leute Muskeln, die fähig waren, das Ilium gegenüber dem Sakrum, das Sakrum gegenüber dem Ilium oder ein Ilium gegenüber dem anderen zu bewegen. Begreiflicherweise begannen manche Studenten zu überlegen, welchen Muskel sie verlängern müssten, um die Beweglichkeit des Sakroiliakalgelenks wiederherzustellen. Ahnungslos begingen sie diesen Irrtum, weil sie unterrichtet worden waren in MET zur Behandlung von Gelenken der Wirbelsäule oder der Extremitäten, bei denen Muskeln die Gelenke bewegen. Hat ein Gelenk der Wirbelsäule oder der Extremitäten eingeschränkte Beweglichkeit, dann muss zur Behebung der Einschränkung der verkürzte Muskel verlängert werden. Man hätte den Studenten sagen müssen, dass dieses Prinzip nicht für das Becken gilt. **Im Becken werden die Knochen gegeneinander verschoben, entweder durch Druck eines Knochens auf den anderen oder durch Spannungen in Bändern und Faszien und durch Elastizität.**

Wie kann MET auf passive Gelenke einwirken?

Man mag sich fragen, wie eine Dysfunktion des Sakroiliakalgelenks mit MuskelEnergieTechnik behandelt werden kann. Anders als die isometrischen Techniken, die eingesetzt werden, um Gelenke der Wirbelsäule oder der Extremitäten zu behandeln, benutzen MuskelEnergie-Techniken zur Behandlung von Dysfunktionen der Beckengelenke Muskelkontraktionen nicht zur Verlängerung kurzer Muskeln. Stattdessen üben Muskelkontraktionen Kräfte auf die Bänder, die Kapsel und intraartikuläre Strukturen aus, die zu einem größeren Bewegungsausmaß des Gelenks führen.

Wie kamen die Namensbezeichnungen der Schrägachsen zustande?

Hinter der Namensgebung der Schrägachsen stand ursprünglich Mitchell sen. Hypothese, das obere Ende der Achse sei stabil. Er nahm an, das obere Ende der Schrägachse werde auf der Seite des Standbeins durch das Gewicht der Wirbelsäule auf dem Sakrum stabilisiert, also benannte er die Achse nach der Seite des Standbeins. So war seine Beschreibung des Gangzyklus „nicht im Gleichschritt" mit der heutigen Beschreibung. Die Nomenklatur besteht aber weiter, auch wenn das Modell seither von Mitchell jr. modifiziert wurde.

Was ist das Ziel einer MET-Behandlung, bezogen auf das Mitchell-Modell des Beckens?

1. Wiederherstellung und Erhaltung normaler anatomischer Verhältnisse für die funktionellen Achsen des Beckens.
2. Wiederherstellung der physiologischen Beweglichkeit der Gelenke des Beckens durch verringerte Reibung oder Hysterese im Sakroiliakalgelenk.
3. Steigerung der Effizienz der physiologischen Funktionen des Beckens: Fortbewegung, Atmung, Zirkulation und Stützung der Eingeweide – sowohl mechanisch als auch neuroendokrin.

Was ist besonders am MET-Ansatz zur Beurteilung des Beckens?

Da MET-Befunderhebung auf dem Mitchell-Modell der Beckenmechanik beruht, hat sie folgende Vorteile:
- Sie ermöglicht spezifischere und wirksamere Behandlung, indem sie genauer zwischen möglichen Läsionen sowie zwischen sakroiliakalen und iliosakralen **Funktionen** des Gelenks unterscheidet.
- Sie beschreibt physiologische Bewegungen anhand von mehren Achsen.
- Sie unterscheidet zwischen Subluxation und Dysfunktion.
- Sie gibt Gründe an, warum Subluxationen vor Dysfunktionen behandelt werden müssen.

Mit welchen anderen Modalitäten lässt sich eine Dysfunktion des Beckens behandeln?

Unter anderem mit Thrust-Technik, Kranialer Technik, Myofaszialer Technik, Funktioneller Technik, Strain-Counterstrain-Technik, Respiratorisch-Zirkulatorischer Technik und Übungstherapie.

Wie unterscheiden sich diese Techniken von MET bezüglich Befunderhebung und Behandlung einer Dysfunktion des Beckens?

Mit Ausnahme der Thrust-Technik bezieht keine der genannten Techniken relevante Achsen oder Ebenen der Beckenmechanik in ihre Befunderhebung und Behandlung des Beckens ein.

Die **Thrust-Technik**, wie sie im Allgemeinen verstanden wird, beruht auf einem einfacheren Modell als die MET. Anfangs galt als das Ziel der Thrust-Technik, „die Knochen wieder an ihren Platz zu bringen". Aus diesem statischen Konzept von Fehlstellung entwickelte sich die Vorstellung eingeschränkter intraartikulärer Mobilität, die heute die Grundlage der Thrust-Technik bildet. Die MET geht davon aus, dass es bei somatischen Dysfunktionen des Beckens komplexe Wechselwirkungen von Beckenkomponenten mit Wirbelsäule, Schädel und Beinen gibt, und bezieht diese Einflüsse in ihre Behandlungsverfahren mit ein.

Die **Kraniale** Befunderhebung hält den primären respiratorischen Mechanismus für eine Komponente bei der Manifestation einer Beckendysfunktion. Dies umfasst die Dynamik zerebrospinaler Flüssigkeiten, durale Spannungen und ossäre artikuläre Mechanismen.

Die **Myofasziale Technik** ist der kranialen Technik sehr ähnlich, insofern als sie Spannungszuständen in den Muskelfaszien folgt und das Sakrum als Teil einer faszialen Kontinuität ansieht. Die Bewegungsachsen oder -ebenen hingegen werden nicht betrachtet.

Strain-Counterstrain definiert eine sakroiliakale Läsion anhand von Schmerz-Druckpunkten (Tender Points) am oder nahe beim Sakrum, die vermittels korrekter Positionierung unempfindlich gemacht werden können. Die Begriffe der Strain-Counterstrain-Technik setzen stillschweigend voraus, dass bei Beckendysfunktion biomechanische Faktoren am Werk sind, beziehen sich aber nicht auf Bewegungsachsen oder -ebenen und benutzen keine Orientierungspunkte, um die Wirksamkeit der Behandlung zu bestätigen.

Die **Funktionelle Technik** diagnostiziert das Becken anhand dreier Leitkriterien: „Ease" (geringer Gewebewiderstand), „Bind" (starker Gewebewiderstand) und „Normal". Diese Kriterien leiten und bestimmen die Behandlung des Beckens, ohne Beachtung von Bewegungsachsen oder -ebenen oder Bewegungsausmaß.

Das **Respiratorisch-Zirkulatorische Modell** definiert Dysfunktion im Becken (so wie in anderen Körperteilen) als Beeinträchtigung der Atembewegung. Wenn die Atembewegung des Beckens beeinträchtigt ist, wird der Therapeut die Beeinträchtigung im Becken mit Beeinträchtigungen in Verbindung bringen, die auch in anderen Körperteilen existieren. Aber wie bei vielen der anderen Modalitäten spielt auch hier die Erwägung von Bewegungsachsen und -ebenen im Becken bei Befunderhebung und Behandlung keine Rolle.

Übungstherapie befasst sich mit den das Becken stabilisierenden Funktionen von Rumpf- und Extremitätenmuskeln und ihrer Koordination. Ein Umtrainieren von zerebellären und Rückenmarksreflexen zur Umprogrammierung spinaler Effektormechanismen ist oft eine wichtige Ergänzung zu manueller Therapie des Beckens, sowohl um Beckendysfunktion zu korrigieren als auch um normale Funktion zu erhalten.

Ähnlichkeiten bzw. Unterschiede zwischen der europäischen postisometrischen Relaxation (PIR – Lewit 1999) und MuskelEnergieTechnik (MET – Mitchell jr. 1995, 1998, 1999)

Das Muskelenergie-Konzept wurde dem Arzt Karel Lewit vermutlich von dem verstorbenen Arzt Fritz Gaymans vorgestellt, der es von amerikanischen Kollegen gelernt hatte. Der Arzt Heinz-Dieter Neumann brachte Lewit und Gaymans zusammen, denn er wusste, beide hatten an Techniken der Selbstmobilisierung gearbeitet. Auf der Grundlage dieser Informationen oder keimenden Ideen zu MuskelEnergieTechnik, die er von Gaymans oder vielleicht noch anderen mitgeteilt bekam, konnte Lewit kreativ und systematisch das Konzept postisometrischer Entspannung in strukturierter Form entwickeln.

1977 trafen sich Lewit und Mitchell jr. zum ersten Mal, an der Michigan State University, und hatten Gelegenheit, Ideen auszutauschen und die Methoden des jeweils Anderen zu beobachten. Lewit illustrierte seine Vorlesungen über PIR für die Fakultät des College of Osteopathic Medicine mit Dias, die er auch bei Kursen in Europa verwendete. Mitchell jr. war erstaunt über die Ähnlichkeit und bemerkte, Lewits Dias hätte er auch zur Veranschaulichung in seinen eigenen Kursen verwenden können. Im folgenden Jahr begann Mitchell jr. MET-Kurse für europäische Osteopathen in Frankreich, Belgien und England abzuhalten.

Bedenkt man, über welche Kette mehrfach weitergegebener Informationen Lewit von den Muskelenergie-Konzepten erfuhr, ist vernünftigerweise zu erwarten, dass es zwischen PIR und MET Unterschiede gibt. Eigentlich ist es bemerkenswert, dass so viele Ähnlichkeiten bestehen.

Mitchell jr. sandte Lewit die 1979 revidierte Auflage **An Evaluation and Treatment Manual of Osteopathic Muscle Energy Procedures**, des ursprünglich 1973 veröffentlichten Buches **An Evaluation and Treatment Manual of Osteopathic Manipulative Procedures**, nachdem diese Neuauflage erschienen war.

In Band 1 des Handbuchs der Muskelenergie-Technik werden kurz die Unterschiede zwischen PIR und MET kommentiert. Seit aber Lewit und Mitchell jr. 1977 begonnen hatten sich zu treffen, haben sie voneinander gelernt. Die Kraft von Muskelkontraktionen ist kein wesentlicher Unterschied mehr, falls sie das je war. In jedem der beiden Systeme variiert diese Kraft je nach spezifischer Anwendung, aber bei der Mehrheit der Anwendungen sowohl in MET als auch in PIR werden isometrische Kontraktionen von geringer Kraft eingesetzt.

Mitchell jr. und Lewit sind sich auch darüber einig (persönliche Mitteilung 1999), dass es weder realistisch noch nötig ist, sich Barrieren, üblicherweise vor isometrischer Kontraktion, in allen drei Ebenen gleichzeitig zu nähern. Die Bewegungseinschränkung wird nur jeweils in **einer** Ebene angegangen, was gewöhnlich dazu führt, dass die

Beweglichkeit auch in den anderen beiden Ebenen wiederhergestellt ist. Wie Lewit sagt: „In der Praxis stellte ich fest, dass ich, wenn ich erfolgreich in einer Ebene mobilisiere, üblicherweise das ganze Gelenk wieder frei mache."

Auch in den Begriffsbildungen zu Barrieren hat man sich angenähert. Mitchell jr. Begriffe stimmen nun sehr nah überein mit Lewits Ansatz. Der Ausdruck „die Barriere angehen" (engaging the barrier) wurde ersetzt durch das weniger aggressive „Lokalisierung bei der Barriere" und die englische Wendung „taking up the slack" (Lockerheit im Gewebe straffen, an den Beginn der steigenden Spannung im Gewebe gehen). Das Konzept der Behandlungslokalisierung scheint auch in anderer Hinsicht sehr ähnlich zu sein. Lewit: „Indem wir an den Beginn der steigenden Spannung im Gewebe gehen, versuchen wir, das Gelenk in seine Extremstellung... normaler Funktion... zu bringen... bis zum ersten leichten Anstieg des Widerstands." Lokalisation wird von Mitchell jr. für MET nur wenig anders beschrieben (Band 1): „...passiv eine Bewegung in Richtung der Mobilisation einleiten, innehalten, kurz bevor sich der angrenzende Knochen bewegt." Bei Re-Lokalisierung stimmen Lewit und Mitchell jr. überein, dass es darauf ankommt, zu warten und nicht zu der neuen Barriere zu bewegen, bis der Patient genügend entspannt ist.

MET und PIR unterscheiden sich hauptsächlich darin, was sie als Indikation ansehen. PIR sieht seine **primäre** Anwendung bei Verspanntheit von Muskeln, Spasmen und myofaszialen Triggerpunkten, mit Gelenkmobilisation als Folge der Muskelentspannung. MET sieht seine **primäre** Anwendung in der Mobilisierung sowohl aktiver als auch passiver Gelenke und erachtet Muskelspasmus und Verspanntheit, wenn sie auftreten, als neurologische Konsequenzen posturaler und lokomotorischer **Adaptation** an eine artikuläre Dysfunktion, die gewöhnlich an irgendeiner anderen Stelle im Körper gelegen ist. MET wird gelegentlich benutzt, um verspannte oder kurze Muskeln zu verlängern, schwache Muskeln zu stärken, peripheres Gewebeödem zu beseitigen, artikuläre Subluxationen zu verringern oder tiefe Faszien zu dehnen, aber vertebrale artikuläre Mobilisierung ist für MET die hauptsächliche Anwendung.

Ein anderer wichtiger Unterschied sind die Kriterien, nach denen artikuläre Einschränkung **diagnostiziert** wird. Bei PIR wird bei der **Diagnose** von somatischer Dysfunktion geachtet auf Bewegungseinschränkung, Spasmus, Abnormitäten von Weichteilgewebe, Asymmetrie und Schmerz oder Empfindlichkeit. MET gründet die Diagnose gänzlich auf Bewegungseinschränkung, die festgestellt wird durch Beurteilung von Veränderungen bei den **statischen** Positionen knöcherner Orientierungspunkte vor und nach Bewegung (vorzugsweise passiv). Bei der diagnostischen Analyse in der MET können Zustände von Weichteilgewebe die Diagnose behindern, die auf einer Beurteilung von Veränderungen bei der Position knöcherner Orientierungspunkte beruht. Es wird nicht angenommen, dass Einschränkung einer Gelenkbewegung durch **palpierbare** Festigkeit von Muskeln oder Gewebe erklärt werden kann.

Fred L. Mitchell jr., DO, FAAO, FCA

Osteopathische Autoren haben häufig auf die Bedeutung der Beckenmechanik hingewiesen, wie die folgenden Zitate verdeutlichen:

Der Beckengürtel ist die Kreuzung des Körpers, sein architektonisches Zentrum, Treffpunkt des Bewegungsapparates, Rastplatz des Torsos, Tempel der Fortpflanzungsorgane, Wohnort für sich neu entwickelndes Leben, Sitz der beiden Hauptausscheidungssysteme und, last but not least, etwas, auf das man sich setzt... Wenn der Osteopath sich der Zusammenhänge zwischen den knöchernen Strukturen des Beckenrings und der richtigen Körpermechanik, dem Kreislauf und den Beckenorganen und Beinen, reflektorischen Störungen und entfernten Körperregionen durch endokrin oder neurogen verfälschte Physiologie bewusst ist und zudem Diagnostik und manipulative Korrekturtechniken beherrscht, besitzt er das wichtigste Handwerkzeug um jede Therapie zu beginnen.
(Mitchell sen., 1958)

... Ein Ungleichgewicht im Becken verhindert eine normale Funktion des Körpers in beiden Richtungen – zu den Füßen und zum Kopf hin.
(Mitchell sen., 1948)

Wann immer wir die Mechanik des Körpers untersuchen, müssen wir erkennen, dass das Sakroiliakalgelenk die eigentliche mechanische Basis des Körperaufbaus ist. Häufig spricht man von den Füßen als Basis des Körpers, doch für eine echte mechanische Untersuchung muss man davon ausgehen, dass alle Aktivitäten der Füße von der Mechanik der Hüfte und des Beckens abhängen. Deshalb ist das Sakroiliakalgelenk zweifellos logischer Ausgangspunkt aller osteopathischen Studien ist.
(Northup, 1943–1944)

Fryette sagte über das Sakrum: „Kein Wunder, dass in der Antike die Basis der Wirbelsäule in phallischer Verehrung als „heiliger Knochen" bezeichnet wurde. Es ist der Sitz des horizontalen Schwerkraftzentrums, Vollendung des Beckens, Fundament der Wirbelsäule. Es ist verbunden mit unseren größten Möglichkeiten und Unzulänglichkeiten, mit unseren größten Lust- und Trauerspielen, unserer größten Freude und dem größten Leid."
(Mitchell sen., 1958)

Teil 1
Anatomie und Physiologie

Wichtige Strukturen des Beckens

In diesem Kapitel werden die Aspekte der Beckenanatomie wiederholt, die zur Untersuchung und Behandlung von Dysfunktionen des Beckens mit MuskelEnergieTechnik (MET) relevant sind. Die Kenntnis des knöchernen Beckenaufbaus ist unerlässlich, weil die MET-Diagnostik auf der Untersuchung der *statischen* knöchernen Orientierungspunkte vor und nach einer Bewegung beruht. Ferner müssen die Muskeln und Bänder beherrscht werden, um die Mechanik der Bewegungen innerhalb des Beckens zu verstehen, die in den Kapiteln 2 und 3 behandelt werden.

Osteologie

Das Becken setzt sich aus drei Knochen zusammen: den beiden Ossa coxae und dem Sakrum. Die Hüftknochen sind paarig angelegt, symmetrisch und bestehen aus jeweils drei Embryonalanlagen: dem Os ilium (das die Verbindung zum Sakrum darstellt), dem Os pubis und dem Os ischii. Das Sakrum hat die Form einer auf dem Kopf stehenden Pyramide, deren Basis nach superior und anterior gerichtet ist, und setzt sich normalerweise aus fünf fusionierten Sakralwirbeln zusammen.

Der am weitesten superior gelegene Teil des Sakrums ist die Sakrumbasis, die mit dem untersten Lumbalwirbel, getrennt durch eine Zwischenwirbelscheibe, artikuliert (in der Regel L5). Links und rechts befinden sich die ohrenförmigen Facies auriculares (etwa auf Höhe von S1–S3), über die das Sakrum mit der Facies auriculares des jeweiligen Os ilium artikuliert. Die beiden Hüftknochen artikulieren auch direkt miteinander, und zwar über die Symphysis pubica. Das Azetabulum des Beckens bildet die Gelenkfläche zur Artikulation mit dem Femurkopf und befindet sich lateral der Stelle, an der Os ilium, Os pubis und Os ischii miteinander verbunden sind.

Die auf dem superioren Rand des ersten (superioren) Sakralsegments beidseits des Canalis sacralis gelegenen beiden Zygoapophysealgelenke sind nach posteromedial ausgerichtet. Die inferioren Zygoapophysealgelenke von L5 bilden mit ihnen zwei Synovialgelenke. Die superioren interlumbalen Zwischenwirbelgelenke haben die Form eines vertikalen Zylinders, dessen posteriorer Anteil nach medial ausgerichtet ist und der anteriore nach posterior. Anders als die interlumbalen Zygoapophysealgelenke sind die lumbosakralen Zwischenwirbelgelenke beinahe flach und stehen in einem 45°-Winkel zur Frontal- und zur Sagittalebene.

Die Ausrichtung der lumbosakralen Zwischenwirbelgelenke unterliegt individuellen Schwankungen. Wenn sie enger an der Frontalebene liegen, kann L5 auf dem Sakrum eine stärkere Seitneigung und Rotation ausführen. Bei mehr sagittal liegenden Wirbelbogengelenken ist weniger Seitneigung und Rotation möglich, dafür aber eine stärkere Flexion und Extension. Manchmal ist die Ausrichtung der Zwischenwirbelgelenke nicht symmetrisch, was man als „zygoapophysealen Trophismus" bezeichnet. Dies kann zu einem asymmetrischen Gangbild führen und auch im Röntgenbild nachweisbar sein.

In diesem Kapitel:

- Osteologie
- Orientierungspunkte am Becken
- Ligamente des Beckens
- Muskeln des Beckens
- Myofasziale Einflüsse

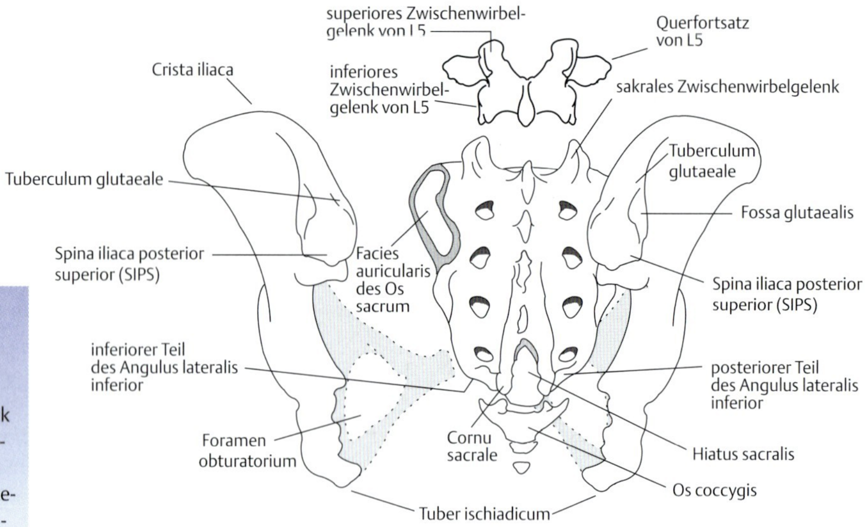

Abb. 1.1 Ansicht der Beckenknochen von posterior
Die linke Seite wurde „abgelöst", um einen Blick auf die linke Facies auricularis des Sakrums zu ermöglichen, die nach lateral und nicht nach posterior gerichtet ist.

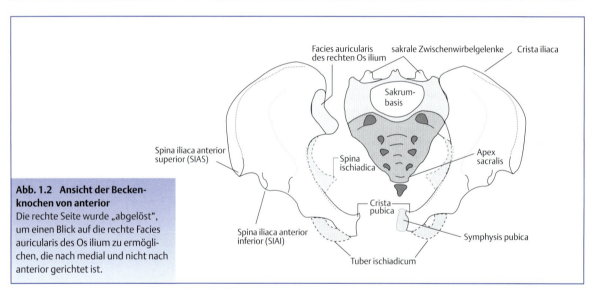

Abb. 1.2 Ansicht der Beckenknochen von anterior
Die rechte Seite wurde „abgelöst", um einen Blick auf die rechte Facies auricularis des Os ilium zu ermöglichen, die nach medial und nicht nach anterior gerichtet ist.

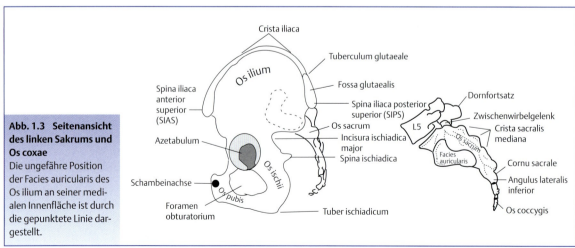

Abb. 1.3 Seitenansicht des linken Sakrums und Os coxae
Die ungefähre Position der Facies auricularis des Os ilium an seiner medialen Innenfläche ist durch die gepunktete Linie dargestellt.

Orientierungspunkte am Becken

Halladay (1957) sagte Folgendes über Orientierungspunkte: *„Bevor man versucht, eine Diagnose zu stellen, müssen die palpablen Strukturen des Beckens aufgesucht werden, die sich bei Bewegung verlagern."*

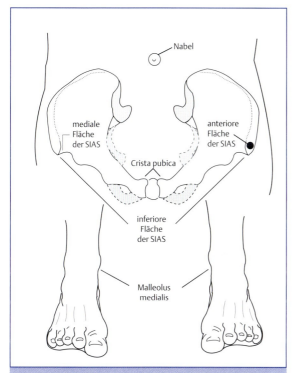

Abb. 1.4 Anteriore Orientierungspunkte des Beckens – Patient in Rückenlage.

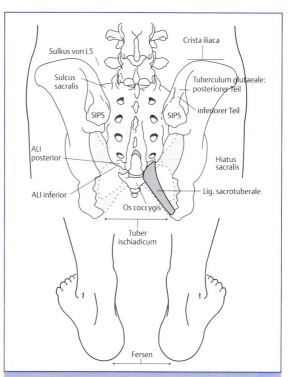

Abb. 1.5 Posteriore Orientierungspunkte des Beckens – Patient in Bauchlage.

Tabelle 1A Orientierungspunkte des Beckens zur strukturellen Diagnostik im Mitchell-Modell

Orientierungspunkt	Funktion
Crista iliaca – superiore Fläche	Untersuchung der anatomischen Beinlänge
Malleolus medialis – inferiore Fläche	Untersuchung der funktionellen Beinlänge
Ferse – inferiore Fläche	Untersuchung der funktionellen Beinlänge
Crista pubica – superiore Fläche	Untersuchung einer Subluxation des Os pubis
Tuber ischiadicum – inferiore Fläche	Untersuchung einer Subluxation des Os coxae
Ligamentum sacrotuberale – inferiore Fläche	Untersuchung einer Subluxation des Os coxae
Angulus lateralis inferior (ALI) – posteriore Fläche	Untersuchung einer Sakrumtorsion
Angulus lateralis inferior (ALI) – inferiore Fläche	Untersuchung eines einseitig flektierten Sakrums
Tuberculum glutaeale – inferiore Fläche	zur Durchführung von Flexionstests im Stehen und Sitzen
Tuberculum glutaeale – posteriore Fläche	Messung der Sulkustiefe
Spina iliaca posterior superior (SIPS) – inferiore Fläche	zur Durchführung von Flexionstests im Stehen und Sitzen Untersuchung einer Rotation des Os coxae
Sulcus sacralis	Untersuchung einer sakroiliakalen Dysfunktion
Querfortsatz von L5 – posteriore Fläche	Untersuchung einer lumbosakralen und sakroiliakalen Dysfunktion
Spina iliaca anterior superior (SIAS) – inferiore Fläche	Untersuchung einer Rotation des Os coxae
Spina iliaca anterior superior (SIAS) – anteriore Fläche	Untersuchung einer Rotation des Os coxae
Spina iliaca anterior superior (SIAS) – mediale Fläche	Untersuchung einer Flare-Verschiebung
Umbilicus	Mittellinienmarker bei der Untersuchung eines Flares

Knöcherne Orientierungspunkte zur Bestimmung der anatomischen Beinlänge oder zur Abschätzung einer Dysgenesie des Beckens

Crista iliaca – superiore Fläche

Die am weitesten *superior* gelegenen Flächen des Os ilium lassen sich am einfachsten am stehenden Patienten auffinden. Sie befinden sich unterhalb der Vertiefungen der Taille, gleich oberhalb der Ebene der höchsten Punkte auf der Crista iliaca.

Die Crista iliaca ist der oberste Rand des Hüftbeins (Os coxae). Sie beginnt an der Spina iliaca anterior superior (SIAS) und verläuft bogenförmig nach oben und hinten bis zur Spina iliaca posterior superior (SIPS). Bei jungen Menschen zwischen 15 und 20 Jahren ist die Crista iliaca noch vom Os ilium durch eine (nicht palpable) Diaphyse hyalinen Knorpels getrennt. Beim Erwachsenen ist die Epiphyse der Crista iliaca, d.h. die Wachstumszone des Knochens, mit dem Os ilium verschmolzen. Die Spitze der Crista iliaca befindet sich in oder nahe der mittleren Axillarlinie.

Der Behandler legt Zeige- und Mittelfinger beidseits jeweils auf die Spitze der Crista iliaca und kann so visuell eine mögliche Beinlängendifferenz abschätzen. Der Einsatz der Hände erhöht deutlich die Präzision. Sie werden so platziert, dass sie beidseits genau die Höhe der Crista iliaca widerspiegeln. Dies geschieht, indem Sie die unterhalb und seitlich der Crista iliaca befindlichen Weichteile nach superior bewegen, um sie nicht zwischen den Händen und den Cristae iliacae einzuklemmen. Um Fettgewebe von der seitlichen Hüfte nach oben zu ziehen, muss die Haut locker sein. Dazu ziehen Sie etwas Haut von der Taille herunter, bevor Sie Ihre Hände fest auf die laterale Hüfte setzen. Um das Niveau der Hände einschätzen zu können, muss sich der Behandler mit den Augen auf gleicher Höhe wie die Hände befinden.

Knöcherne Orientierungspunkte zur Bestimmung der Position oder der Bewegung des Os coxae

Zur Bestimmung der Position des Os coxae oder seiner Bewegungen werden folgende knöchernen Orientierungspunkte verwendet:
- Spina iliaca posterior superior (SIPS) oder Tuberculum glutaeale
- Tuber ischiadicum und Lig. sacrotuberale
- Spina iliaca anterior superior (SIAS)
- Crista pubica

Aufsuchen der Spina iliaca posterior superior (SIPS) und des Tuberculum glutaeale

Bei den meisten Becken lassen sich zwei Vorsprünge an der posterioren Seite der Cristae iliacae palpieren: der *inferiore* ist die Spina iliaca posterior superior (SIPS) und der *superiore* das Tuberculum glutaeale. Der Abstand zwischen den beiden beträgt etwa 2 cm. Das Tuberculum liegt auf Höhe von S1. Von hier aus wird der Sulcus sacralis ausgemessen. Die SIPS befindet sich gewöhnlich auf Höhe von S2.

Die Michaelis-Grübchen können unterstützend bei der Lokalisierung der SIPS und des Tuberculum eingesetzt werden (Abb. 1.8). Die knöcherne Prominenz auf der posterioren Seite der Crista iliaca, die in der Tiefe des

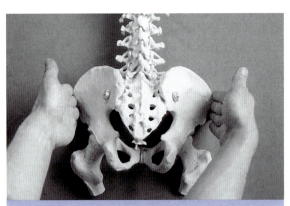

Abb. 1.6 Laterale Kontaktpunkte an den Cristae iliacae – Palpation der Orientierungspunkte
Um eine Weichteilkompression bei der Palpation und Bewegungsbeobachtung der Cristae iliacae zu vermeiden, werden die Hände zunächst unterhalb der Cristae iliacae aufgesetzt und Haut und Weichteile nach oben gedrückt, bis die Zeigefinger auf der Spitze der Cristae iliacae liegen.

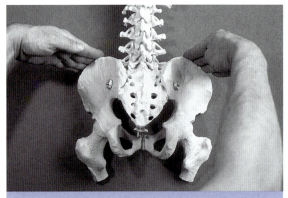

Abb. 1.7 Superiore Oberfläche der Cristae iliacae – Palpation der Orientierungspunkte
Die Handflächen werden horizontal aufgestellt, während die Zeigefinger auf der Spitze der Cristae iliacae verbleiben. Die Augen des Behandlers sollten sich auf gleicher Höhe mit den Händen befinden.

Michaelis-Grübchens gefühlt werden kann, ist das Tuberculum glutaeale. Das Tuberculum glutaeale wird auf der Crista iliaca von den Ursprüngen des M. gluteaus maximus gebildet und liegt daher an der oberen Begrenzung der Fossa glutaealis auf dem Darmbeinkamm. An dieser Stelle trifft die lumbodorsale Faszie auf die Fascia glutaealis. Die subkutane Fascia profunda ist hier fest mit der Haut verbunden, wodurch das Grübchen entsteht. Die SIPS liegt häufig 1 cm oder mehr unterhalb des Michaelis-Grübchens. Da sich die SIPS am äußersten posterioren Ende der Crista iliaca befindet, ist sie wegen des darüber liegenden M. gluteaus maximus mitunter nur schwer zu finden und auch bei Bewegungstests schwer zu halten. In diesem Fall ist das Tuberculum der geeignetere Orientierungspunkt.

Wenn das Grübchen nicht zu sehen ist, können das Tuberculum und/oder die SIPS auch stereognostisch palpiert werden. Pressen Sie drei Finger flach gegen die Haut über der Stelle, an der das Grübchen sein sollte, und bewegen Sie die Haut in kleinen Kreisen (sog. Friktion). Die knöcherne Kontur der Tuberkel ist gut zu fühlen, auch durch adipöses Gewebe hindurch. Die andere Hand kann unterdessen das Becken gegen den Druck der palpierenden Hand stabilisieren. Wenn mehr als ein Knoten palpiert wird, handelt es sich dabei gewöhnlich um Fibrolipome, gutartige subkutane Tumoren aus umkapseltem Fett. Sie sind um einiges weicher als Knochen und beweglicher. Manchmal sind sie aber auch recht fest mit dem Periost verbunden und lassen sich nicht einfach zur Seite schieben.

Zwei der Knoten sollten sich jedoch knöchern anfühlen: das Tuberculum am Grübchen und die SIPS gleich darunter (ca. 0,5–2 cm). Viele Behandler bezeichnen den Orientierungspunkt am Grübchen als SIPS, was ein häufi-

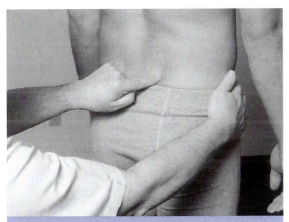

Abb. 1.8 Der Behandler zeigt das Michaelis-Grübchen auf der rechten Seite
Das Grübchen im rechten Winkel der Michaelis-Raute ist oft ein gut sichtbarer Orientierungspunkt.

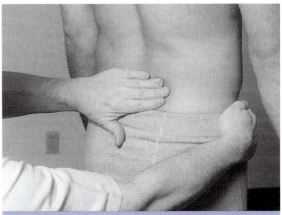

Abb. 1.9 Stereognostische Lokalisierung von Tuberculum glutaeale/SIPS
Bei der stereognostischen Palpation von Tuberculum glutaeale/SIPS durch zirkuläre Friktionen wird ein fester Druck ausgeübt, während die andere Hand das Becken stabilisiert.

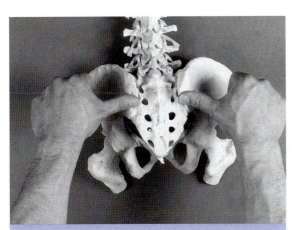

Abb. 1.10 Inferiore Oberfläche der SIPS – Palpation der Orientierungspunkte
Diese Orientierungspunkte befinden sich in derselben Horizontalebene wie S2.

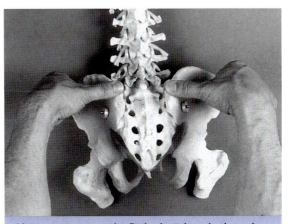

Abb. 1.11 Posteriore Oberfläche der Tubercula glutaeale – Palpation der Orientierungspunkte
Diese Orientierungspunkte befinden sich in derselben Horizontalebene wie S1.

ger Irrtum ist. Die beiden liegen manchmal so dicht beisammen, dass sie sich wie eine einzige Verdickung anfühlen. Es ist sinnvoll, sich an die größte Verdickung zu halten, welche sich beim Flexionstest leichter verfolgen lässt.

Das Tuberculum oder die SIPS lassen sich bei verschiedenen diagnostischen Fragestellungen einsetzen. Neben ihrem Einsatz zur *Bestätigung* einer Rotationsposition des Os ilium (Diagnose am besten über die SIAS), hält man gegen diese Punkte den Daumen zur Beobachtung des Effekts einer sakroiliakalen Gelenkbewegung. Zu solchen Gelenkbewegungstests gehören Flexionstests im Stehen und Sitzen, der Storch-Test und die Testung auf sakroiliakale Atembeweglichkeit. Werden die Tubercula bei Flexionstests im Stehen oder Sitzen eingesetzt, hält man die Daumen fest gegen ihre inferioren Schrägen und beobachtet ihre Bewegung mit dem Os ilium, als wären es die SIPS.

Aufsuchen der Spina iliaca anterior superior (SIAS)

Die SIAS werden gewöhnlich in Rückenlage untersucht. Die Untersuchung der Rotationen des Os coxae erfolgt am besten durch einen beidseitigen Kontakt der Daumenkuppen auf der inferioren Schräge der SIAS. **Wegen ihrer größeren Amplitude bei einer Verlagerung sind die SIAS den SIPS als Indikatoren einer anterioren oder posterioren Rotation des Os coxae vorzuziehen.** Die am weitesten anterior gelegenen Anteile des Os ilium sind durch stereognostische Palpation mit beiden Handflächen leicht und schnell aufzufinden. Die kleinen Erhöhungen in der superior-lateralen Iliakalregion des Abdomens sind leicht zu erkennen. Die palmare Stereognosie ist der schnellste und zuverlässigste Weg zur Lokalisation der SIAS. Dazu stehen Sie einfach auf einer Seite des Behandlungstisches und platzieren Ihre Handflächen von vorne auf beide Seiten des Beckens. Die recht spitzen Punkte der SIAS werden sogleich mit den Handflächen gefühlt. Dann werden die Daumen auf die entsprechenden Orientierungspunkte gesetzt. Der visuelle Vergleich der Punkte gelingt am besten, wenn das dominante Auge auch das patientennahe Auge ist.

Zur vergleichenden Bestimmung werden drei verschiedene Oberflächen der SIAS mit den Daumen verglichen: inferior, anterior und medial. Die inferioren Schrägen zeigen eine anteriore oder posteriore Rotation des Os coxae am besten an. Eine im Vergleich inferiore Verlagerung der SIAS steht für eine anteriore Rotation des Os ilium (Crista iliaca anterior), sofern keine Subluxation des Os pubis oder Torsion des Sakrums vorliegen. Die Crista iliaca der inferioren Seite ist nach anterior rotiert oder die superiore Seite nach posterior. Die anteriore Fläche der SIAS kann zur Bestätigung der Befunde an der unteren Schräge eingesetzt werden. Wenn die Daumen auf der inferioren Schräge beobachtet werden, müssen die Augen senkrecht über dem auf dem Rücken liegenden Patienten stehen. Werden die Daumen auf der anterioren Fläche betrachtet, sollte der Blick horizontal sein.

Die medialen Flächen der SIAS werden zur Untersuchung des Inflares und Outflares des Os coxae verwendet. Die Daumen werden auf die medialen Ränder der SIAS gelegt. Aus einer vertikalen Blickrichtung wird ihr Abstand zu einer Mittellinienstruktur wie z. B. dem *Nabel* verglichen.

Umbilicus

Der Umbilicus ist ein wichtiger anteriorer Orientierungspunkt des Abdomens. Er ist immer in der mittleren Sagittalebene auf Höhe von L3 lokalisiert. Deshalb lässt er sich als schneller und zuverlässiger Referenzpunkt der Körpermittellinie bei der Untersuchung eines In- oder Outflares verwenden, vorausgesetzt er wurde nicht durch Operationsnarben aus der Mittelstellung gebracht.

Wichtige Strukturen des Beckens

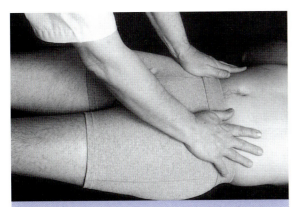

Abb. 1.12 Palmare Stereognosie zur Lokalisation der anterioren Seiten der SIAS – Palpation der Orientierungspunkte.

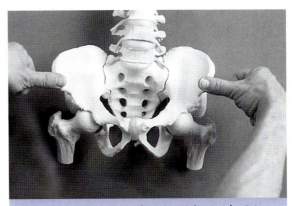

Abb. 1.13 Anteriore Seiten der SIAS – Palpation der Orientierungspunkte
Der Blick des Behandlers sollte horizontal ausgerichtet sein.

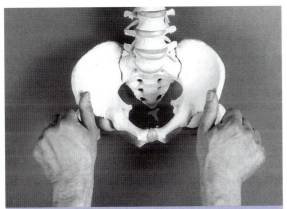

Abb. 1.14 Mediale Seiten der SIAS – Palpation der Orientierungspunkte
Der Blick des Behandlers sollte vertikal ausgerichtet sein, während die Abstände zwischen der rechten und linken medialen Fläche der SIAS im Verhältnis zum Nabel als Referenzpunkt in der Mittellinie miteinander verglichen werden.

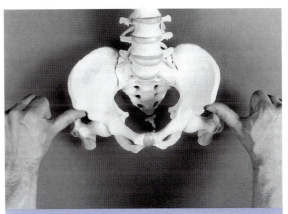

Abb. 1.15 Inferiore Seiten der SIAS – Palpation der Orientierungspunkte
Der Blick des Behandlers sollte vertikal ausgerichtet sein.

Tuber ischiadicum

Der am weitesten inferior gelegene Anteil des Os ischii lässt sich auf Höhe der horizontalen Glutäalfalte palpieren. Dieser Teil des Hüftknochens trägt im Sitzen das Körpergewicht. Die inferioren Ränder der beiden Tubera werden im Hinblick auf eine superiore Subluxation des Os ilium miteinander verglichen. Die Stereognosie ist essenziell für eine genaue Bestimmung dieses Orientierungspunktes. Handflächen und -ballen werden kopfwärts ausgerichtet auf den inferioren Glutäalfalten platziert und beschreiben kleine Kreise, wobei zunächst nach anterior und dann nach superior gedrückt wird. Die untersten Punkte der Tubera ischiadica können stereognostisch ertastet werden, bevor man die Daumen zum visuellen Vergleich ihrer inferior-superioren Positionen zueinander auf ihnen platziert. Um den Hautwiderstand gegenüber den palpierenden Daumen zu verringern, ziehen Sie Haut vom Gesäß zum posterioren Oberschenkel herunter, bevor Sie die Daumen in die Glutäalfalte drücken.

Ligamenta sacrotuberalia

Die Ligg. sacrotuberalia verlaufen in einer geraden Linie vom jeweiligen Tuber ischiadicum zur Spitze des Sakrums und dienen ebenfalls der Untersuchung einer iliakalen Subluxation nach oben. Dazu platzieren Sie einen Daumen in die Mitte der Strecke zwischen dem Tuber ischiadicum und der Spitze des Sakrums. Drücken Sie ihn dann nach superolateral, um die Spannung des Lig. sacrotuberale zu prüfen. Wenn das Ligament auf einer Seite locker ist, gleitet der Daumen hier weiter, bevor das Ligament ihn stoppt. Bei diesem Manöver ist etwas Spiel in der posterioren Oberschenkelhaut besonders wichtig.

Es wurden auch andere Orientierungspunkte zur Untersuchung einer iliakalen Subluxation des Beckens nach oben verwendet, z. B. die Crista iliaca im Liegen sowie die SIPS und SIAS. Obwohl es sich um logische Alternativen handelt, sind sie weniger geeignet als das Lig. sacrotuberale und das Tuber ischiadicum. Der Blickwinkel auf die Crista iliaca ist in Rückenlage beim quantitativen Vergleich ein Nachteil. Die SIPS kann aus verschiedenen Gründen ein unzuverlässiger Orientierungspunkt sein, wie z. B. wegen eines benachbarten Fibrolipoms, der

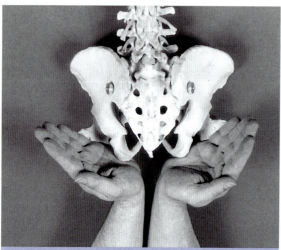

Abb. 1.16 Palmare Stereognosie der inferioren Seite des Tuber ischiadicum – Palpation der Orientierungspunkte
Durch die palmare Stereognosie lässt sich das Tuber ischiadicum genau identifizieren.

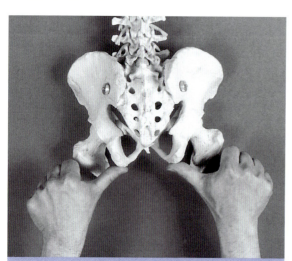

Abb. 1.17 Messung der inferioren Seite des Tuber ischiadicum
Die Daumen des Behandlers werden auf die inferioren Punkte des Tuber ischiadicum gesetzt, um ihre Positionen sichtbar zu machen.

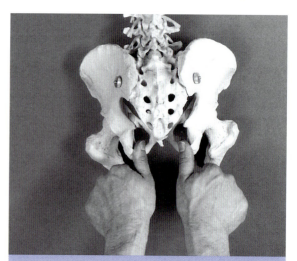

Abb. 1.18 Ligamentum sacrotuberale – Palpation der Orientierungspunkte
Wenn man mit den Daumen auf den beiden Ligg. sacrotuberales in Richtung Sakrum entlanggleitet, lässt sich ihre Spannung vergleichen. Diese verhindert normalerweise, dass der Daumen das Os ischii berührt.

Verdeckung durch einen dicken Glutäalmuskel oder durch Verwechslung mit dem Tuberculum glutaeale. Die SIAS schließlich ist ein recht präziser Orientierungspunkt, doch hängt ihr Nutzen bei der Diagnose einer iliakalen Subluxation nach oben von der Position der ipsilateralen SIPS ab, die nicht gleichzeitig beobachtet werden kann.

Malleolus medialis, inferiore Seite

Die medialen Malleoli werden zur Bestimmung der funktionellen Beinlänge im Liegen eingesetzt. Sie befinden sich am distalen Ende der Tibia, wo sie am Innenknöchel den Talus überlappen. Ihre inferiore Seite stellt einen leicht zu palpierenden Vorsprung dar, an dem sich die Daumenkanten fest platzieren lassen, um einen visuellen Vergleich der Beinlängen zu bekommen. Um die Malleoli auf diese Weise als Messinstrumente einzusetzen, muss der Patient mit dem Rücken ausgestreckt auf dem Behandlungstisch liegen. Die Beine liegen in der Verlängerung der Körperachse und parallel zu den Rändern des Behandlungstisches.

Fersen, inferiore Seite

In Bauchlage bestimmt man die funktionelle Beinlänge am leichtesten durch Vergleich der beiden Fersenunterseiten. Die Füße sollten dabei über das Ende des Behandlungstisches hinausragen, so dass die Knöchel symmetrisch nach dorsal flektiert werden können. Die Unterschiede zwischen den Malleoli oder den Fersen können Abweichungen aufzeigen, wie eine anatomische oder funktionelle Beinlängendifferenz, Rotationen und Subluxationen des Os coxae, Subluxation des Os pubis sowie Torsion und einseitige Flexion des Sakrums. Die in Bauch- oder Rückenlage ermittelte Beinlänge wird am besten als „scheinbare Beinlänge" bezeichnet, um die zahlreichen Faktoren im Gedächtnis zu behalten, welche neben der anatomischen Beinlänge die Messung beeinflussen.

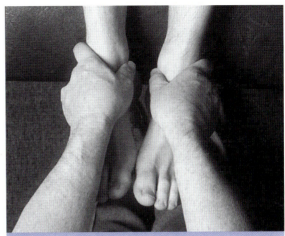

Abb. 1.19 Inferiore Seite des Malleolus medialis – Palpation der Orientierungspunkte
Der Blick des Behandlers sollte vertikal ausgerichtet sein. Die Abbildung zeigt ein verkürztes rechtes Bein.

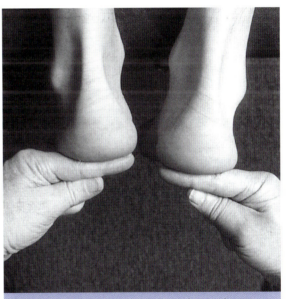

Abb. 1.20 Inferiore Seite der Fersen – Palpation der Orientierungspunkte
Der Blick des Behandlers sollte vertikal ausgerichtet sein. Die Abbildung zeigt ein verkürztes linkes Bein.

Cristae pubicae, superiore Seite

Diese kleinen, erhabenen, knöchernen Vorsprünge befinden sich auf der medialen superioren Seite des Os pubis. Bei schlanken Personen ist die Crista pubica als superiorer Rand des Mons pubis sichtbar. Sie darf nicht mit dem Tuberculum pubis verwechselt werden, das sich weiter lateral befindet und in der Verlä40ation der Crista pubica werden die Zeigefingerspitzen auf den anterioren Mons pubis gelegt. Sie gleiten behutsam nach superior, um das Fettgewebe wegzudrücken, so dass beidseits ein Kontakt zu den Cristae hergestellt werden kann. Die Finger gleiten nach lateral ein wenig vor und zurück. Dadurch vergewissert man sich, dass man beidseits die identischen Punkte vergleicht. Um die Palpation nach der Crista pubica möglichst kurz zu halten, sollte die Handfläche flach auf die Mittellinie des unteren Abdomens gelegt und der obere Rand des Beckens stereognostisch mit dem Handballen identifiziert werden, bevor die Finger aufgesetzt werden. Zur Untersuchung einer superioren oder inferioren Subluxation in der Frontalebene werden die Cristae miteinander verglichen.

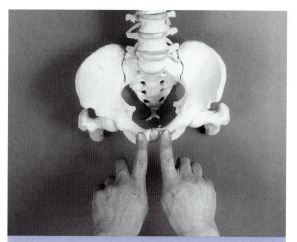

Abb. 1.21 Anteriore Seite der Crista pubica – Palpation der Orientierungspunkte
Die Fingerspitzen drücken den Mons pubis von der Crista pubica fort.

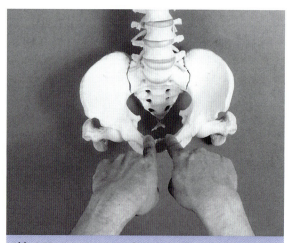

Abb. 1.22 Superiore Seite der Crista pubica – Palpation der Orientierungspunkte
Der Blick des Behandlers sollte vertikal ausgerichtet sein.

Orientierungspunkte zur Bestimmung der Sakrumposition

Aufsuchen der Anguli laterales inferiores

Die Anguli laterales inferiores (ALIs) sind die Flügel oder „Querfortsätze" des 5. Sakralsegments. Sie befinden sich in der gleichen Transversalebene wie der Hiatus sacralis, der inferioren Öffnung des Canalis sacralis, und direkt lateral der Cornua sacralia, dem zweiteiligen Dornfortsatzanalogon am inferioren Ende der Crista sacralis mediana. Ihre posterioren Flächen links und rechts lassen sich gleich lateral der Cornua sacralia palpieren und im Hinblick auf eine Rotationsposition des Sakrums beobachten. Die inferioren Flächen der Anguli laterales inferiores können palpiert und auf eine Seitneigungsposition des Sakrums untersucht werden, wobei das Os coccygis umgangen werden muss. Eine posteriore Verlagerung eines ALI steht für eine Rotation des Sakrums zu dieser Seite hin, eine inferiore für eine Seitneigung zu dieser Seite.

Die Anguli laterales inferiores können auf zweierlei Wiese palpatorisch aufgesucht werden. Bei der einen Methode palpiert ein Finger die Crista sacralis mediana von der Spitze der Gesäßspalte bis zur Bifurkation der Crista mediana, die die Cornua sacralia bildet. Mit den Fingerkuppen werden dann stereognostisch die *Cornua sacralia* identifiziert, der zweigeteilte Dornfortsatz beidseits des Hiatus sacralis, welcher die inferiore Öffnung des *Canalis sacralis* bildet und gewöhnlich in Höhe S5 liegt. Wenn der Hiatus weit genug ist, um eine Fingerkuppe aufzunehmen, können die Cornua sacralia auf beiden Seiten des Fingers gefühlt werden. Da das Os coccygis ebenfalls über Cornua verfügt, muss darauf geachtet werden, die am weitesten superior gelegene Öffnung des Canalis sacralis entlang der *Crista sacralis mediana* zu bestimmen. Manchmal beginnt der Hiatus auf Höhe von S3, und nur selten ist er über die gesamte Länge des Sakrums offen. Die beiden Cornua sind oft unterschiedlich groß, was den Behandler zur Fehldiagnose eines Positionsfehlers des Sakrums veranlassen kann, es sei denn der Knochen wird lateral der Cornua palpiert.

Die Anguli laterales inferiores befinden sich direkt lateral der Cornua sacralia. Der Behandler setzt seine Daumenkuppen symmetrisch in der gleichen Transversalebene 1–1,5 cm lateral der Mittellinie des Hiatus auf, d. h. weit genug lateral, um den Cornua auszuweichen, deren Größe und Form nicht symmetrisch sein muss, jedoch nicht so weit lateral, dass das Sakrum verlassen wird. Die dünnen Weichteile, die die ALIs bedecken, werden mit einem anterioren Daumendruck von unter 0,5 kg komprimiert, so dass man auf den relativ unnachgiebigen Knochen trifft. Gehen Sie soweit mit dem Kopf herunter, das Sie einen nahezu horizontalen Blickwinkel auf die Daumen haben und eine posteriore Verlagerung auf einer Seite abschätzen können. Die Glutäalmuskulatur kann diese Beobachtung beeinflussen.

Eine andere Methode zur Auffindung der Anguli laterales inferiores ist die stereognostische Palpation mit der Handfläche auf der posterioren Seite des Sakrums, um das Segment S5 als den am weitesten posterior gelegenen Anteil des Sakrums zu identifizieren. Die palmare Stereognosie kann erforderlich sein, wenn der Hiatus zu eng ist, um eine Fingerkuppe aufzunehmen. S5 ragt weiter nach

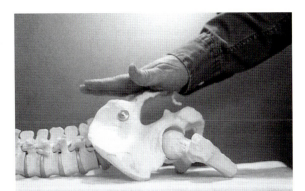

Abb. 1.23 Palmare Stereognosie zur Lokalisation des am weitesten posterior gelegenen Anteils des Sakrums – Palpation der Orientierungspunkte.

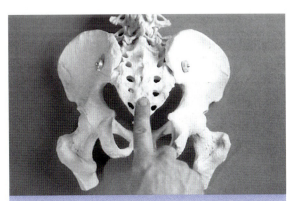

Abb. 1.24 Der Zeigefinger des Behandlers palpiert den Hiatus sacralis.

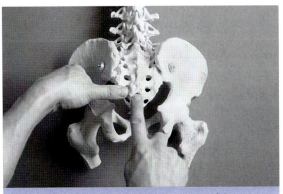

Abb. 1.25 Der Daumen des Behandlers liegt auf der posterioren Seite des Angulus lateralis inferior, gleich lateral des Zeigefingers, der den Hiatus sacralis palpiert.

posterior als irgendein anderer Teil des Sakrums oder des Os coccygis und ist somit in Bauchlage leicht zu identifizieren.

Die Beurteilung der Anguli laterales inferiores gehört zum Routinescreening auf sakroiliakale Dysfunktionen. Bei symmetrischen ALIs liegt wahrscheinlich keine sakroiliakale Dysfunktion vor. Seltene Ausnahmen sind beidseitige symmetrische Dysfunktionen der Sakroiliakalgelenke. Ihre Atembeweglichkeit kann ebenfalls ohne Asymmetrie der Anguli laterales inferiores eingeschränkt sein. Auf jeden Fall bedeutet eine einseitige Posteriorposition eines ALI auch gleichzeitig seine Inferiorposition, weil der kaudale Teil der sakroiliakalen Gelenkfläche breitspurig nach posterior und inferior verläuft. Dieser Umstand kann zur Überprüfung palpatorischer und visueller Befunde genutzt werden. Wenn inferior und posterior nicht übereinstimmen, ist einer der beiden Befunde falsch.

Anatomische Überlegungen bei der Palpation der Sulcus-sacralis-Tiefe

Die Sulci sacrales erstrecken sich von der posterioren Seite der Tubercula glutaealea bis zu den posterioren Flügeln von S1. Sie werden palpatorisch bestimmt, nicht visuell. Die Daumenkuppen werden auf die Tubercula glutaealea der Cristae iliacae gesetzt, während die Daumenspitzen nach medial und anterior in Richtung der Sakrumbasis abgewinkelt werden. Die Daumenkuppen halten den Kontakt zu den Cristae iliacae, um zu bestimmen, welcher Daumen von der Crista iliaca aus tiefer einsinkt. Sie sollten die Sakrumbasis nicht direkt palpieren, doch können Fibrolipome nahe der Crista iliaca das mitunter erforderlich machen. Bei der Palpation der Sakrumbasis sollte man daran denken, dass die Position der palpierenden Daumen oder Finger mit den beiden Punkten auf den Cristae iliacae verglichen werden muss und nicht mit der Frontalebene des Körpers.

Offenbar erreichen die palpierenden Daumen aufgrund der Dicke der Weichteile nie den posterioren Flügel des Sakrums. Meistens ist diese Schicht links und rechts ziemlich gleich dick, so dass die Genauigkeit des Tests nicht beeinträchtigt wird. Die Spitzen der Daumen stoppen in derselben Tiefe. Allerdings sind Weichteilanomalien in dieser Region auch nicht außergewöhnlich. Am häufigsten sind Fibrolipome (kurz: Fibrome), die aus kleinen Fettkügelchen bestehen, die in Bindegewebe abgekapselt sind. Sie verbinden sich meist fest mit der Fascia profunda oder dem Periost und können bei der Palpation des Sulcus sacralis hinderlich sein. Manchmal sind sie knochenhart, doch lassen sie sich gewöhnlich ein wenig zur Seite bewegen.

Wichtige Strukturen des Beckens 27

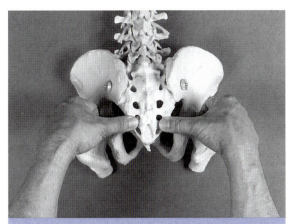

Abb. 1.26 Posteriore Oberfläche des Angulus lateralis inferior – Palpation der Orientierungspunkte
Die Daumenkuppen liegen flach auf der posterioren Oberfläche der ALIs. Der Blick des Behandlers sollte horizontal ausgerichtet sein.

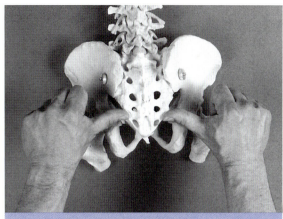

Abb. 1.27 Inferiore Oberfläche des Angulus lateralis inferior – Palpation der Orientierungspunkte
Die Daumenkuppen drücken auf der inferioren Oberfläche der ALIs nach superior.
Der Blick des Behandlers sollte vertikal ausgerichtet sein.

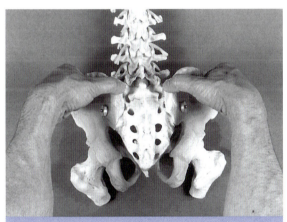

Abb. 1.28 Sulcus sacralis – Palpation der Orientierungspunkte
Der Behandler sollte keine visuelle Einschätzung vornehmen, sondern sich auf die gefühlte Sulkustiefe konzentrieren.

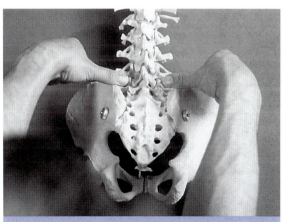

Abb. 1.29 Posteriore Oberfläche des Querfortsatzes von L5 – Palpation der Orientierungspunkte
Der Blick des Behandlers sollte horizontal ausgerichtet sein.

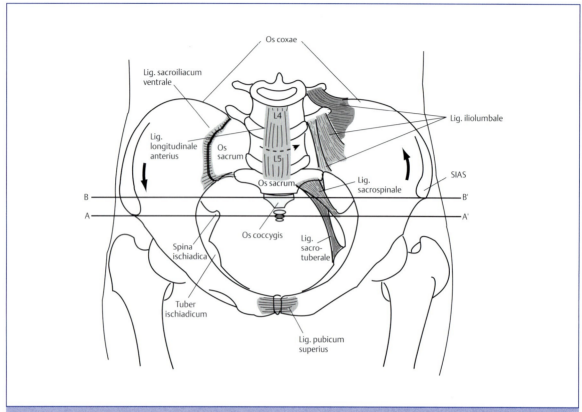

Abb. 1.30 Anteriore Ligamente des Beckens
Sie verbinden das Os ilium mit dem Sakrum sowie L4 und L5 mit dem Os ilium und dem Sakrum. Das Lig. sacroiliacum ventrale stellt vornehmlich eine Verdickung der Gelenkkapsel dar. In der Nähe des inferioren Gelenkteils wird es wahrscheinlich stärker, um den iliosakralen Drehpunkt zu stabilisieren. Das Lig. iliolumbale koppelt die Wirbelsäulenbewegung mit der Bewegung der Crista iliaca. Wenn also L5 nach links rotiert (gestrichelter Pfeil), rotiert das rechte Os coxae nach anterior und/oder das linke Os coxae rotiert nach posterior (beide Pfeile). Die Horizontalen B – B´ und A – A´, die durch die inferioren Schrägen der SIAS gezeichnet sind, belegen die Asymmetrie. Die Ligg. sacrotuberale und sacrospinale beschränken die Nutation des Sakrums. Das Lig. pubicum superius hält die beiden Os pubis anterior zusammen. Einer vertikalen Scherkraft auf der Symphyse hat es nicht viel entgegenzusetzen.

Ligamente des Beckens

Die Ligamente des Beckens werden in den verschiedenen Anatomiewerken unterschiedlich dargestellt, was zu einiger Verwirrung und Zweideutigkeit im Hinblick auf ihre Struktur führte. Im Folgenden werden die Ligamente aus der funktionellen Perspektive betrachtet.

Die Funktion der Bänder ist die Begrenzung von Knochenbewegungen auf einen physiologischen Bewegungsbereich, und nicht die Verhinderung von Bewegungen überhaupt. Wenn man davon spricht, dass Ligamente eine Bewegung einschränken oder ihr widerstehen, sollte es eigentlich „limitieren" heißen. Genauso könnte man sagen, dass Ligamente eine Bewegung *zulassen*. Im Folgenden werden die Ligamente aufgeführt, die für uns von Bedeutung sind, sowie die Bewegung die sie zulassen und/oder der sie widerstehen:

1. Das **Lig. sacrotuberale** entspringt am Tuber ischiadicum und den Hamstring-Sehnen und zieht superior, posterior und medial zum Os coccygis und zur Spitze des Sakrums, den Flügeln von S5. Vom Sakrum zieht es weiter kopfwärts, wobei es von dem langen Lig. sacroiliacum dorsale begleitet wird und an der SIPS ansetzt. Der Abschnitt inferior des Sakrums verhindert besonders die Nutation um die mittlere Transversalachse. Der an der SIPS ansetzende Teil widersteht der Kontranutation.

Empfohlene anatomische Texte sind Kapandji: *Physiology of the Joints* (1974)/*Funktionelle Anatomie der Gelenke* (1999), Anson: *Morris' Human Anatomy* (1966), Warwick und Williams: *Gray's Anatomy 35th British Edition* (1973). Eine ausgezeichnete Abhandlung über die Beckengelenke kann man in Lee's *The Pelvic Girdle, 2. Auflage* (1999) finden. In dieser Abhandlung werden die Achsen- und Beckenbewegungen in Kapitel 2 und 3 besprochen.

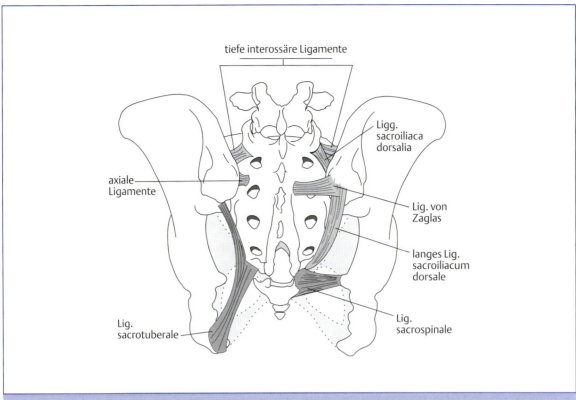

Abb. 1.31 Posteriore sakroiliakale Ligamente
Zu den tiefen Ligamenten gehören die tiefen interossären Ligamente, die axialen Ligamente sowie die Ligg. sacrotuberale und sacrospinale. Die meisten interossären Ligamente sind wegen der Crista iliaca nicht sichtbar. Die Ligg. sacroiliaca dorsalia setzen sich im Wesentlichen aus drei Teilen zusammen: den superioren dorsalen Teil, das Lig. von Zaglas und den langen dorsalen Teil. Die superiore Transversalachse für die sakrale Nutation und Kontranutation wird durch das axiale Ligament und/oder das Lig. von Zaglas stabilisiert.

2. Das **Lig. sacrospinale** entspringt an der Spina ischiadica und setzt mit dem Lig. sacrotuberale posteromedial der Seiten des Sakrums und des Os coccygis unterhalb der sakroiliakalen Gelenkfläche an. Es widersteht besonders der sakralen Nutation um die superiore Transversalachse.
3. Das **Lig. sacroiliacum ventrale** stellt vornehmlich eine Verdickung der Synovialkapsel des Sakroiliakalgelenks dar. In der Nähe der Spina iliaca posterior inferior wird es wahrscheinlich stärker, um den iliosakralen Drehpunkt zu stabilisieren.
4. Das **Lig. iliolumbale** entspringt breitflächig an den Querfortsätzen von L4 und L5. Es besteht aus fünf Teilen, welche die Wirbel mit der Crista iliaca verbinden. Zu seinen Funktionen gehört im Allgemeinen die Stabilisierung des Lumbosakralgelenks (Bogduk 1991, Kapandji 1974, Willard 1997). Über sein Vermögen zur Umwandlung einer Achsenrotation der Wirbelsäule in eine X-Achsen-Bewegung des Os coxae wird noch spekuliert. Es muss ein ziemliches Spiel in dem System vorliegen, da die Rotation des Os coxae und der unteren LWS relativ unabhängig voneinander sind.
5. Das **Lig. longitudinale anterius** der Wirbelsäule zieht am Lumbosakralgelenk vorbei auf das sakrale Promontorium, wo es am ersten Sakralsegment ansetzt. Seine Fasern verschmelzen mit dem Periost des Sakrums, tauchen jedoch wieder als **Lig. sacrococcygeum ventrale** auf. Es limitiert die extreme Rückneigung des Rumpfes (Anson 1966).
6. Das **Lig. pubicum superius**, das kranial über die Symphysis pubis verläuft, und das **Lig. arcuatum pubis**, das unter der Symphysis durchzieht, halten die beiden Beckenhälften vorne zusammen. Einer vertikalen Scherkraft auf die Symphyse haben sie nur wenig entgegenzusetzen.
7. Das **Lig. inguinale**, ist kein echtes Ligament, sondern eher eine muskuläre Falte, die dem M. obliquus abdominis als Ansatzpunkt dient. Es unterstützt kein bestimmtes Gelenk.
8. Die **Ligg. sacroiliaca interossea** setzen am dorsalen Flügel des Sakrums lateral der Neuroforamina (Tuberositas sacralis) an und bilden gemeinsam eine große mediale anteriore Fläche am Os ilium. Sie limitieren eine anteriore und inferiore Verschiebung der Sakrumbasis und lassen eine geringe Nutation um die mittlere oder superiore Transversalachse zu.

9. Die **kurzen axialen Ligamente** bestehen aus den horizontalen Fasern der tiefen posterioren interossären Ligamente, welche an den Flügeln des zweiten Sakralsegments tief unter den oberflächlichen Ligg. sacroiliaca dorsalia ansetzen. Ihre Position hängt eng mit der superioren Transversalachse der sakralen Nutation und Kontranutation zusammen.
10. Die **oberflächlichen Ligg. sacroiliaca dorsalia** setzen sich im Wesentlichen aus drei Teilen zusammen: der **superiore dorsale Teil**, das **Lig. von Zaglas** und der **lange dorsale Teil**. Sie laufen alle in der Spina iliaca posterior superior zusammen. Der superiore Teil läuft von der SIPS nach anteromedial, um am ersten Sakralsegment anzuheften und limitiert die Nutation um die mittlere Transversalachse. Das **Lig. von Zaglas** verstärkt das gleich darunter liegende axiale Ligament. Das **lange dorsale Ligament** zieht nach unten zur Spitze des Sakrums zum Angulus lateralis inferior von S5 und limitiert die Kontranutation um die mittlere Transversalachse.
11. Das **Lig. longitudinale posterius** bedeckt die posteriore Seite der Wirbelkörper. Am kranialen Ende wird sie zur *Membrana tectoria*, welche mit der **kraniospinalen Dura** auf der superioren Oberfläche der Basis des Os occipitale verschmelzt.
    Kaudal wird im Canalis sacralis gleich oberhalb der Dura-Insertion eine Verbindung zur **Dura spinalis** hergestellt. Am Os coccygis wird es dann als **Lig. sacrococcygeum dorsale** und **laterale** bezeichnet.
    In der Theorie der Kraniosakraltherapie (Sutherland 1939) gilt die **Dura craniospinalis** als Verbindungsglied zwischen dem Os occipitale und dem Sakrum, das passiv durch den Kraniosakralpuls bewegt wird. Man geht wegen der geringeren Elastizität der Dura gegenüber dem Lig. longitudinale posterius von dieser mechanischen Verbindung aus. Allerdings scheint empirisch in diesem Mechanismus ein beträchtliches Spiel zu stecken, was eine große Unabhängigkeit der beiden Knochen voneinander bedeutet.
12. Vleeming et al. (1995) zeigten, dass die **Fascia thorakolumbalis** eine entscheidende Rolle bei der Gewichtsübertragung vom Rumpf auf die Beine spielt. Sie ist der Ursprung einiger wichtiger Haltemuskeln und besitzt eine fasziale Kontinuität über den *M. latissimus dorsi* zu den Armen und über das Lig. sacrotuberale, die Hamstrings und die *Fascia lata* zu den Beinen.

Muskulatur des Beckens

Die Sakroiliakalgelenke werden als passive Gelenke betrachtet, weil sie unter normalen Umständen nicht direkt durch Muskelkontraktionen zu bewegen sind. Neben einem Teil der Faszie des *M. glutaeus maximus* quert nur der *M. piriformis* das Sakroiliakalgelenk. Seine Funktion ist eindeutig die Stabilisierung des Sakrums gegen das Os ilium und nicht die Bewegung. Das Sakrum bewegt sich zwischen den Ossa ilia nur, wenn das Gewicht der LWS auf der Sakrumbasis die Richtung verändert.

Die Rumpf- und Beinmuskulatur hat jedoch starke indirekte Auswirkungen auf die Gelenkfunktionen des Beckens. Die Muskelaktionen verändern die Konfiguration der LWS in einer Weise, die das Gewicht auf der Sakrumbasis verändert. In diesem Sinne muss die lumbale Muskulatur als wichtiger Bestandteil der Beckenmechanik betrachtet werden.

Zweifellos bestimmen die Rumpf- und Beinmuskulatur das positionale Verhältnis des Beckens insgesamt gegenüber der Schwerkraft und anderen Körpermassen. Diese Positionierung des Beckens beeinflusst grundlegend die Last auf der Sakrumbasis und wie diese Last über das Becken zu den Beinen geleitet wird.

Wenn solche dynamischen Haltungen statisch werden, weil die Muskulatur nicht mehr richtig entspannt, entsteht eine sakroiliakale Dysfunktion. Die Einzelheiten dieses Prozesses werden im Rahmen der sakralen Torsionsdysfunktion erläutert.

In der klassischen MET existiert der Satz, nachdem es im ganzen Körper nur sechs Muskeln gibt: Flexoren, Extensoren, Rechtsseitneiger, Linksseitneiger, Rechtsrotatoren und Linksrotatoren. Obwohl diese grobe Vereinfachung zum Zwecke der Erkenntnisgewinnung einen gewissen Sinn macht, ist manchmal eine andere Klassifizierung der Muskulatur notwendig, um die Funktionen gut zu verstehen. Jandas Klassifizierung der Muskulatur in „zur Verhärtung neigend" und „zur Schwäche neigend" ist für das Verständnis der Beckenfunktionen wichtig. Die Muskeln können auch in Gelenkstabilisatoren, Haltungsmuskeln und phasische Aktionsmuskeln unterteilt werden. Die histologische Einordnung der Muskelfasern gehört zu den anderen Klassifizierungssystemen, welche bis heute nicht zu einer einheitlichen Theorie der Myologie und Kinesiologie vereint werden können.

Die folgenden Tabellen beschreiben die mit dem Becken assoziierten Muskeln und ihre Funktionen.

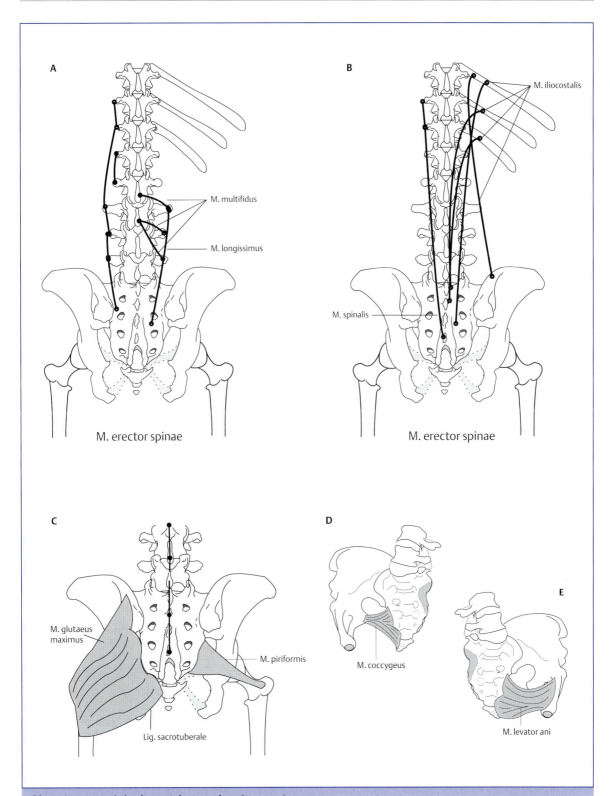

Abb. 1.32 A–E Muskeln, die am Sakrum und am Os coccygis ansetzen
A und B: Der M. erector spinae besteht aus drei vertikalen Säulen: M. spinalis, M. longissimus und M. iliocostalis. Alle inserieren am Sakrum, der M. iliocostalis auch an der Crista iliaca. Tief unter dem M. erector spinae befinden sich der M. multifidus.
C: Der M. piriformis entspringt an der anterolateralen Oberfläche des Sakrums, passiert die Inc. ischiadica major und inseriert am Trochanter major.
D und E: Das Diaphragma pelvis (M. levator ani und M. coccygeus) bildet den Beckenboden.

Tabelle 1 B Übersicht der mit dem Becken verbundenen Muskulatur

Am Sakrum ansetzende Muskeln			
Muskel	**Ursprung und Ansatz**	**Innervation**	**Aktion**
Ansatz am Sakrum (von oben)			
M. erector spinae: M. spinalis, M. longissimus und M. iliocostalis, M. multifidus	Der M. erector spinae besteht aus drei vertikalen Säulen: M. spinalis, M. longissimus thoracis und M. iliocostalis thoracis. Er entspringt am Sakrum und an der Crista iliaca und hat verschiedene Ansatzpunkte an den Dornfortsätzen und an den lumbalen und unteren thorakalen Querfortsätzen sowie an den Rippenwinkeln der unteren sechs Rippen.	spinale Rami dorsales	Extension, Lateralflexion und Rotation der Wirbelsäule. Bei Hyperflexion der LWS zieht der Muskel das Sakrum kopfwärts.
Ansatz am Sakrum (von unten)			
M. piriformis	Der M. piriformis inseriert am Sakrum entlang der Pars lateralis, lateral der anterioren Foramina sacralia. Von dort zieht er durch das Foramen ischadicum und setzt am Oberrand des Trochanter major in einer gemeinsamen Sehne mit dem M. obturatorius internus und M. gemellus an.	1. und 2. Sakralnerv	Außenrotation des Oberschenkels, stabilisiert und verriegelt das Sakroiliakalgelenk am inferioren Pol der Schrägachse, welche für sakrale Torsionsbewegungen erforderlich ist.
M. levator ani und M. coccygeus	Der M. levator ani entspringt auf der Rückseite des Os pubis, der Fascia pelvis und an der Spina ischiadica. Er inseriert entlang der Pars lateralis und an den unteren Abschnitten von Sakrum und Os coccygis, am Perineum und am M. sphincter ani externus. Der M. coccygeus entspringt an der Spina ischiadica und am Lig. sacrospinale und setzt an den Seiten und am unteren Abschnitt des Sakrums und am oberen Bereich des Os coccygis an.	3. und 4. Sakralnerv	Unterstützt das Anheben und die Stabilisierung des Beckenbodens und die Aktionen des M. sphincter ani; Stabilisierung von Sakrum und Os coccygis; „melkt" den Plexus venosus in der Fossa ischiorectalis; unterstützt das Husten.
M. glutaeus maximus	Teile des M. glutaeus maximus entspringen an der dorsalen Fläche des Sakrums und des Os coccygis und an der Linea glutaealis posterior. Einige Fasern queren manchmal das Sakroiliakalgelenk. Der größte Teil entspringt am Lig. sacrotuberale und an einer kleinen diamantenförmigen Vertiefung, die sich etwa 2,5–5 cm auf der Crista iliaca posterior unmittelbar oberhalb der SIPS befindet. In der superioren Ecke dieser Vertiefung ist die darüber befindliche Haut fester mit der Fascia profunda verbunden, wodurch ein Grübchen erzeugt wird. Der Muskel inseriert im Tractus iliotibialis und entlang der Glutäallinie des Femurs.	N. glutaeus inferior	Extension und Außenrotation des Femurs

Wichtige Strukturen des Beckens 33

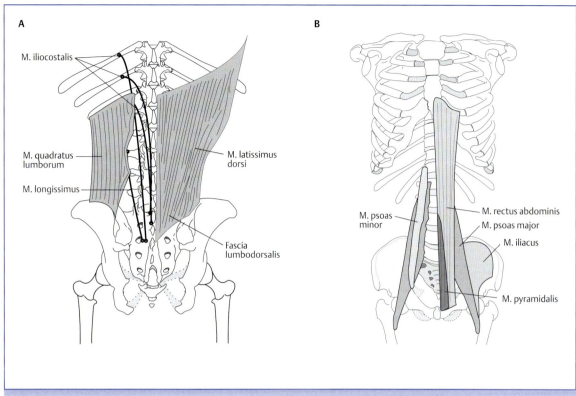

Abb. 1.33 Ansicht der am Becken ansetzenden Rumpfmuskulatur von posterior (A) und anterior (B).

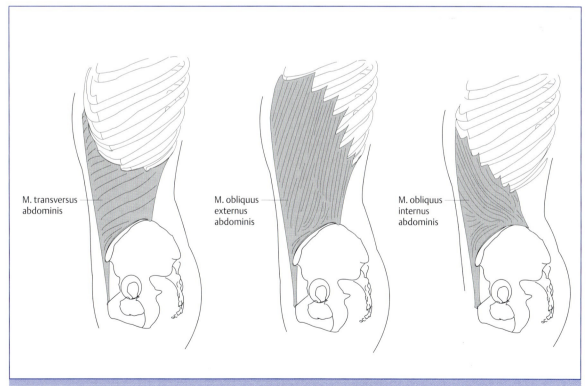

Abb. 1.34 M. transversus abdominis und M. obliquus abdominis externus und internus
Sie bilden die Bauchdecke und extendieren die Fascia pelvis. Posterior verschmelzen sie mit der Fascia lumbodorsalis und anterior mit dem M. rectus abdominis und der Linea alba.

Tabelle 1 C   Übersicht der mit dem Becken verbundenen Muskulatur

Am Os coxae ansetzende Muskeln (von oben)			
Muskel	**Ursprung und Ansatz**	**Innervation**	**Aktion**
M. longissimus und M. iliocostalis	Beide sind Arme des M. erector spinae und setzen an der Crista sacralis mediana, am medialen dorsalen Teil des Os ilium und an der Crista sacralis lateralis an. Der M. longissimus thoracis setzt an den Querfortsätzen der LWS, an den Fascia lumbodorsalis, an allen thorakalen Querfortsätzen und an den unteren zehn Rippen zwischen Rippenwinkel und Tuberculum costae an. Der M. iliocostalis setzt über Sehnen an den inferioren Rändern der unteren sieben Rippen an.	thorakale und lumbale Rami dorsales	Beugung der Wirbelsäule nach hinten und lateral; Stabilisierung der LWS nach lateral
M. iliopsoas (major und minor)	Der M. iliopsoas setzt sich aus dem M. psoas und dem M. iliacus zusammen (ein fächerförmiger Muskel, der den superioren und medialen Anteil der Fossa iliaca und Teile der Alae sacrales bedeckt). Der M. psoas major setzt am lateralen Teil und an den Zwischenwirbelscheiben der LWS an und verfügt über tendinöse Verbindungen zum Trochanter minor. Der M. psoas minor entspringt an Th12 und L1, verläuft anterior zum M. psoas major. Manchmal entspringt er zusätzlich an einem Grat des iliakalen Teils des Beckenrands.	lumbale Rami dorsales (L1 bis L3)	Unterstützung des M. rectus abdominis bei der LWS-Flexion und des M. iliacus bei der Hüft-Flexion; Flexion und Außenrotation des Femurs gegenüber dem Becken; Flexion und Seitneigung einzelner LWS-Segmente. Die Mm. psoas major und minor flektieren das Becken gegenüber der Wirbelsäule.
M. quadratus lumborum	Er verläuft von der Crista iliaca und dem Lig. iliolumbale zu den Querfortsätzen der oberen vier Lumbalwirbel und zum Unterrand der 12. Rippe.	Rami dorsales (Th12 bis L3)	Beteiligung an Flexion und/oder Seitneigung des Rumpfes. Annäherung der Crista iliaca und der 12. Rippe während des Gehens; kann als Verlängerung des Diaphragmas angesehen werden.
M. latissimus dorsi	Von den unteren sechs thorakalen Dornfortsätzen, der Fascia lumbosacralis und der Crista iliaca zum Sulcus bicipitalis des Humerus.	N. thoracodorsalis (C7 bis C8)	Adduktion, Innenrotation und Extension des Humerus; Stabilisierung der lumbosakralen Aponeurose und des Os ilium. Co-Kontraktion mit dem M. quadratus lumborum
M. obliquus externus abdominis	Entspringt mit 8 Zacken an den unteren acht Rippen, Ansatz an der anterioren Crista iliaca, Insertion an der Aponeurosis der anterioren Bauchdecke.	Rami anteriores der Nn. intercostales und spinales Th7 bis L2	BWS-Rotation gegenüber dem Becken; aktiv bei forcierter Exspiration; teilweise Kompensation einer Rektus-Schwäche
M. obliquus internus abdominis	Er zieht von den anterioren 2/3 der Crista iliaca, vom lateralen Abschnitt des Lig. inguinale und der Fascia lumbalis zu den knorpeligen Außenseiten der letzten drei Rippen und strahlt dann in die Aponeurosis ein, die sich vom 10. Rippenknorpel bis zum Os pubis erstreckt und die Linea alba in der ventralen Mittellinie bildet.	Rami anteriores der Nn. intercostales und spinales Th7 bis L2	BWS-Rotation gegenüber dem Becken; aktiv bei forcierter Exspiration; teilweise Kompensation einer Rektus-Schwäche

Tabelle 1 C Fortsetzung

Am Os coxae ansetzende Muskeln (von oben)			
Muskel	**Ursprung und Ansatz**	**Innervation**	**Aktion**
M. transversus abdominis	Er zieht von den anterioren 2/3 der Crista iliaca, vom lateralen Abschnitt des Lig. inguinale und der Fascia lumbalis zu den knorpeligen Innenseiten der letzten sechs Rippen und strahlt dann in die Aponeurosis mit dem M. obliquus und der Linea alba ein.	Rami anteriores der Nn. intercostales und spinales Th7 bis Th12	Segmentale lumbale Stabilisierung; BWS-Rotation gegenüber dem Becken; aktiv bei forcierter Exspiration; teilweise Kompensation einer Rektus-Schwäche
M. rectus abdominis	Er verläuft mit der medialen Sehne von der Symphysis pubica und der lateralen Sehne von der Crista pubica zum Processus xiphoideus und zu den 5.–7. Rippenknorpeln.	Rami anteriores der Nn. intercostales und spinales Th7 bis Th12	BWS-, LWS- und Beckenflexion; aktiv bei forcierter Exspiration; teilweise Kompensation einer Rektus-Schwäche (wird bei verspannten lumbosakralen Mm. multifidi rasch gehemmt und geschwächt)
M. pyramidalis	Der M. pyramidalis entspringt am anterioren Teil des Os pubis und des Lig. pubicum und strahlt in die Linea alba zwischen Os pubis und Umbilicus ein.	N. intercostalis Th 12	Stützung der Baucheingeweide; aktiv bei forcierter Exspiration; teilweise Kompensation einer Rektus-Schwäche

Tabelle 1 D Übersicht der mit dem Becken verbundenen Muskulatur

Am Os coxae ansetzende Muskeln (von unten)			
Muskel	**Ursprung und Ansatz**	**Innervation**	**Aktion**
M. iliacus	(s. M. iliopsoas)	(s. M. iliopsoas)	(s. M. iliopsoas)
M. obturatorius internus und externus	Der M. obturatorius internus und externus setzt nahe dem Rand des Foramen obturatum und an Teilen der Mambrana obturatoria an und zieht zum Trochanter major.	N. obturatorius	Stabilisierung des Femurs im Azetabulum; beides schwache Außenrotatoren
M. gemellus superior und inferior	Der M. gemellus inferior entspringt am Tuber ischiadicum, der M. gemellus superior an der Spina ischiadica und am Rand der Inc. ischiadica. Beide inserieren an der Sehne des M. obturatorius internus.	N. obturatorius	Stabilisierung des Femurs im Azetabulum; beides schwache Außenrotatoren
M. quadratus femoris	Er entspringt am lateralen Rand des Tuber ischiadicum und setzt an der Crista intertrochanterica an.	N. obturatorius	Stabilisierung des Femurs im Azetabulum; Außenrotator; Adduktion des Beins
M. rectus femoris	Der M. rectus femoris ist der einzige Zweig des M. quadratus femoris, der am Becken ansetzt. Der superiore Abschnitt setzt an der Spina iliaca anterior inferior und an einem Grübchen am Oberrand des Azetabulums an. Er zieht nach anterior zum Femur, um am Oberrand der Patella zu inserieren.	Zweig des N. femoralis	Unterstützung der Oberschenkelflexion und der Unterschenkelextension. Bei Verspannung kippt er das Becken nach vorne zum Femur und erzeugt eine lordotische Haltungsbelastung.

Tabelle 1 D Übersicht der mit dem Becken verbundenen Muskulatur

Am Os coxae ansetzende Muskeln (von unten)			
Muskel	**Ursprung und Ansatz**	**Innervation**	**Aktion**
M. glutaeus maximus	Der M. glutaeus maximus entspringt an der Linea glutaealis auf der lateralen Fläche der Crista iliaca sowie an der Pars lateralis und dem ALI des Sakrums und setzt an der Tuberositas glutaealis an.	N. glutaeus inferior	Kräftige Außenrotation des Femurs, Beteiligung an Oberschenkelextension und -adduktion. In Abhängigkeit von dieser Funktion kann er an der Extension des Rumpfes mitwirken.
M. glutaeus medius und minimus	Der M. glutaeus medius und minimus entspringt an der äußeren Fläche des Os ilium von der Crista iliaca und der Linea glutaealis bis hinab zur Inc. ischiadica major. Beide setzen an der lateralen und superioren Fläche des Trochanter major an.	N. glutaeus superior	Oberschenkelabduktion und -rotation nach medial (besonders in Extension des Beins)
M. tensor fasciae latae	Er entspringt gleich posterior der SIAS am anterolateralen Rand des Os ilium und inseriert am oberen Drittel des lateralen Femur.	N. glutaeus superior	Femurabduktion und Spannungsübertragung vom Fibulakopf zur Crista iliaca; Unterstützung der Flexion und Innenrotation des Oberschenkels
Adduktoren: M. gracilis M. pectineus M. adductor brevis, longus und magnus	Der M. gracilis entspringt an der unteren Hälfte der Symphyse und setzt an der medialen Fläche der Tibia am Knie an. Die anderen aufgeführten Adduktoren entspringen am Os pubis und am Ramus ossis ischii. Sie setzen an der medialen Fläche des Femurs an, mit tendinösen/faszialen Ausläufern bis zur medialen Tibia gleich unterhalb des Knies.	N. obturatorius, N. femoralis, N. ischiadicus	Alle sind an der Abduktion und Flexion des Oberschenkels beteiligt. Mit Ausnahme des M. gracilis, der eine Innenrotation des Oberschenkels bewirkt, beteiligen sich alle an der Außenrotation des Beins.
M. sartorius	Er setzt an der SIAS an und inseriert an der medialen Oberfläche der Tibia nahe des Knies.	N. femoralis	Außenrotation des Oberschenkels; Beteiligung an der Flexion des Beins gegenüber dem Oberschenkel und des Oberschenkels gegenüber dem Becken.
Hamstrings: M. biceps femoris M. semitendinosus M. semimembranosus	Sie entspringen alle am Tuber ischiadicum und setzen hauptsächlich an der Tibia und am Fibulaköpfchen an.	N. ischiadicus	Hüftextension und Knieflexion; Neigung zu Verhärtung in der gesamten Muskelgruppe

Wichtige Strukturen des Beckens 37

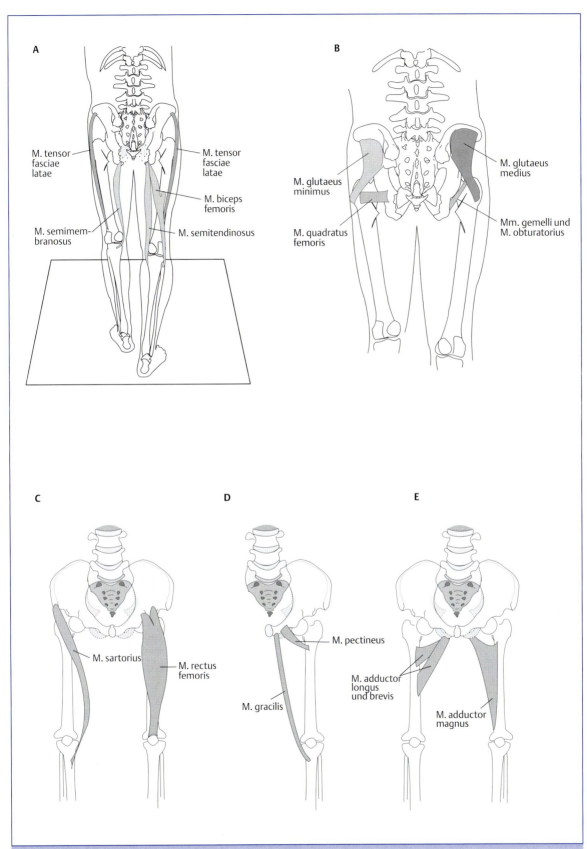

Abb. 1.35 A–E Ansicht der Bein-Becken-Muskulatur von posterior und anterior.

Myofasziale Einflüsse

Es gibt bestimmte myofasziale Verknüpfungen, welche sich auf die Beckenfunktion auswirken können. Obwohl sich dieses Kapitel hauptsächlich mit der statischen Anatomie befasst, werden im Folgenden einige Verbindungen zwischen der myofaszialen Anatomie und den funktionellen Einflüssen auf das Becken beschrieben.

Der M. piriformis als sakroiliakaler Muskel

Das sakroiliakale oder iliosakrale Gelenk (gleiches Gelenk, unterschiedliche Funktion) sind passive Gelenke, d. h. ihre Bewegungen werden nicht direkt von der Muskulatur ausgelöst. Der einzige Muskel, der vollständig das Sakroiliakalgelenk kreuzt, ist der *M. piriformis*, der von einem breiten Ursprung auf der anterolateralen Fläche der mittleren drei Sakralsegmente, der Kapsel des Sakroiliakalgelenks, der SIPS und dem Lig. sacrotuberale zu einem sehnigen Ansatz auf dem superiormedialen Trochanter major zieht. Dort vereinigt er sich häufig mit den Sehnen der *Mm. gemelli, obturatorius internus* oder *glutaeus medius*. Der M. piriformis wird unterschiedlich beschrieben als Außenrotator des Femurs bei Hüftextension oder als Abduktor des Femurs bei mindestens 90° Hüftflexion. Seine Wirkung auf das Sakrum besteht offenbar darin, es nach schräg in Richtung des inferioren Pols des Sakroiliakalgelenks zu ziehen, wo sich theoretisch der Schnittpunkt der Rotationsachse oder des Drehpunktes des Os coxae mit einer schrägen Achse der sakralen Torsionsbewegung befindet. *Man kann deshalb dem M. piriformis eine stabilisierende Funktion zuordnen,* die anatomisch einen Drehpunkt am inferioren Pol des Sakroiliakalgelenks erzeugt, was die gleichzeitige Rotation des Os coxae und eine sakrale Torsionsbewegung ermöglicht. Aufgrund dieser Theorie würde man histologisch ein Übergewicht von langsam oxidierenden Fasern im M. piriformis erwarten und eventuell eine Anhäufung von Propriozeptoren.

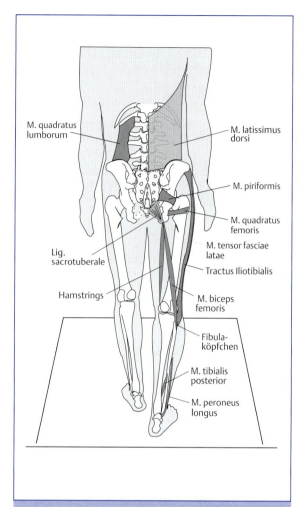

Abb. 1.36 Myofasziale Einflüsse auf das Becken
Dargestellt ist die mechanische Kontinuität der Muskelfaszien und Ligamente anhand der Verbindung von der Fibula zur Fascia lumbodorsalis (M. latissimus dorsi). Die Fibula ist über den M. biceps femoris, das Lig. sacrotuberale, das Sakrum und L5 mit dem tiefen Blatt der Fascia thoracolumbalis verbunden. Über den Tractus iliotibialis, die Fascia lata, die Fascia glutaealis und die Crista iliaca ist es mit dem oberflächlichen Blatt der Fascia thoracolumbalis verbunden.

Einfluss der Fibula auf das Becken

Eine Einschränkung oder Hypermobilität der proximalen Fibula kann die Spannung im *M. tensor fasciae latae* über die Insertion des Tractus iliotibialis an der Fibula verändern. Dadurch kann eine *iliosakrale* Dysfunktion ausgelöst oder aufrechterhalten werden, das bedeutet eine eingeschränkte Bewegung eines Os coxae gegenüber dem Sakrum oder dem anderen Os coxae. Der *M. biceps femoris* als Teil der Hamstrings setzt ebenfalls an der Fibula an. Somit kann die myofasziale Spannung in den Hamstrings durch eine Dysfunktion im proximalen Fibulagelenk verändert werden. Zusätzlich existiert wahrscheinlich ein myotatischer Reflex bei einem veränderten Input an den Mechanorezeptoren im proximalen Fibulagelenk, was seine natürliche Kontraktionsneigung erhöht. Die resultierende Spannung, die von den Hamstring-Sehnen über das Lig. sacrotuberale auf das Tuber ischiadicum übertragen wird, kann die Sakroiliakalbewegung beeinflussen und für eine Dysfunktion prädisponieren (Sakroiliakalbewegung = sakrale Bewegung gegenüber dem Os ilium – normale sakrale Anpassung an Bewegungen der Wirbelsäule). Vleeming (1995) wies eine mechanische Verbindung von der Fascia lata über das Lig. sacrotuberale und das Sakrum zur Fascia lumbodorsalis nach.

Normale Sagittalebenenbewegungen in den pelvisakralen Gelenken

Um die Dysfunktionen und Subluxationen der Beckengelenke zu verstehen, müssen zunächst die normalen rotatorischen und translatorischen Sagittalebenenbewegungen des Sakrums gegenüber dem Os ilium verstanden werden. Die translatorische Bewegung ist eine lineare Verlagerung eines Knochens gegenüber einem anderen, unabhängig von der Ebene. Die Rotation ist die Drehung um eine Achse.

Bewegungen der Beckengelenke entstehen entweder durch Änderungen der Wirbelsäulenposition oder durch Beinbewegungen. Erstere werden im Mitchell-Modell als *„sakroiliakale Bewegungen"* bezeichnet, Bewegungen des Sakrums im Verhältnis zu einem stationären Os ilium. In diesem Modell werden *„iliosakrale Bewegungen"*, die durch Beinbewegungen entstehen, als Bewegung eines Os ilium auf einem stationären Sakrum betrachtet. Die Unterscheidung zwischen „sakroiliakal" und „iliosakral" ist insofern klinisch relevant, als die diagnostischen und therapeutischen Verfahren bei der jeweiligen somatischen Dysfunktion unterschiedlich sind.

Mechanismen, die zu einer Bewegung der Wirbelsäule auf dem Sakrum führen:
- Rumpfbeugung
- Veränderung der Körperposition gegenüber der Schwerkraft
- Atmung
- Bewegung der Schädelknochen

Die Bewegungsübertragung von den Wirbeln auf das Sakrum erfolgt durch:
- Verschiebung der Gewichte auf der Sakrumbasis (durch Schwerkraft oder Trägheitsmomente)
- veränderte myofasziale Spannungen im M. erector spinae und in den vertebrosakralen Ligamenten, zu denen auch das Lig. longitudinale anterius und posterius, Teile des Lig. iliolumbale, das Lig. flavum und die Dura spinalis gehören.

Zu den kontrollierenden Einflüssen, die Richtung, Begrenzung und Amplitude der Beckenbewegungen bestimmen, gehören:
- Die Ligg. sacroiliaca, sacrotuberalia, sacrospinosa und iliolumbalia
- die anatomische Sakrumstellung zur Position der Wirbelsäule und ihrer Belastung
- Morphologie des Sakroiliakalgelenks
- lumbale Haltungsgrenzen
- das Vermögen der Ossa coxae, sich an veränderte Sakrumpositionen anzupassen.

Wie bereits oben erwähnt, resultiert ein Teil der Beckengelenkbewegungen aus den Beinbewegungen. Da die Lokomotionsbewegungen der Beine gewöhnlich reziprok sind, außer beim Hüpfen, erfordert die Bewegung zwischen den Ossa coxae sowohl eine Mobilität der *Symphyse* als auch der beiden lateralen Flächen des Sakrums.

In diesem Kapitel:

- Sagittalbewegungen des Sakrums mit und ohne Belastung
- Momentandrehachsen des Beckens
- Paradoxe Sakrumbewegung
- Sakroiliakale Bewegung
  – Nutation und Kontranutation
- Iliosakrale Bewegung und Rotation zwischen den Ossa coxae
- Sakrale Flexion versus sakrale Abscherung

40 Teil 1: Anatomie und Biomechanik

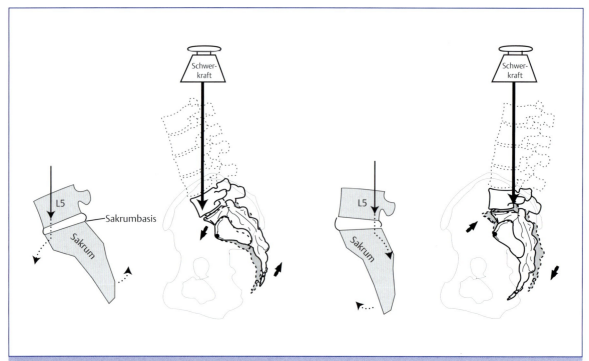

Abb. 2.1 **Flexion und Extension des Rumpfes im Mittelbereich** führt zum Abkippen des Sakrums nach vorne (**Nutation**) und hinten (**Kontranutation**) um seine mittlere Transversalachse, während sich das Gewicht auf der Sakrumbasis nach vorne und hinten verlagert.

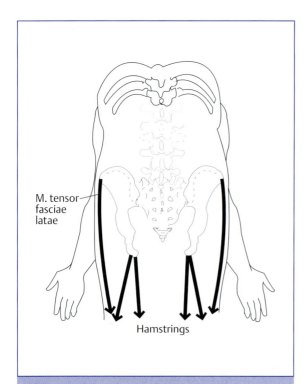

Abb. 2.2 Muskeln und Faszien der Oberschenkel haben einen stabilisierenden Effekt auf das Os ilium und hindern es an einer Mitbewegung mit dem Sakrum bei der Vorbeuge, bis das Sakrum seine Nutationsgrenze erreicht und das Os ilium mitzieht.

In diesem Kapitel geht es um die physiologische (symmetrische) Rotationsbewegung des Sakrums zwischen den Ossa ilia in der Sagittalebene, die durch Vor- und Rückbeuge des Rumpfes verursacht wird. Diese Sakrumbewegungen werden als **Nutation** und **Kontranutation** bezeichnet, da der Sinn der Begriffe Flexion und Extension durch ihren widersprüchlichen Gebrauch in verschiedenen Systemen verwässert wurde. **Nutation** (*lat. nutare* – nicken) bedeutet das anterior-inferiore Abkippen der Sakrumbasis als superioren Teil des Sakrums. **Kontranutation** bezeichnet das Gegenteil – die nach posterior-superior gerichtete Bewegung der Sakrumbasis.

Bei der Vorbeugung des Rumpfes wird das über L5 auf der Sakrumbasis lastende Gewicht nach anterior verschoben und erhöht das Drehmoment (Kraft mal Hebellänge). Dadurch wird eine Nutation des Sakrums gegenüber dem Os ilium ausgelöst. Bei der Rückbeugung des Rumpfes wird das über L5 auf der Sakrumbasis lastende Gewicht nach posterior verschoben, wodurch eine Kontranutation des Sakrums entsteht. Sowohl bei Flexion als auch bei Extension des Rumpfes wird eine Folgebewegung des Os ilium durch die myofaszialen Anheftungen der Beine, d.h. die Fascia lata und die Sehnen von Muskeln wie z.B. den Hamstrings, verhindert (Abb. 2.2). Diese myofaszialen Spannungen stabilisieren das Os ilium und halten es relativ stationär, bis das Sakroiliakalgelenk sich so weit bewegt hat, wie es die sakroiliakalen Ligamente zulassen. Bei einer Bewegung des Sakrums über diesen Punkt hinaus bewegt sich das Os ilium mit.

Bei der Sakrumbewegung gegen die Ossa ilia als Reaktion auf eine Flexion und Extension des Rumpfes können die sagittalen Sakrumbewegungen als Rotation um eine Transversalachse beschrieben werden. Der Begriff „Rotation" wurde früher anatomisch als Drehung in einer Transversalebene um eine vertikale Y-Achse in Bezug auf die anatomische Stellung definiert, wobei sich die anteriore Fläche nach links („+") oder rechts („-") bewegt. **Im Becken und im Schädel bedeutet Rotation eine Drehung um jede Achse.** Deshalb muss die Lage der Achsen bei jeder rotatorischen Bewegung des Beckens (oder des Schädels) identifiziert werden.

Wie in der intervertebralen Biomechanik sind alle Bewegungsachsen des Beckens Momentandrehachsen, d. h. sie verändern ihre Lokalisierung (oder Ausrichtung) durch Verschiebung oder Rotation um eine andere Achse während der verschiedenen Bewegungsphasen.

Die vorübergehende Stabilität einer Beckenachse ist eine Funktion der anatomischen Konfiguration der Knochen und Gelenke, der ligamentären Kraft sowie der Schwerkraft und Trägheit.

Es sei noch einmal darauf hingewiesen, dass die Muskeln nicht *direkt* das Sakrum zwischen den Ossa ilia bewegen. Die Sakralbewegung ist mehr die Folge von Schwerkraft, Trägheit und elastischen Kräften bei Wirbelsäulenbewegungen (welche das Ergebnis muskulärer Aktivität sind). So bewegen die Muskeln auch nicht direkt die Ossa coxae gegenüber dem Sakrum. Auch hier folgen die Bewegungen der Schwerkraft, Trägheit und elastischen Kräften der Beine. **In diesem Sinne werden die pelvisakralen Gelenke als passive Gelenke bezeichnet.**

Transversalachsen und sakroiliakale Bewegung

Das Mitchell-Modell beschreibt zwei transversale Sakralachsen: die **mittlere Transversalachse** und die **superiore Transversalachse**. Andere Modelle gehen nur von einer Achse aus, wenn überhaupt. Wenngleich die Meinung bei den verschiedenen Untersuchern auseinander geht, besteht doch über die mittlere Transversalachse aus biomechanischer und anatomischer Sicht der größte historische Konsens (Abb. 2.3).

Die mittlere Transversalachse des Sakrums

Die mittlere Transversalachse verläuft durch das Sakroiliakalgelenk im anterioren Abschnitt des zweiten Sakralsegments, nahe der Verbindung von kurzem und langem Arm der sakroiliakalen aurikulären Gelenkfläche. Diese Verbindung geht gewöhnlich mit einer leichten Veränderung der Schräge des Sakroiliakalgelenks einher und erzeugt im zweiten Sakralsegment einen natürlichen anatomischen Drehpunkt. Offenbar erfüllt die mittlere Transversalachse **verschiedene Bewegungsfunktionen:**
1. Sie ist die Hauptnutationsachse des Sakrums bei der Vor- und Rückbeuge des Rumpfes in Mittelstellung. Dieser Bewegungsbereich wurde bisher noch nicht ausreichend bestimmt. Er könnte größer sein, als von Kottke (1962) ermittelt, besonders wenn man den Endbereich der umgekehrten Nutation mitrechnet. **2.** Sie ist die Achse für Sakrumbewegungen, welche die willkürlichen Atem-

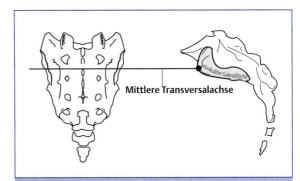

Abb. 2.3 Die mittlere Transversalachse der Nutation und Kontranutation des Sakrums
Sie liegt im Verhältnis zu den Ossa coxae in der Sagittalebene. Diese Momentanachse existiert bei der sakroiliakalen Atembewegung und bei Flexion und Extension des Rumpfes. Gelegentlich kann auch die kraniosakrale Bewegung diese Achse nutzen.

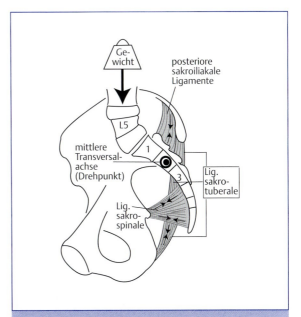

Abb. 2.4 Die mittlere Transversalachse, um welche die Schwerkraft und die sakrotuberalen Ligamente aus entgegengesetzten Richtungen einwirken. Die Ligamente verhindern die Nutation des Sakrums nach anterior bei einwirkender Schwerkraft von der Wirbelsäule her (umgezeichnet nach Grant JCB. A Method of Anatomy. 6. Aufl., 1958. Williams & Williams, Baltimore, USA).

bewegungen der Wirbelsäule begleiten (Mitchell jr. und Pruzzo 1971). **3.** Wahrscheinlich ist sie eine der Achsen des primär respiratorischen Mechanismus in der Kraniosakraltherapie.

Neben diesen drei Bewegungsfunktionen wird der mittleren Transversalachse auch eine statische Funktion zugeschrieben. Für Grant (1952) ist eine Achse an dieser Stelle das Zentrum der Haltungsunterstützung (Abb. 2.4 und 2.7) und zeigt, dass ohne den bremsenden Einfluss der Ligg. sacrospinalia, sacrotuberalia und sacroiliacalia posteriora das Sakrum wegen des auf der Sakrumbasis lastenden Gewichts der Wirbelsäule um diese Achse eine Nutation ausführen würde.

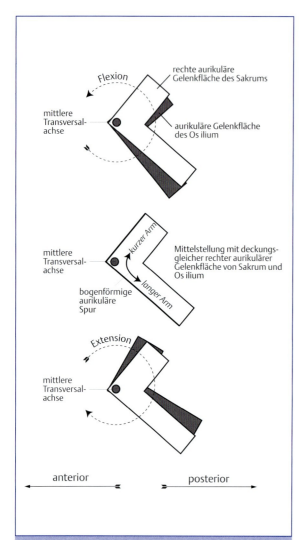

Abb. 2.5 Beziehungen der aurikulären Gelenkflächen bei mittlerer Flexion und Extension
Man beachte, dass die oberen und unteren Teile der aurikulären Gelenkfläche einfach in Scherungsbögen gleiten und nicht der bogenförmigen Spur der kurzen und langen Arme der iliakalen aurikulären Gelenkfläche folgen.

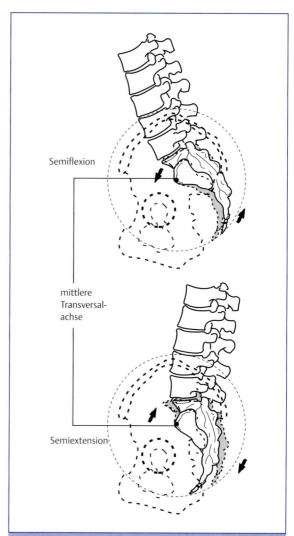

Abb. 2.6 Flexion und Extension des Rumpfes im Mittelbereich
Bei kleinen Flexions- und Extensionsbewegungen des Rumpfes kommt es zur Nutation und Kontranutation des Sakrums um die mittlere Transversalachse. Das grau unterlegte Sakrum steht für seine Position bei gerader Wirbelsäule.

Die Sakralbewegung bei Flexion und Extension des Rumpfes

Bei Flexion und Extension der LWS verschiebt sich das Gewicht auf der Sakrumbasis nach vorne bzw. hinten, und man kann eine gewisse Nutationsbewegung in der Sagittalebene erwarten. Die Transversalachsen dieser Sakrumnutation müssen als Momentandrehachsen betrachtet werden, d. h. als Achsen, die ihren Platz in den verschiedenen Bewegungsphasen verändern.

Im *mittleren Bewegungsbereich* von **Flexion und Extension** sowie bei den *Atembewegungen* des Sakrums rotiert es um eine mittlere Transversalachse, die sich am zweiten Sakralsegment befindet. Bei extremer Flexion oder Extension in der Sagittalebene verschiebt sich die Transversalachse zu einem neuen Ort, der sog. *superioren Transversalachse*. Der Zeitpunkt der Achsenverschiebung ist recht variabel. Bei manchen tritt sie früh während der Rumpfbeugung auf, gewöhnlich jedoch gegen Ende, und manchmal überhaupt nicht.

Die **Rotation** um die *mittlere Transversalachse* beinhaltet das bogenförmige Gleiten des Sakrums im Sakroiliakalgelenk um einen fixen Drehpunkt, der sich innerhalb des Gelenks an der Verbindungsstelle des kurzen und langen Arms der aurikulären Gelenkfläche befindet. Das Sakrum folgt in diesem Fall nicht der Spur der aurikulären Gelenkfläche (Abb. 2.5). Rotationen des Sakrums um eine *superiore Transversalachse* beinhalten jedoch das Gleiten des Sakrums entlang des Bogens der L-förmigen aurikulären Oberfläche des Os ilium (Abb. 2.11 A und B, Abb. 2.9 A und B).

Auf halber Strecke zwischen Flexion und Extension sind die aurikulären Flächen des Sakrums beinahe deckungsgleich mit denen des Os ilium, solange keine Dysfunktion oder Dislokation vorliegt. Wenn das Sakrum flektiert (Nutation), bewegt sich die Sakrumbasis, der superiore Teil des Sakrums, nach anterior und inferior, während sich die Sakrumspitze als inferiorer Teil nach posterior und superior bewegt. Das Gegenteil gilt für die Extension des Sakrums (Kontranutation). Da sich die Achse näher an der Sakrumbasis als an der -spitze befindet, verlagert diese sich bei Flexion und Extension mehr als die Basis.

Momentandrehachsen und sakroiliakale Ligamente

Der von den Ligamenten ausgehende Widerstand und die Geometrie der Gelenkoberflächen bestimmen wie sich das Sakrum bei einwirkenden Wirbelsäulenkräften bewegt. Die temporäre Stabilisierung der mittleren oder superioren Transversalachse ist eine Funktion dreier Faktoren:
1. die Konturen der osteoartikulären Gelenkoberflächen, besonders die Veränderung der Schräge am zweiten Sakralsegment
2. der auf das Sakrum wirkende Schwerkraftvektor
3. die spezifischen Widerstände durch die Ligamente.

Aufgabe der Ligamente (Abb. 2.4) ist es, das Sakroiliakalgelenk (temporär) zu stabilisieren und die Bewegung des Sakrums in sicheren Bahnen zu halten. Eine Bewegung über einen bestimmten Punkt hinaus würde zu einem Ausriss der Ligamente führen, wenn die Achse sich nicht verschiebt. Zusätzlich spielen die Ligamente aufgrund ihrer Position und räumlichen Ausrichtung eine funktionelle Rolle im Hinblick auf die Arthrokinematik des Sakroiliakalgelenks und werden durch Schwerkraft und Trägheit beeinflusst (Mechanik der Gewichtsverlagerung).

Die dreifache Beziehung zwischen den Vektorkräften, der von den Ligamenten geleisteten Stabilisierung und der Geometrie der Gelenkflächen erhöht die Wahrscheinlichkeit dafür, dass sich das Sakrum zu einem gegebenen Moment stets um einen gegebenen Punkt (Achse) dreht. Mit anderen Worten, jedes Mal, wenn diese drei Elemente auf gleiche Weise mobilisiert werden, befindet sich die Rotationsachse am selben Platz. Somit führt das Sakrum eine Nutation um die mittlere Transversalachse aus, wenn die Vorbeuge des Rumpfes das Gewicht von L5 nach vorne auf die Sakrumbasis verlagert, wobei das Sakrum von den Ligg. sacroiliacale superior, sacrospinale und sacrotuberale sowie von den Ebenen der verfügbaren osteoartikulären Bewegung auf den aurikulären Flächen geleitet wird (Abb. 2.6). Wenn dies geschieht, fällt die Crista iliaca nach medial und verringert die Spannung auf den superioren sakroiliakalen Ligamenten (Abb. 2.15). Die dynamische Beziehung zwischen diesen Elementen trägt zur Bildung einer natürlichen Momentandrehachse bei (d. h. die mittlere Transversalachse), über die wahrscheinlich die Rotation des Sakrums bei diesen Bewegungen verläuft.

Die superiore Transversalachse

Die Bewegung des Sakrums um eine superiore Transversalachse kann man sich vorstellen als schwingende Bewegung, wobei sich das Zentrum des Schwungbogens in den posterioren sakroiliakalen Ligamenten befindet. Die mittlere und die superiore Transversalachse sind auf Höhe von S2 lokalisiert, allerdings bringt die abgekippte Position des Sakrums die superiore Achse über die mittlere.

Das **Lig. von Zaglas** ist der zweite Fortsatz der Zwischenschicht des posterioren sakroiliakalen Ligaments und stützt das Sakrum von der Crista iliaca aus. Das kurze axiale Ligament befindet sich darunter in der Tiefe. Jedes dieser Ligamente kann als Stabilisator der superioren Transversalachse fungieren (Abb. 2.8).

Die superiore Transversalachse befindet sich posterior und superior zur mittleren Transversalachse. Sie ist die Achse der paradoxen Bewegung des Sakrums, d. h. bei Vorbeuge der Wirbelsäule beugt sich das Sakrum nach

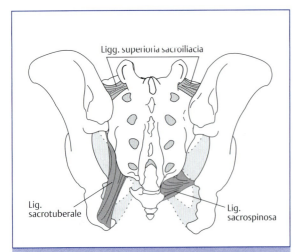

Abb. 2.7 Ligg. sacroiliaca superioria, sacrospinosa und sacrotuberalia
Diese Ligamente begrenzen eine mögliche Nutation des Sakrums aufgrund der Gewichte auf der Sakrumbasis. Sie lassen eine geringe X-Achsen-Rotation in der Sagittalebene (um die mittlere Transversalachse) zu.

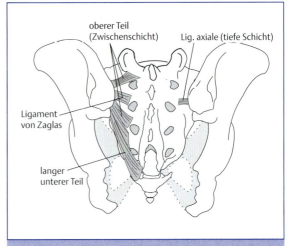

Abb. 2.8 Das Lig. sacroiliacum posterius arbeitet gegen eine Sagittalbewegung um die superiore Transversalachse und verhindert eine Sakrumverschiebung nach inferior und anterior
Auf Höhe von S2 weist das kurze axiale Lig. sacroiliacum posteriorius, das anterior und tief zum Lig. von Zaglas verläuft, zwei Teile auf. Die superiore Transversalachse befindet sich nahe bei diesen kurzen Ligamenten. Der superiore Anteil des Lig. sacroiliacum posteriorius inseriert an S1 und widersteht der Nutation um die superiore Transversalachse. Seine langen inferioren Fasern erstrecken sich von der SIPS bis zum Apex des Sakrums und zum Os coccygis und widerstehen der Kontranutation um die superiore Transversalachse.

hinten und umgekehrt. Funktional wird die Achse *nur* bei extremer Vor- und Rückbeuge des Rumpfes, wenn das Sakrum in der zur Wirbelbewegung entgegengesetzten Richtung zu rotieren beginnt.

Verschiebung der Achse aus der mittleren in die superiore Position

Bei der Flexion/Extension des Rumpfes aus dem mittleren Bewegungsausmaß in die Hyperflexion/-extension erhöht sich das auf die Sakrumbasis wirkende Gewicht durch die Zunahme der spinalen Hebelwirkung signifikant. Bei mittlerer Flexion wird das Gewicht nach inferior zur anterioren Sakrumbasis gelenkt, was zur Nutation des Sakrums führt. Umgekehrt wird das Gewicht bei mittlerer Extension nach inferior zur posterioren Sakrumbasis gelenkt, was zur Kontranutation des Sakrums führt. Wenn der Rumpf nun weiter in die Hyper-Bereiche von Flexion oder Extension geführt wird, macht das Sakrum, anstatt als Antwort auf die erhöhte Flexion bzw. Extension weiter in die Nutation bzw. Kontranutation zu gehen, paradoxerweise genau das Gegenteil. Hyperflexion verursacht eine Kontranutation des Sakrums und Hyperextension eine Nutation (Abb. 2.9 A und B).

Es müssen verschiedene Faktoren in die Rechnung miteinbezogen werden, will man die Kontranutation des Sakrums erklären. Ein Umstand ist, dass, wenn das Sakrum seine Bewegungsgrenze im Hinblick auf die Ligg. sacrotuberale, sacrospinale und sacroiliacale superior erreicht, das auf L5 wirkende Gewicht nicht nur zunimmt, sondern auch nicht mehr auf die Mitte des Sakrums einwirkt. Wenn sich die Richtung und Kraft des Gewichts auf der Sakrumbasis ändern, werden andere Ligamente zur Stabilisierung, oder um der veränderten Kraft entgegenzuwirken, rekrutiert. Wie erwähnt sind die Sakrumstabilisatoren im Mittelbereich von Flexion und Extension die Ligg. sacrotuberale, sacrospinale und sacroiliacale superior. Allerdings erlauben diese Ligamente ab einem gewissen Punkt keine weitere Bewegung des Sakrums um die mittlere Transversalachse, wenn sie das Ende ihrer verfügbaren Elastizität erreicht haben. Um die Zunahme der Kraft zu verarbeiten und sich weiter zu bewegen, muss das Sakrum um eine andere, nämlich die superiore Transversalachse rotieren.

Im Falle der Hyperflexion beginnt das im mittleren Flexionsbereich hauptsächlich nach inferior gerichtete Gewicht, die anteriore Sakrumbasis nach posterior zu drücken, weil L5 in Hyperflexion gegenüber der Sakrumbasis weiter anterior positioniert ist. Zudem wird die mit der Hyperflexion einhergehende Kontranutation durch die erhöhte Spannung im M. erector spinae unterstützt, welcher die posteriore Sakrumbasis nach superior zieht. Damit sich die Sakrumbasis nach superior und posterior bewegen kann, gleitet das Sakrum entlang der L-förmigen aurikulären Gelenkfläche.

Bei der Hyperextension verlagert sich das über L5 einwirkende Gewicht weiter nach posterior und erzeugt einen nach anterior gerichteten Kraftvektor auf die posteriore Sakrumbasis, im Gegensatz zu der bis dahin gezeigten posterioren Bewegung des Sakrums. Die Sakrumbasis gleitet in diesem Fall entlang der aurikulären Fläche nach anterior und inferior und das Sakrum wird zum untersten Segment einer zunehmenden lordotischen Krümmung. Dazu muss die Transversalachse ihre Position verändern, damit die entsprechende Bewegung des Sakrums von anderen Ligamenten zugelassen wird, als von den straffen Ligg. sacrospinale und sacroiliacale anterior. Natürlich führt die Umkehrung der Bewegung gegenüber den Ossa ilia zu einer Lockerung des Lig. sacrotuberale während sich andere ligamentäre Komponenten des Sakroiliakalgelenks straffen.

Warum führt nicht die Umkehrung der sakralen Kontranutation durch Hyperextension einfach zur Nutation um die mittlere Transversalachse anstatt zur Verschiebung zur superioren? Der Grund dafür liegt wahrscheinlich in der starken Zunahme des nach inferior gerichteten Kraftvektors, was mehr inferiore Sakrumbewegung erfordert, als die mit der mittleren Transversalachse verbundenen Ligamente zulassen.

Nutation oder Kontranutation

Nachdem beschrieben wurde, wie die sagittale Vorbeuge der Wirbelsäule zur Nutation und Kontranutation führen kann, soll hier nun der Mechanismus beschrieben werden, durch den sich das Sakrum manchmal mit und manchmal gegen L5 bewegt. Bei der Vorbeuge ist der M. erector spinae während der Bewegung isotonisch exzentrisch kontrahiert. Dies ist zweifellos der Mechanismus im mittleren Flexions-/Extensionsbereich, wobei das über den aktiven M. erector spinae mit der Wirbelsäule verbundene Sakrum der Bewegungsrichtung der Wirbelsäule folgt. Bei Hyperflexion führen dieselben Muskeln zur Verschiebung der Sakrumachse und das Sakrum vollführt eine Kontranutation – zumindest manchmal.

Bei der Diskussion sakroiliakaler osteokinematischer Diagnosen geht es jedoch oft um das Prinzip der gegenläufigen lumbosakralen Bewegungen. Danach macht das Sakrum immer das Gegenteil von dem, was L5 macht, im Gegensatz zum oben beschriebenen Mechanismus der Rumpfflexion. Das Prinzip der entgegengesetzten Bewegung gilt für die balancierte Seitneigungsbeziehung zwischen L5 und dem Sakrum, und nicht für die Flexion des Rumpfes, die das sagittale Gewicht ungleich auf der Sakrumbasis verteilt und eine myotatische Kontraktion des M. erector spinae hervorruft. Die Nutation des Sakrums bei Hyperextension des Rumpfes steht für eine Umkehrung der Richtung und eine Verschiebung der Achse, besonders wenn die tragende Funktion hauptsächlich von den posterioren sakroiliakalen Ligamenten ausgeht.

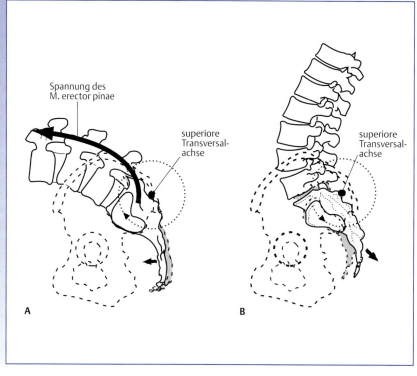

Abb. 2.9 A Verschiebung der Transversalachse
Bei extremer Flexion wird die Rückseite des Sakrums durch den M. erector spinae entlang des langen Arms nach oben gezogen, welcher die Sakrumbasis nach posterior führt, in Umkehrung der Nutation. Dies weitet manchmal die Entfernung zwischen den beiden SIPS. Im Stehen verschiebt sich das Becken nach hinten und vergrößert den nach posterior gerichteten Kraftvektor auf der Sakrumbasis.
Abb. 2.9 B Bei extremer Extension des Rumpfes wird das Gewicht auf der Sakrumbasis entlang des kurzen Arms der aurikulären Gelenkfläche nach vorne und unten geführt. Erneut verlagert sich die Transversalachse aus der mittleren Position nach superior. Diese Nutation unterscheidet sich sehr von der Nutation bei Flexion im Mittelbereich und kann zu einer einseitigen Blockade des Gelenks führen (einseitig flektiertes Sakrum).

Sagittalbewegung ohne Gewichtsbelastung

Es gibt zu wenige Studien zu Sagittalbewegungen ohne Gewichtsbelastung, um zuverlässig von einer Transversalachse bei Aktivitäten auszugehen, wie sich z.B. im Vierfüßlerstand aufzurichten und zu strecken oder einen Katzenbuckel zu machen. Eine untersuchte Variante der Sagittalbewegung ohne Gewichtsbelastung ist die **respiratorische Sakroiliakalbewegung** (Abb. 2.10).

Die funktionelle Beziehung zwischen dem Becken und willkürlicher und unwillkürlicher Atmung ist klinisch relevant. Eine eingeschränkte Atembeweglichkeit im Sakroiliakalgelenk erhöht die Atemarbeit signifikant. Wenn das Sakrum – unabhängig vom Os ilium – den Atembewegungen der Wirbelsäule nicht frei folgen kann, muss bei jedem Atemzug die ganze Knochen-Muskel-Masse des halben Beckens bewegt werden. Atembewegungen des Beckens und des Diaphragma urogenitale gehen womöglich auf die passive Dehnung und einen Druck auf diese Muskelgewebe zurück. Uns sind keine EMG-Untersuchungen bekannt, die Beweise dafür bringen könnten, ob es eine aktive neuromuskuläre Kontraktion und Entspannung während der Atmung im Diaphragma pelvis gibt oder nicht. Eine myotatische Antwort auf Dehnung während der Einatmung wäre ineffizient und würde zusätzliche Atemarbeit bedeuten. Man könnte annehmen, dass die Konzentration an Propriozeptoren sehr gering sei. Wen man sehr gut beobachtet, lässt sich feststellen, dass sich das Diaphragma pelvis bei forcierter Ausatmung, wie z.B. beim Husten, gemeinsam mit der Abdominal- und Interkostalmuskulatur kontrahiert.

Die respiratorische Sakroiliakalbewegung ist in gewisser Weise paradox. Vorausgesetzt, dass das Sakrum von der LWS bewegt wird, die ihre Lordosekrümmung bei der Einatmung streckt, warum führt das Sakrum dann eine Kontranutation aus, statt einer Nutation, wie auch bei der Spinalflexion mit Gewichtsbelastung, die auch zur Streckung der Lumballordose führt?

Offenbar belasten die Kraftvektoren die Sakrumbasis nicht auf gleiche Art. Bei der Flexion unter Belastung erhöht sich das Gewicht auf der Sakrumbasis und führt zur Sakrumnutation.

Einatmung erhöht den internen Druck im Bauch- und Beckenraum. L5 und die Sakrumbasis antworten darauf mit einer Bewegung nach posterior, während die gestreckte LWS kaudal auf die Sakrumbasis drückt.

Manche betrachten die superiore Transversalachse als Achse des **kraniosakralen primär respiratorischen Mechanismus (PRM)**. Allerdings machte Magoun (1976) die Hauptatemachse des Sakrums „... auf Höhe des zweiten Sakralsegments, wahrscheinlich in der Nähe des Winkels der beiden Aurikulärarme" aus. Röntgenuntersuchungen des Sakroiliakalgelenks bei willkürlicher Atembewegung von Mitchell jr. und Pruzzo (1970) bestätigen die Atmungsachse an dieser Stelle, die scheinbar mit der mittleren Transversalachse in Verbindung steht.

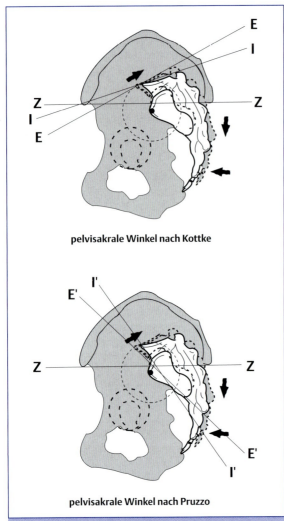

pelvisakrale Winkel nach Kottke

pelvisakrale Winkel nach Pruzzo

Abb. 2.10 Sakroiliakale Atembewegung im Röntgenbild
In einem Experiment von Kottke (1962) wurden die Linien I–I (Sakrumposition bei Hyperextension des Rumpfes) und E–E (Sakrumposition bei Hyperflexion des Rumpfes) durch die Sakrumbasis gezogen und von einer Linie Z–Z geschnitten, welche von der SIAS zur SIPS verläuft und so zwei pelvisakrale Winkel bildet. Bei Subtraktion des einen Winkels vom anderen gleicht sich die Netto-Veränderung in den pelvisakralen Winkeln bei Hyperflexion und -extension aus. Auch gleichen sich die Winkel aus, die von den Linien I–I und E–E gebildet werden (Kottke-Winkel).
Pruzzo (1971) bediente sich Kottkes Methode zur Quantifizierung der sakroiliakalen Atembewegung. Zur Untersuchung der Zuverlässigkeit der Messmethode zog er ebenfalls Linien auf dem anterioren Rand des ersten Sakralsegments (I′–I′ für die Einatmung und E′–E′ für die Ausatmung), und erzeugte so an der Schnittstelle mit Z–Z den Pruzzo-Winkel. Pruzzo- und Kottke-Winkel wichen bei der gleichen Fragestellung um +/- 0,1 Winkelgrad voneinander ab, was für eine hohe Zuverlässigkeit der Methode spricht.
Auf die Haut geklebte Bleiplättchen am Grübchen des Tuberculum glutaeale und über der Crista mediana des Sakrums folgten der Bewegung der knöchernen Orientierungspunkte präzise und ermöglichten die radiophotometrische Validierung der Untersuchung der sakroiliakalen Atembewegungen.

Normale Sagittalebenenbewegungen in den pelvisakralen Gelenken

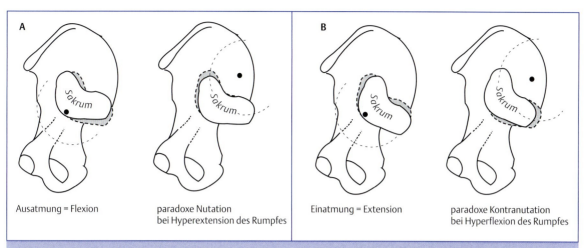

Ausatmung = Flexion | paradoxe Nutation bei Hyperextension des Rumpfes | Einatmung = Extension | paradoxe Kontranutation bei Hyperflexion des Rumpfes

Abb. 2.11 A und B Vergleich der sakroiliakalen Atembewegung bei Nutation und Kontranutation des Sakrums infolge extremer Vorbeugung und Rückbeugung
Die respiratorische Achse durch S2 nahe des anterioren Randes der aurikulären Fläche ist wahrscheinlich die Achse der Sakrumnutation und -kontranutation, wie sie im Mittelbereich von Flexion und Extension des Rumpfes erscheint.

Translatorische Sakralbewegung

Ohne stabilisierte Rotationsachse kann und wird es zu einer linearen Verlagerung des Sakrums kommen (Abb. 2.12), gewöhnlich in Richtung der Schwerkraftbeschleunigung wie etwa beim Ausrutschen.

Der Zweck einer physiologischen translatorischen Mobilität des Sakrums wird angesichts der komplexen gleichzeitigen Ereignisse im Becken während des Gehens verständlich. Während ein Os coxae auf einem stabilen sakralen Drehpunkt rotiert (dem Standbein), muss das andere Os coxae ohne stabilen Drehpunkt derotieren und einen anderen Weg finden, sich nach posterior zu bewegen. Der Bewegungspfad, den es nimmt, hängt von der Ballistik des schwingenden Beins und von den Ebenen der aurikulären Fläche ab. Die beteiligte Momentandrehachse muss sich fortgesetzt verändern, wenn sich die Sakrumposition ändert und die ligamentäre Spannung schwankt. Das Spiel in dem System, das diese komplexen adaptiven Bewegungen zulässt, zeigt sich in der linearen Verlagerung des Sakrums gegenüber den Ossa coxae, wenn der Körper sich aus dem Liegen aufrichtet (Colachin 1963).

Translatorische und rotatorische Bewegungen schließen sich nicht gegenseitig aus – sie können zusammen oder nacheinander auftreten.

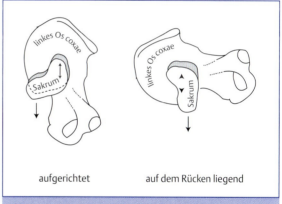

aufgerichtet | auf dem Rücken liegend

Abb. 2.12 Translatorische Sakrumbewegung
Bei der Veränderung der Körperhaltung vom Liegen zum Stehen kommt es zu einer gewissen Verlagerung des Sakrums. Es konnten bislang keine normalen Grenzen für diese Verlagerung bestimmt werden, doch dürfte eine Verschiebung von mehr als 5 mm wahrscheinlich eine Hypermobilität kennzeichnen. Das normale ligamentäre Spiel erlaubt nur eine geringe vertikale und horizontale Translation.

Transversalachse und iliosakrale Bewegung

Die beiden Ossa coxae rotieren gewöhnlich zueinander um eine Transversalachse, die durch die Symphyse verläuft. Diese Rotation wird mit den Begriffen „anterior" und „posterior" beschrieben, die sich auf die Bewegungsrichtung der Crista iliaca beziehen. Offenbar erfordert sie eine Bewegung in einem oder beiden Sakroiliakalgelenken. **Während der Drehung um die Transversalachse muss sich jedes Os coxae auch auf dem Sakrum bewegen. Diese sakroiliakale Bewegung bezeichnet man am besten als „iliosakral"**, um sie von den Beckengelenkbewegungen zu unterscheiden, die auf das Gewicht der Wirbelsäule auf der Sakrumbasis zurückgehen.

Die pubische Transversalachse

Die **pubische Transversalachse** stellt die lokomotorische Achse des Os pubis dar, d. h. die Achse zwischen den Ossa coxae, um welche sie bei der Begleitung der Beinbewegung in entgegengesetzten Richtungen rotieren. Beim Gangzyklus erfordert die unabhängige Rotation der Ossa ilia in entgegengesetzte Richtungen eine Bewegung an der Symphysis pubis und am Iliosakralgelenk. Beim normalen Gangzyklus rotieren die Ossa pubica um eine gemeinsame Transversalachse. Die normale Amplitude dieser Rotationsbewegung kann die SIAS in verschiedene Richtungen verlagern, und zwar nach anteroinferior und superoposterior mit einer Asymmetrie von 2 cm oder darüber hinaus. Bei der Rotation der Ossa coxae um diese Achse kippt das ganze Becken von einer Seite zur anderen, so dass das nach anterior rotierende Os coxae eingeengt wird.

> **Beachte**: Die Ossa pubica scheren beim Gehen normalerweise nicht vertikal aus. Dies würde eine ligamentäre Belastung im Sakroiliakalgelenk erzeugen, welche die physiologischen Bewegungen des Sakrums und Os ilium stören würde.

Die Stabilisierung der pubischen Transversalachse erfolgt durch die Bauch- und Oberschenkelmuskulatur. Diese Stabilität ist wichtig, damit die physiologischen Achsen des Sakroiliakalgelenks richtig stehen und nicht ausscheren. Die vertikalen Scherkräfte an der Symphysis pubis werden durch den normalen Muskeltonus in verschiedenen Muskeln z. B. im *M. rectus abdominis,* in den *Adduktoren* und anderen verhindert. Wenn sich der Tonus von einem oder mehreren dieser Muskeln verändert, können sie ein Os pubis dislozieren. Die orthopädische Literatur aus den frühen 30er-Jahren zeigt, dass die chirurgische

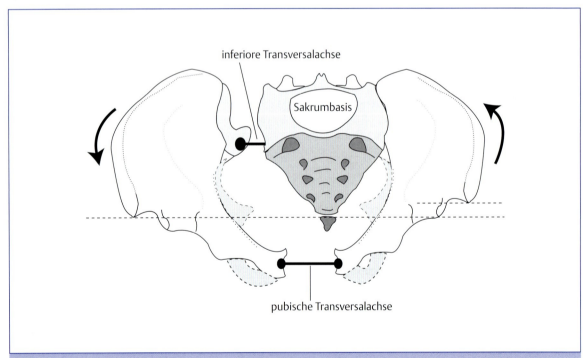

Abb. 2.13 Rotation zwischen den Ossa coxae – Anteriorrotation des rechten Os coxae gegenüber Posteriorrotation des linken Os coxae
Damit die Ossa coxae den Beinbewegungen während des Gehens folgen können, müssen sie sich in entgegengesetzte Richtungen bewegen können. Während der Rotation um eine pubische Transversalachse muss sich ein Os ilium am Sakrum drehen. Das seitliche Abkippen des gesamten Beckens um eine pubische a.-p. Achse hält die Sakrumbasis waagerecht.

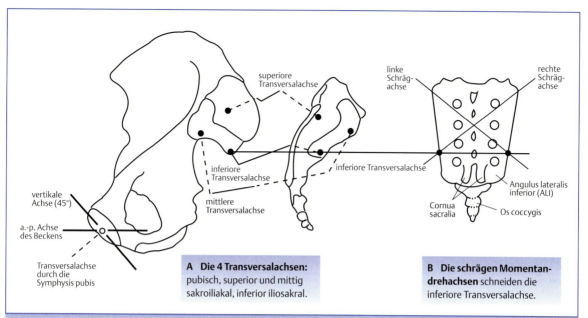

Abb. 2.14 A und B Transversalachsen und Schrägachsen – zusammenfassende Darstellung des Mitchell-Modells (Nachdruck mit freundlicher Genehmigung der American Academy of Osteopathy, AAO Jahrbuch 1965, Band 2; Mitchell FL: Structural Pelvic Function).

Fusion der beiden Ossa pubica an der Symphysis zur Behandlung einer pubischen Instabilität (Diagnose durch a.-p.-Aufnahme im Einbeinstand) ein populäres Verfahren war. Allerdings zeigten sich bald die desaströsen Konsequenzen der Fusion, so dass man von dem Verfahren wieder abkam.

Die iliosakrale inferiore Transversalachse

Bei Belastung des Sakroiliakalgelenks wie beim Einbeinstand oder beim Gehen existiert ein stabiler Drehpunkt für das gewichttragende Os ilium, so dass es physiologisch auf dem Sakrum rotieren kann. Die Achse dieser Rotation des Os coxae bezeichnet man als **inferiore Transversalachse. Sie besteht eigentlich aus zwei separaten und unabhängigen linken oder rechten Drehpunkten, die nicht gleichzeitig auf beiden Seiten aktiv sein können.** Es wäre präziser, von zwei unabhängigen inferioren Transversalachsen zu sprechen, von denen jede eine Momentandrehachse ist und keiner einer perfekten anatomischen X-Achse entspricht.

Wenn das Sakrum symmetrisch belastet wird, wie z. B. bei gleichmäßiger Verteilung des Körpergewichtes auf beide Füße, wird das Körpergewicht durch die sakroiliakalen Ligamente, welche das Sakrum zwischen den Ossa ilia halten, geleitet und gleichmäßig auf beide Beine verteilt. Eine stabilere einseitige Gewichtsverlagerung wird erreicht, wenn das Gewicht der Wirbelsäule durch das Sakrum direkt zum Os ilium auf einer Seite an einen Punkt geleitet wird, an dem eine Verriegelung zwischen Sakrum und Os ilium besteht, wenn das Körpergewicht auf einem Bein lastet. Dies geschieht in statischer Weise beim Stehen oder in dynamischer Weise beim Gehen oder Laufen.

Der Verriegelungspunkt der Gewichtsübertragung ist der als inferiore Transversalachse identifizierte Drehpunkt. Er wird durch die Geometrie des Sakroiliakalgelenks und durch die tonische Kontraktion des M. piriformis stabilisiert.

Das lasttragende Os ilium kann, während es stabilisiert ist, an diesem Drehpunkt nach anterior oder posterior rotieren. Wie noch in Kapitel 3 gezeigt werden wird, kann das Sakrum unter Verwendung einer schrägen Achse, welche die inferiore Transversalachse kreuzt, um den gleichen Drehpunkt rotieren. Dies geschieht z. B. beim Gehen oder Laufen, wobei sakroiliakale und iliosakrale Funktionen integriert werden, welche auf die Kräfte aus den Beinen, der Wirbelsäule oder auf Trägheit reagieren.

Anmerkung zur Nomenklatur: Der Begriff „Rotation" wird in anderen Körperbereichen als Beschreibung einer Bewegung um eine vertikale Achse verwendet. Im iliakalen Zusammenhang beschreibt er eine Bewegung um eine Transversalachse. Der Leser sollte sich also vor Augen halten, dass der Begriff „Rotation", obwohl anscheinend ähnlich der Bewegungen, die als Flexion und Extension bezeichnet werden, von Mitchell sen. zur Beschreibung dieser Bewegung bevorzugt wurde und auch in diesem Buch mit der Erweiterung „anterior" oder „posterior" so verwendet wird. Diese Erweiterungen beziehen sich bei der Rotation des Os coxae auf die Bewegungen der Cristae iliacae. Zusätzlich haben wir uns bei der Beschreibung der Osteokinematik des

Beckens als „sakroiliakal" und „iliosakral" an die anatomische Konvention zur Benennung bewegender Knochen gehalten, wonach der bewegte Knochen zuerst genannt wird und der Bezugsknochen zuletzt. Allerdings zeigt sich immer mehr, dass in der komplexen Beckenkinematik der Bezugsknochen nicht notwendigerweise stationär ist.

Beim Gehen kommt es gleichzeitig zur Gegenrotation des nichtbelasteten Os ilium um die pubische Transversalachse. Dies erfordert auch eine gewisse Scherung und Drehung am Iliosakralgelenk, jedoch keine stabile Achse.

Die iliosakralen Bewegungen, welche die Rotation zwischen den Ossa coxae ermöglicht, können rotatorisch oder translatorisch sein. Da die sakroiliakalen aurikulären Flächen nicht absolut parallele sagittale Ebenen sind, ist die Momentandrehachse selten rein transversal. Ihre Angulation hängt von der Form und der Ausrichtung der sakralen aurikulären Fläche(n) ab sowie davon, welches Os coxae sich gegen das Sakrum bewegt.

Während ein Os coxae auf dem Sakrum rotiert, verbleibt das andere einfach in seiner Position zum Sakrum oder es kann sich bei Entlastung frei gegen das Sakrum in jede Richtung verschieben oder um eine ständig rasch verändernde Drehachse rotieren.

Zusammenfassung der Beckenachsen

Die Achsen aus Mitchells Modell sind in Abb. 2.14 A und B zusammenfassend dargestellt: die drei Transversalachsen des Sakrums (inferior, mittig, superior), die Transversalachse der Symphysis pubica sowie die beiden Schrägachsen (Hauptthema von Kapitel 3), die in der Darstellung die inferiore Transversalachse kreuzen. In einem gewissen Sinne sind die beiden Momentandrehachsen an diesem Punkt integriert.

Die inferiore Transversalachse wird an den untersten Polen der Sakroiliakalgelenke beidseits von zwei unabhängigen Drehpunkten repräsentiert. Wenn ein Os coxae um einen der Drehpunkte rotiert, ist die aktuelle Rotationsachse keine perfekte, horizontale Transversalachse, sondern eine Momentandrehachse, die rechtwinklig zur Rotationsebene des Os coxae steht. Diese, leicht schräge, inferiore Transversalachse kreuzt eine der **sakralen Schrägachsen** und ermöglicht die *gleichzeitige* Rotation des Os coxae und des Sakrums um den gleichen Drehpunkt, wenn die Rotation des Os coxae das Os pubis erreicht.

Mediolaterale Verlagerung der SIPS bei Nutation/Kontranutation

Einige Untersucher haben bemerkt, dass die Nutation und Kontranutation des Sakrums zu einer beidseitigen mediolateralen Verlagerung der beiden Spinae iliacae posteriores superiores führen kann. Wenn sich die Sakrumbasis um diese Achse nach posterior und superior bewegt, werden die Cristae iliacae auseinander gedrückt. Wenn sie sich nach anterior und inferior bewegt, können sich die Cristae iliacae nach medial aufeinander zu bewegen. Der Abstand zwischen den SIPS und den Cristae iliacae schwankt um etwa 2 mm bei diesen Flexions- und Extensionsbewegungen des Sakrums. Die Kontranutation lässt die SIPS auseinander weichen. Dieses Phänomen tritt unregelmäßig auf, doch wenn, unterstützt es die sakroiliakale Mobilität. Bleibt das Phänomen aus, ist das aber nicht gleichbedeutend mit einer fehlenden sakroiliakalen Bewegung (Abb. 2.15).

Willkürliche und unwillkürliche Sakrumbewegung

Bei der Beschreibung der Sakrumbewegung gegenüber den Ossa ilia können verschiedene Klassifizierungen und Unterscheidungen getroffen werden, um die Natur der Bewegung zu beschreiben und ihre Bewegung verständlicher zu machen. So ist eine mögliche Unterscheidung die Differenzierung zwischen Bewegungen infolge unwillkürlicher physiologischer Prozesse und solchen, die mit willkürlichen Bewegungen verknüpft sind. Die mit dem kraniosakralen Rhythmus (CRI) verbundenen Bewegungen, die zu einer palpablen Bewegung des Sakrums führen, werden als unwillkürliche Sakrumbewegungen angesehen, deren Natur im Hinblick auf die Achsen und/oder den Bewegungsbereich nicht quantifiziert wurde. Außer bei bewusster Kontrolle, kann auch die mit der Atmung verknüpfte Sakrumbewegung zu den unwillkür-

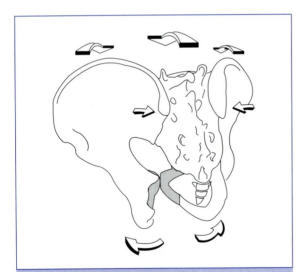

Abb. 2.15 Mediolaterale Bewegungen der posterioren Cristae iliacae
Bei Nutation des Sakrums können die Cristae iliacae nach medial fallen. Bei manchen Personen ist die Annäherung der SIPS oder der Tubercula glutaealea messbar. Bei Kontranutation weichen die SIPS auseinander.

lichen Bewegungen gerechnet werden. Unter der Voraussetzung, dass keine Abnormitäten vorliegen, geht man davon aus, dass die Bewegungen, welche die Atmung begleiten, als Sakrumnutation (vergleichbar mit der Flexion) um eine Transversalachse bei Exspiration und als Sakrumkontranutation (vergleichbar mit der Extension) bei Inspiration erfolgen (Abb. 2.10).

Die mit der aktiven Rumpfflexion oder -extension verbundenen Sakrumbewegungen sind die Nutation und die Kontranutation (Bewegungen in der reinen Sagittalebene). Beim Gehen und Laufen werden Nutation und Kontranutation mit Rotation und Seitneigung kombiniert.

Die Bewegung des Sakrums gegenüber dem Os ilium kann, ob willkürlich oder unwillkürlich, theoretisch als Rotation um Achsen oder als Translation in den Hauptkörperebenen betrachtet werden, die von den Ebenen der Gelenkoberflächen begrenzt wird. Das Sakrum bewegt sich, als Verlängerung der Wirbelsäule, entsprechend der an seinem Kontaktpunkt mit L5 übertragenen Kräfte. Die resultierenden Änderungen in Position und Ausrichtung des Sakrums spiegeln sich in seiner positionalen Beziehung zum Os ilium, zu L5 und zu den Hauptkörperebenen wider. Somit lässt sich die relative Ausrichtung des Sakrums osteokinematisch auf zweierlei Weisen beschreiben: a) gegenüber L5 und b) gegenüber dem Os ilium im Sakroiliakalgelenk. Allerdings sollte man in der Diagnostik bedenken, dass eine Änderung der knöchernen Verhältnisse am Sakroiliakalgelenk das Ergebnis einer Bewegung des Sakrums gegenüber dem Os ilium sein kann, oder der Bewegung des Os ilium gegenüber dem Sakrum und gegenüber dem anderen Os ilium.

Translatorische Bewegungen des Sakrums sind beiläufige Ereignisse der Sakrumrotation, aber nicht notwendigerweise an die Sakrumrotation gebunden. In manchen Untersuchungen ist die Amplitude der Sakrumtranslation überraschend groß (Colachis 1963, Solonen 1957, Sturesson 1989).

Ursachen der Sakroiliakalbewegung

Das Sakrum wird nicht direkt durch Muskeln zwischen den Ossa ilia bewegt. Die Sakrumbewegung ist das Ergebnis von elastischen Kräften, Schwerkraft und Trägheit, die von Wirbelsäulenbewegungen herrühren und sehr wohl das Ergebnis von Muskelaktivitäten sind. Die Rolle der Elastizität wurde von Dorman (1992) untersucht. In ganz ähnlicher Weise werden auch die Ossa coxae nicht direkt muskulär zueinander oder gegenüber dem Sakrum bewegt. Von Eland (2001) stammt die Überlegung, dass der M. iliacus eine anteriore Rotation des Os coxae erzeugen und unterhalten könnte. Dies könnte bei Hüftextension, aufrechter Position oder im Liegen der Fall sein. Dann würde die Hüftflexion in Rückenlage die Rotation des Os coxae ausschalten. Die MET-Behandlung beruht auf der Vorstellung, dass die anteriore Läsion des Os coxae durch eine Art intraartikulärer Blockade unterhalten wird. Die Behandlung wäre nicht erfolgreich, wenn eine Verhärtung des M. iliacus für die anteriore Rotation des Os coxae verantwortlich wäre. Gelegentliche Misserfolge der MET-Behandlung könnten Beispiele für eine Verhärtung des M. iliacus sein, weil die Untersuchung am Patienten in Rückenlage und mit extendierter Hüfte erfolgt.

Die Beckenknochen werden durch die Elastizität der bindegewebigen Strukturen bewegt, wozu die Beckenligamente und die Faszienkontinuität von Rumpf, Becken und Beinen gehören.

Kraniosakrale Bewegungen

Rein hypothetisch gehört zu der Flexion/Extension des kranialen primär respiratorischen Mechanismus (PRM) nach Sutherland (1939) die Nutation des Sakrums. Man stellt sich eine Kopplung des Sakrums über die ossären Anheftungen der spinalen Dura mater mit dem Os occipitale vor, so dass der kraniosakrale Rhythmus deren Bewegungen einander angleicht. Diese Theorie basiert auf den Beobachtungen der frühen Anatomen, wonach die Dura mater eine starre, *unelastische* Membran ist und somit das Sakrum dem Os occipitale wie eine Marionette folgen muss. Folgerichtig flektiere das Sakrum (nach Definition der MET), wenn das Os occipitale extendiert (nach Definition der Kraniosakraltherapie). Die Dura besitzt jedoch wohl etwas Elastizität.

In der Literatur sind zwei Arten der kraniosakralen Bewegung im Becken beschrieben: der inhärente kraniosakrale Rhythmus mit kleinamplitudigen Sakrumbewegungen und die Sakrumoszillation mit größerer Amplitude als Manifestation einer kranialen Dysfunktion. Man könnte behaupten, dass die Oszillation durch die undulatorischen Bewegungen der Wirbelsäule infolge der unwillkürlichen Koordinationsaktionen der auf die Wirbelsäule einwirkenden Haltungsmuskulatur zu Stande kommt. Die Oszillationen erfolgen gewöhnlich um eine Schrägachse, täuschen aber gelegentlich eine einseitige Sakrumflexion vor.

Amplitude der kraniosakralen Bewegung

Die inhärenten Bewegungen des Os occipitale gegenüber den anderen Schädelknochen sind ziemlich gering (Adams 1992). Es ist nicht sehr wahrscheinlich, dass sich ein Punkt irgendwo auf dem Os occipitale von Natur aus um mehr als einen Millimeter bewegt oder dass die Rotation des Knochens zwischen dem Os sphenoidale, temporale oder parietale einen Winkel von mehr als 0,5° übersteigt. Bei vertiefter Atmung sind die Ausschläge der Schädelknochen jedoch 3- bis 4-mal größer (Johnson 1966). Die sakroiliakale Atembewegung ist ganz ähnlich viel größer als die inhärente kraniosakrale Bewegung des Sakrums, und so verhält es sich auch mit der Sakrumoszillation.

Wahrscheinlich handelt es sich bei den kleinen inhärenten Sakrumbewegungen, die als irreguläre Oszillationen von 6–8/min (ca. 0,2 Hz) atemunabhängig palpabel sind (Atemfrequenz ist normalerweise höher), um potenziell multiaxiale Bewegungen ohne inhärente stabile Achse.

Manche Autoren der Kraniosakraltherapie haben behauptet, dass das Sakrum nur über eine normale Bewegungsachse verfügen würde und zwar transversal durch das zweite Sakralsegment verlaufend. Doch Lippincott (1958, 1965) unterschied in einem früheren Artikel zwischen iliosakralen und sakroiliakalen Läsionen. Er und andere haben die anteriore sakrale Nutation mit einer superioren Subluxation des Os coxae verwechselt. Sutherlands perinatales „depressed sacrum" (Begriff von Lippincott), nach Sutherland verantwortlich für postpartale Psychosen, wurde von ihm als anteriore Nutation um eine abnormale Achse beschrieben und als „traumatisches anteriores Sakrum" bezeichnet. Indirekte Behandlungstechniken, wie sie von Lippincott beschrieben wurden, können effektiv sein, vorausgesetzt der Behandler kann die „abnormale" Achse fühlen, während er die Position der leichten oder balancierten Spannung aufsucht. Lippincott platziert die „abnormale" Achse an die Sakrumspitze. Eine solche traumatische Dislokation des Sakrums ist theoretisch möglich, aber sicherlich nicht so häufig, wie die sog. „einseitige Sakrumflexion" – eine einseitige anteriore Nutation des Sakrums, welche den ipsilateralen Angulus lateralis inferior ca. 1 cm nach kaudal und leicht posterior verlagert.

> **Beachte**: Aus historischer Sicht hat sich die Erforschung der pelvisakralen Mobilität besonders auf die Bewegungen in der Sagittalebene konzentriert (Colachis et al. 1963, DonTigny 1997, Kottke 1941 u. 1962, Lavignolle et al. 1983, Mitchell und Pruzzo 1971, Smidt 1997, Solonen 1957, Sturesson 1989, Weisl 1953 u. 1955). Die Sakroiliakalgelenke auf der Sakrumseite befinden sich ungefähr in der parasagittalen Ebene. Möchte man nun die sakroiliakale Bewegung erforschen (vorausgesetzt, dass es überhaupt eine solche gibt), würde man normalerweise davon ausgehen, dass sie eher in der Sagittalebene erfolgt als in der Transversal- oder Frontalebene. Auch aus methodischer Sicht ist die Messung sagittaler Bewegungen für den Untersucher einfacher. Rotationen in der Sagittalebene werden üblicherweise durch Identifizierung der Lokalisation der Transversalachse beschrieben, um die sich das Objekt (hier das Sakrum) dreht.
>
> In diesem Kapitel wurden verschiedene Transversalachsen postuliert und diskutiert. Obschon die meisten Leser eine klare Vorstellung von den verwendeten Begriffen „Flexion" und „Extension" haben werden, besteht doch eine gewisse Zweideutigkeit in der Bedeutung. Im kraniosakralen Modell wurde ihre Bedeutung z. B. umgekehrt, um den primär respiratorischen Mechanismus (PRM) zu betonen, bei dem die Inspiration z. B. mit Flexion und Außenrotation verbunden ist usw.
>
> Manche Leser bevorzugen vielleicht die physikalische Definition der Flexion als „Annäherung der beiden Enden eines Bogens". Sie lässt sich nur schwer auf die pelvisakrale Mechanik übertragen. Um Missverständnisse zu vermeiden, bevorzugen wir die Begriffe „Nutation" und „Kontranutation", wie sie in diesem Kapitel definiert sind, um Rotationen des Sakrums in der Sagittalebene zu beschreiben, ungeachtet der Lokalisation der Transversalachse.

Normale gekoppelte Bewegungen im Sakroiliakalgelenk: Torsion und unilaterale Sakrumflexion

Neben den symmetrischen Sagittalebenenbewegungen gehören auch die Rotation und Seitneigung als gekoppelte asymmetrische Bewegungen zu den normalen Bewegungen des Sakroiliakalgelenks. In diesem Kapitel werden die verschiedengradigen Kombinationsmöglichkeiten von Rotation und Seitneigung als Antwort auf die Gewichtsverlagerungen beschrieben, die durch Wirbelsäulenbewegungen auf das Sakrum einwirken.

Man unterschiedet zwei Arten der asymmetrisch gekoppelten physiologischen Sakroiliakalbewegung: die **Torsion** und die **unilaterale Flexion** des Sakrums. Sie sind wie folgt charakterisiert:

Charakteristika der Sakrumtorsion:
- Das Sakrum *dreht* sich an einem Punkt auf dem Os ilium, an dem in einer verriegelten Position das Gewicht von Knochen zu Knochen übertragen wird.
- Die Rotation ist an der Sakrumbasis mit einer kontralateralen Seitneigung gekoppelt. Außerdem bewegt sich bei der Vor- oder Rückwärtsbewegung der Sakrumbasis auf einem Os ilium der Angulus lateralis inferior (ALI) auf der gegenüberliegenden Sakrumseite gleichzeitig rück- bzw. vorwärts gegenüber dem Os ilium auf dieser Seite.
- Torsionsbewegungen des Sakrums um eine **schräge Achse** (Mitchell-Modell) sind eine Reaktion auf die *balancierte* Seitneigung des Rumpfes (Abb. 3.1). Dabei verschiebt sich der Vektor der Sakrumbasis zur *Gegenseite* der lumbalen Seitneigung, was die Torsionsbewegung erzwingt.
- Die Hauptbewegung der Sakrumbasis ist die Rotation mit kontralateraler Seitneigung als sekundär gekoppelter Bewegung.

Charakteristika der einseitigen Sakrumflexion:
- Die Gewichtsübertragung erfolgt durch das Lig. sacroiliacum posterior, und es handelt sich um eine schwingende Bewegung des aufgehängten Sakrums (Abb. 3.19).
- Zur einseitigen Anteriorbewegung der Sakrumbasis kommt es bei einer inferior-posterioren Bewegung des Angulus lateralis inferior *auf derselben Seite*.
- Die unilaterale Sakrumflexion ist eine Antwort auf die belastete *unbalancierte* Seitneigung des Rumpfes, was zu einer Sakrumseitneigung um eine nichtschräge Achse *in Richtung* der Seitneigung des Rumpfes führen kann (Abb. 3.1).
- Die Hauptbewegung ist die Seitneigung mit kontralateraler Rotation als sekundärer Bewegung.

In diesem Kapitel:

- Kopplung von Seitneigung und Rotation in den Sakroiliakalgelenken
- Sakrumtorsion um eine Schrägachse
- Spinale Kräfte und Sakrumtorsion
- Der Gangzyklus und das Becken
- Effekte der balancierten und nicht balancierten Wirbelsäulenseitneigung auf das Sakrum
- Primäre Seitneigung des Sakrums (unilaterale Sakrumflexion)
- Die Verbindung von Wirbelsäule und Sakrum (lumbosakraler Mechanismus)
- Intrapelvine adaptive Mechanismen

Beachte: Es war üblich zur Beschreibung physiologischer Bewegungen und somatischer Dysfunktionen des Sakrums dieselben Begriffe zu verwenden. Dies ist jedoch offensichtlich eine Quelle für Missverständnisse. Hier beschreiben wir die physiologischen Bewegungen als „einseitige (unilaterale) Sakrumflexion" und „Sakrumtorsion". Die entsprechenden Pathologien nennen wir „einseitig flektiertes Sakrum" und „torquiertes Sakrum".

54 Teil 1: Anatomie und Biomechanik

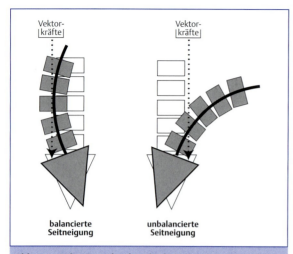

Abb. 3.1 Balancierte lumbosakrale Rechtsseitneigung (verbunden mit Sakrumtorsion) und unbalancierte Rechtsseitneigung (verbunden mit einseitiger Sakrumflexion) – Ansicht von posterior
Durch die Seitverschiebung des Gewichts wird das Sakrum passiv seitgeneigt. Bei der *balancierten* Seitneigung nach rechts kommt es unter dem Gewicht zur Seitneigung und Rotation des Sakrums. Das Gewicht wird auf die Gegenseite der Seitneigung übertragen, wo es eine anteriore Bewegung der Sakrumbasis bewirkt. Bei der *unbalancierten* Seitneigung nach rechts wirkt ein größeres Gewicht ipsilateral in die Richtung der Seitneigung. Die gesamte Seitneigungsbewegung erfolgt auf dem rechten Os ilium. Die Verlagerung des rechten ALI geht mehr nach inferior als nach posterior.

Es gibt folgende Gründe, die im Laufe des Kapitels näher ausgeführt werden, für diese Unterschiede:
- variierende Kräfte und Vektoren
- An- oder Abwesenheit von Kräften, die zu einer Verriegelungsstellung in einem der Sakroiliakalgelenke führen
- anatomische Struktur der Sakroiliakalgelenke
- Ausmaß der Lumballordose
- Auswirkung verschiedener Haltungen (aufrecht, gebeugt, gekrümmt) auf das Gewicht, das auf dem Lig. sacroiliacale posterior lastet und die Dauer dieser Einwirkung während der Seitneigung des Rumpfes
- anatomische Variationen im lumbosakralen Winkel
- Ausmaß der anatomischen Neigung der Sakrumbasis.

Die Erörterung der gekoppelten Bewegungen des Sakrums beginnt mit der Beschreibung der Sakrumtorsion im Hinblick darauf, was das Sakrum im Verhältnis zur rechten und linken Crista iliaca macht. Es schließt sich eine Analyse des Gangzyklus an, zu dem auch die Sakrumtorsion gehört. Danach wird die Mechanik der unilateralen Sakrumflexion beschrieben, gefolgt von einer Diskussion der Rotation und Seitneigung zwischen LWS, Sakrum und Lumbosakralgelenk.

Sakrumtorsion und Schrägachsen

Eine Schrägachse ist eine Momentandrehachse (s.u.), die vom inferioren Ende des Sakroiliakalgelenks einer Seite (inferiorer Achsenpol) zum Gebiet des Lig. sacroiliacale superior posterior auf der anderen Sakrumseite verläuft (mit einer gewissen Variation nach inferior oder superior). Also gibt es nach Mitchell sen. **zwei symmetrische Schrägachsen, die rechte und die linke**. „Links" und „rechts" bezeichnet die Sakrumseite, auf welcher der *superiore* Pol der schrägen Achse liegt (Abb. 3.2).

Die Rotation in eine Richtung um eine dieser Achsen bezeichnet man als **linke bzw. rechte Sakrumtorsion**, wobei sich die Richtungsangabe (links oder rechts) auf die Bewegung der anterioren Fläche des Sakrums bezieht.

In Mitchell sen. Bewegungsmodell des Beckens werden die Schrägachsen nur zur Beschreibung der Sakrumtorsion verwendet und nicht für die einseitige Sakrumflexion. Es ist wichtig, dass aufgrund der engen Passform und der Breite der sakroiliakalen Grenzfläche eine reine Y-Achsen-Rotation nur sehr begrenzt möglich ist. Wegen dieser anatomischen Beschränkung kann eine signifikante Rotation mit Neigung zur Gegenseite *nicht* ohne eine Schrägachse erfolgen.

Man beachte, dass die Schrägachse nur im Einsatz ist (und als „stationär" betrachtet werden kann), wenn das Sakrum sich um sie *herum* bewegt. Die bewegenden Teile bei der Sakrumtorsion sind die Quadranten, die sich gegenüber der Schnittstelle der Schrägachse mit den zwei sakroiliakalen Gelenken befinden. So ist z.B. die Sakrumbewegung im Falle der linken Schrägachse, die durch den oberen linken und unteren rechten Quadranten verläuft, am größten im unteren linken und oberen rechten Quadranten. Die Richtung und der Grad der Bewegung jedes Quadranten wird vor allem durch die Anatomie des Sakroiliakalgelenks bestimmt sowie durch die Größe und den Kraftvektor des Gewichts.

Die Rotation um eine Schrägachse erfordert eine Sakrumbewegung entlang des *kurzen* Arms der aurikulären Fläche auf einer Seite, begleitet von einer gleichzeitigen Bewegung entlang des *langen* Arms am gegenüberliegenden Sakroiliakalgelenk. Bei der Sakrumtorsion folgt der Knochen dem durch die aurikuläre Fläche vorgegebenen Weg. Diese anatomische Konfiguration erlaubt eine Drehbewegung zwischen den Ossa coxae und ermöglicht eine signifikantere Rotation des Sakroiliakalgelenks, als es sonst an der Y-Achse möglich wäre.

Die Seitneigung der Sakrumbasis (gegenüber den Ossa ilia und der Wirbelsäule) ist immer mit einer kontralateralen Rotation verbunden, die Rotation ist immer mit einer kontralateralen Seitneigung verbunden. Wegen der Anatomie und Ausrichtung der Sakroiliakalgelenke und der gebogenen Form des Sakrums wird der Angulus lateralis inferior (ALI) des Sakrums paradoxerweise bei der Seitneigung der Sakrumbasis in eine

Normale gekoppelte Bewegungen im Sakroiliakalgelenk: Torsion und unilaterale Sakrumflexion

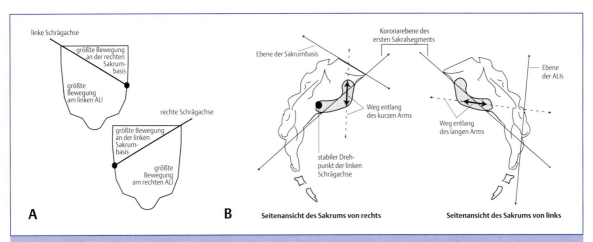

Abb. 3.2 A und B – Abb. 3.2 A: Linke und rechte Schrägachse
Um die Schrägachsen erfolgen die Torsionen. Sie verlaufen vom inferioren Ende des Sakroiliakalgelenks zum Sulcus sacralis auf der Gegenseite. Bei der Sakrumtorsion kommt es besonders in dem Quadranten, der dem Schnittpunkt der Achse gegenüberliegt, zur Bewegung. Diese Schrägachsen sind Momentandrehachsen und solche können zu einem gegebenen Zeitpunkt abhängig von der Art der Torsion nur einzeln aktiv sein.

Abb. 3.2 B: Arthrokinematik der Sakrumtorsion relativ zu den aurikulären Flächen und den beteiligten Ebenen und Richtungen
Die Verlagerung der Sakrumbasis resultiert aus der Sakrumbewegung entlang des kurzen Arms der aurikulären Fläche, die hauptsächlich nach inferior und leicht nach anterior ausgerichtet ist. Die Verlagerung des ALI kommt durch die Sakrumbewegung am langen Arm zustande, die hauptsächlich nach posterior und leicht nach inferior ausgerichtet ist. Wegen der Vorwärtsausrichtung des Sakrums gegenüber der Koronarebene des Körpers und der bikonvexen Form des Sakrums sind die Bezugspunkte zur Beurteilung einer Positionsänderung der Sakrumbasis anders als die Bezugspunkte für die Anguli laterales inferiores.

Richtung und Rotation in die andere (um eine Schrägachse) immer eine ipsilaterale Kopplung aufzeigen (d. h. Seitneigung und Rotation zur gleichen Seite) – in Relation zu den Hauptebenen des Körpers.

> **Anmerkung zur Momentandrehachse**: Eine Achse ist keine physikalische Einheit, sondern eine errechnete imaginäre Linie, die bei der Definition der Rotationsrichtung eines Objektes hilfreich ist. Es gibt keine Achse ohne Bewegung. Eine *Momentandrehachse* ist nur zu einem ganz bestimmten Augenblick der Rotation eines Objekts anwesend. Sie kann an einen parallelen Ort verlagert werden oder ihre Orientierung ändern, wenn sich die Rotationsebene verändert. Wenn die Rotation stoppt, „verschwindet" die Achse. Eine andere Achse „erscheint" an einem anderen Ort, wenn sich eine andere Art der Rotation ereignet. In diesem Sinne sind alle Achsen Momentandrehachsen, da ihre „Existenz" von der Rotationsbewegung abhängt. Die reine Rotation um eine fixierte Achse ist im menschlichen Körper sehr selten.

Ein Grund für die scheinbar paradoxe kontralaterale Kopplung an der Sakrumbasis mit der ipsilaterale Kopplung des Angulus lateralis inferior ist, dass die **Verlagerung der Sakrumbasis hauptsächlich das Resultat der Bewegung entlang des kurzen Arms der aurikulären Fläche auf einer Seite ist, und die Verlagerung des ALI überwiegend auf die Bewegung entlang des langen Arms auf der anderen Seite zurückgeht.**

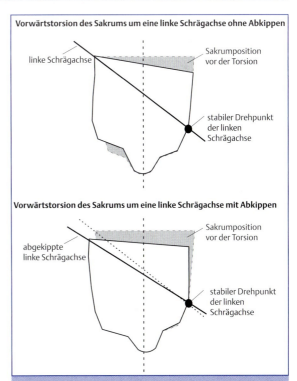

Abb. 3.3 Abkippen des superioren Pols der Schrägachse bei Sakrumtorsion
Die Darstellung der Sakrumtorsion oben zeigt, wie sich der ALI ohne Abkippen der Schrägachse bei der Bewegung nach posterior nach superior bewegen würde. Beim Kippen des oberen Pols wird jedoch die posteriore Bewegung des ALI durch den langen Arm des Sakroiliakalgelenks nach inferior geführt.

(Eine detailliertere Erörterung dieser Paradoxie findet sich am Ende des Kapitels).

Ein weiterer Grund ist, dass eine Besonderheit der Schrägachse, wie sie im derzeitigen Mitchell-Modell definiert wird, die ist, dass der *inferiore* Pol (der rechten oder linken Schrägachse) als der stabile Drehpunkt einer Bewegung um diese Schrägachse (Links- oder Rechtstorsion) betrachtet wird – doch kann am weniger stabilisierten superioren Pol einer Schrägachse die Ausrichtung verändert sein oder eine leichte Verlagerung vorliegen. Diese leichte Verlagerung oder das Abkippen des superioren Pols der Schrägachse kann dem sich auf einer Seite nach posterior bewegenden ALI ermöglichen, sich gegenüber dem stabilisierten ALI der Gegenseite mehr nach inferior zu bewegen.

Wenn der superiore Pol der Schrägachse nicht abkippt, bewegt sich die Basis ossis sacri einerseits vorwärts und inferior um die Schrägachse, der Angulus lateralis inferior dagegen nach posterior und superior. Wenn die Schrägachse jedoch in der Koronarebene abkippt, schiebt sich der ALI auf der sich nach posterior bewegenden Seite nach inferior.

Die vier sakralen Torsionsbewegungen

Insgesamt gibt es **vier mögliche Torsionsbewegungen des Sakrums**. Die Torsion um eine linke oder rechte Schrägachse wird als Torsion „rückwärts" oder „vorwärts" bezeichnet, bezogen auf die Bewegungsrichtung der Sakrumbasis.

Zur *Linkstorsion über die linke Schrägachse* (**Links über Links**) kommt es, wenn sich die rechte Seite der Sakrumbasis um die linke Schrägachse nach anterior bewegt. Die *Rechtstorsion über die rechte Schrägachse* (**Rechts über Rechts**) ergibt sich, wenn sich die linke Seite der Sakrumbasis um die rechte Schrägachse nach anterior bewegt. Beide werden als **Vorwärtstorsion** bezeichnet, da sich die Sakrumbasis auf einer Seite nach vorne bewegt (Abb. 3.4 und 3.6).

Zur *Linkstorsion über die rechte Schrägachse* (**Links über Rechts**) kommt es, wenn sich die linke Seite der Sakrumbasis um die rechte Schrägachse nach hinten bewegt. Die *Rechtstorsion über die linke Schrägachse* (**Rechts über Links**) ergibt sich, wenn sich die rechte Seite der Sakrumbasis um die linke Schrägachse nach hinten bewegt. Beide werden als **Rückwärtstorsion** bezeichnet, da sich die Sakrumbasis auf einer Seite nach hinten bewegt (Abb. 3.5 und 3.7).

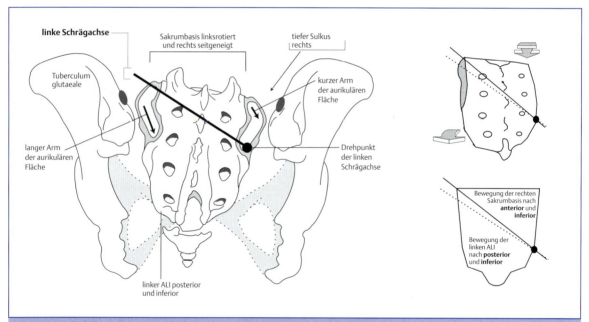

Abb. 3.4 Vorwärtstorsion um die linke schräge Sakrumachse (wird auch als „Torsion Links über Links" bezeichnet) mit Rotation der Sakrumbasis nach links (und Seitneigung rechts) um die linke Schrägachse. Das Sakrum ist so dargestellt, dass beide Gelenkflächen gleichzeitig sichtbar sind. In diesem Beispiel wendet sich das Sakrum durch Rotation um die linke Schrägachse der linken Körperseite zu. Die rechte Seite der Sakrumbasis geht nach anterior und inferior, wobei sie dem kurzen Arm der rechten aurikulären Fläche folgt. Wegen dieser anterioren Bewegung wird sie auch manchmal „Vorwärtstorsion nach links" genannt. Dieser Ausdruck zeigt, dass das Sakrum um die linke Schrägachse rotiert. Während sich die Sakrumbasis hauptsächlich auf der rechten Seite bewegt, bewegt sich der inferiore Teil des Sakrums überwiegend auf der linken Seite. Der linke ALI bewegt sich geführt durch die Gleitbewegung der linken Sakrumseite auf dem langen Arm der aurikulären Fläche nach posterior. Dies erfordert von der Schrägachse am oberen Ende eine geringere Stabilität als am unteren und ihr Abkippen (gepunktete Linie), während das Sakrum um sie rotiert. Deshalb muss die Schrägachse als Momentandrehachse bezeichnet werden, da sich der linke ALI ein wenig nach inferior bewegen muss, um nach posterior zu gehen.

Normale gekoppelte Bewegungen im Sakroiliakalgelenk: Torsion und unilaterale Sakrumflexion

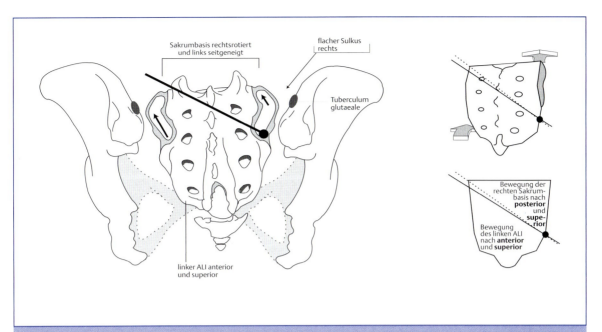

Abb. 3.5 Rückwärtstorsion um die linke schräge Sakrumachse (wird auch als „Torsion Rechts über Links" bezeichnet). Dieser Ausdruck bedeutet, dass sich das Sakrum durch Bewegung der rechten Seite der Sakrumbasis nach posterior zur rechten Körperseite gewandt hat. Der kurze Arm der rechten aurikulären Gelenkfläche führt die rechte Seite der Sakrumbasis nach posterior und superior (daher „Rückwärtstorsion"). Der linke ALI gelangt durch den langen Arm der linken aurikulären Gelenkfläche nach anterior und etwas superior.

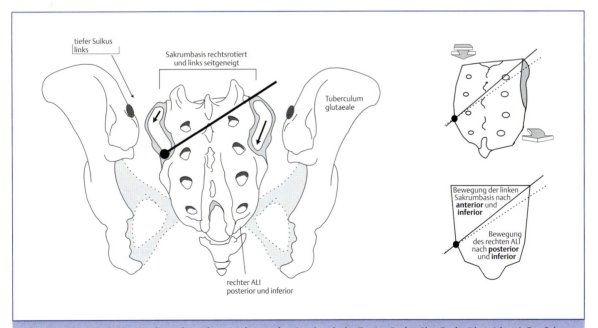

Abb. 3.6 Vorwärtstorsion um die rechte schräge Sakrumachse (wird auch als „Torsion Rechts über Rechts" bezeichnet). Das Sakrum hat sich durch Bewegung der linken Seite der Sakrumbasis nach anterior entlang des kurzen Arms des Sakroiliakalgelenks zur rechten Körperseite gewandt und der rechte ALI entlang des rechten langen Arms nach posterior.

Diese Beschreibung der vier sakralen Torsionsbewegungen erfolgt im Hinblick auf die Sakrumbasis. Dies liegt nicht nur daran, dass die auslösenden Kräfte der Sakraltorsion von „oben" kommen und an der Art, wie diese Kräfte von L5 zur Sakrumbasis weitergeleitet werden, sondern auch weil die zur Unterscheidung der Sakrumtorsionsformen verwendete Nomenklatur auf der Beschreibung der Sakrumbasisbewegungen fußt. Aber genauso wichtig – oder für die Untersuchung des Sakroiliakalgelenks vielleicht noch wichtiger – sind die mit den

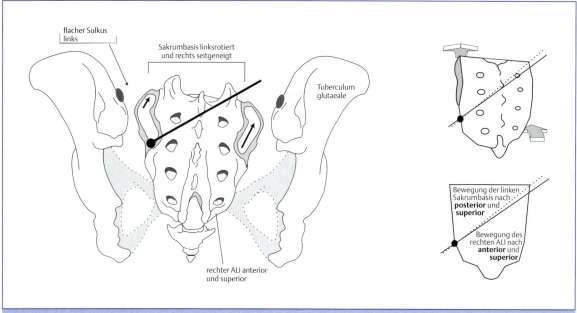

Abb. 3.7 Rückwärtstorsion um die rechte schräge Sakrumachse (wird auch als „Torsion Links über Rechts" bezeichnet). Das Sakrum hat sich entlang des linken kurzen Arms der aurikulären Gelenkfläche nach posterior und des langen rechten Arms der aurikulären Gelenkfläche nach anterior zur linken Körperseite gewandt.

vier Torsionsbewegungen verbundenen ALI-Positionen. Bei einer **Vorwärtstorsion** des Sakrums bewegt sich die Sakrumbasis entlang des kurzen Arms des Sakroiliakalgelenks auf einer Seite nach anterior und inferior. Der ALI der Gegenseite wird sich dann nach posterior und inferior bewegen, während sich das Sakrum am langen Arm der aurikulären Fläche auf dieser Seite nach unten bewegt. Bei einer **Rückwärtstorsion** des Sakrums bewegt sich die Sakrumbasis entlang des kurzen Arms des Sakroiliakalgelenks auf einer Seite nach posterior und superior. Der ALI der Gegenseite wird sich dann nach anterior und superior bewegen, während sich das Sakrum am langen Arm der aurikulären Fläche auf dieser Seite nach oben bewegt.

Es ist bei den Untersuchungen wichtig, mit der Dynamik der Sakrumbasis und der ALI vertraut zu sein. Ohne dieses Verständnis bleibt es unklar, ob z. B. ein ALI linksrotiert erscheint, weil sich der linke obere Quadrant nach posterior oder der rechte obere Quadrant nach anterior bewegt hat (Abb. 3.4 bis 3.7).

Spinale Kräfte und Sakrumtorsion

Wie schon erwähnt belastet die lumbale Wirbelsäule die Sakrumbasis auf verschiedene Weise, abhängig von der Stärke und Richtung der spinalen Beugung und des Schwerkraftvektors. Die Sakrumtorsion wird durch Lateralflexion (d. h. Seitneigung) der LWS eingeleitet. Obwohl allerdings die Sakrumtorsion durch die Seitneigung der LWS verursacht wird, ist die Hauptbewegung an der Sakrumbasis stets die Rotation (was die Torsion von der einseitigen Flexion unterscheidet, bei der die Hauptbewegung an der Sakrumbasis die Seitneigung ist). Auch wurde gesagt, dass die spinale Seitneigung entweder in *balancierter* (führt zur Sakrumtorsion) oder in *unbalancierter* Form (führt zur einseitigen Sakrumflexion) auftreten kann (Abb. 3.1). Balancierte Seitneigung kann im Stehen, Sitzen und auch im Liegen auftreten. Der Begriff „balanciert" bezieht sich auf die gleichmäßige Verteilung der Körpermassen um eine zentrale Linie – entweder die Netto-Schwerkraftlinie in aufrechter Haltung oder die zentrale Linie, welche für die Schnittstelle der Sagittal- und Frontalebene steht.

Der Einfluss der LWS-Seitneigung auf das Sakrum ist nicht leicht zu verstehen, da Seitneigung und Rotation sowohl in den LWS-Gelenken als auch im Sakroiliakalgelenk gekoppelte Bewegungen sind. In der LWS ist die kontra- und ipsilaterale Kopplung variabel und abhängig von der intervertebralen Gelenkbelastung und davon, welche Bewegung einer anderen vorangeht oder folgt. Wenn die initiale Hauptbewegung in der LWS die Seitneigung ist (und nicht die Achsenrotation), erfolgt die gekoppelte Rotation der Wirbelsegmente in gut vorhersagbaren Mustern, die manchmal als neutrale (Typ-I-) Bewegung bezeichnet wird. Wenn also mit anderen Worten eine Seitneigung unter Belastung, balanciert oder nicht, in der lumbalen Neutralstellung begonnen wird, neigen die Wirbelsegmente dazu, dem neutralen Gesetz der Wirbelmechanik zu folgen (Rotation und Seitneigung sind bis zur Spitze der neutralen Gruppe kontralateral gekoppelt und darüber ipsilateral). (Für eine detailliertere Darstellung dieses Konzepts siehe Band 1 und 2.)

Unter der Annahme, dass keine nichtneutrale Dysfunktion an L5 vorliegt, hängt die Frage, ob die bei L5 erzeugten gekoppelten Bewegungen Umkehrungen der gekop-

Abb. 3.8 Sakrumtorsion links über die linke Schrägachse bei lumbaler Seitneigung nach links

Die Sakrumtorsion links über die linke Schrägachse (Vorwärtstorsion) kommt bei balancierter oder unbelasteter Seitneigung nach links der LWS zustande, vorausgesetzt es liegt eine normale LWS-Lordose vor. Das Gewicht auf der Sakrumbasis verschiebt sich nach rechts und vorne und bewegt die Sakrumbasis auf der rechten Seite nach inferior und vorne. Wenn sich das Sakrum auf dem kurzen Arm der rechten aurikulären Fläche nach unten bewegt, bewegt es sich auf der linken Seite entlang des langen Arms, wobei der linke ALI nach posterior und etwas inferior gebracht wird. Die linken seitgeneigten Lumbalwirbel rotieren etwas nach rechts und neutralisieren die Linksrotation der Sakrumbasis. Diese Position von Sakrum und LWS entsteht beim geraden Stehen, wenn das Gewicht auf dem rechten Fuß liegt. Das auf der Sakrumbasis liegende Gewicht wird über das rechte Os ilium zu dem verriegelten Drehpunkt am unteren Pol des rechten Sakroiliakalgelenks geleitet. Bei Anwendung der Wirbelsäulenbiomechanik in Neutralstellung auf die Seitneigung der LWS ergibt sich Folgendes: Wenn L3 der Apex der Krümmung ist, neigen sich L3, L4 und L5 nach links und rotieren nach rechts. Oberhalb des Umschlagpunkts ab L2 sind die Seitneigung und die Rotation ipsilateral gekoppelt.

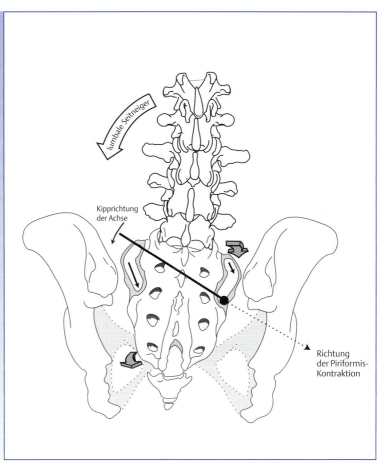

Abb. 3.9 Sakrumtorsion rechts über die rechte Schrägachse bei lumbaler Seitneigung nach rechts

Die Sakrumtorsion rechts über die rechte Schrägachse (Vorwärtstorsion) kommt bei balancierter oder unbelasteter Seitneigung nach rechts der LWS zu Stande, vorausgesetzt es liegt eine normale LWS-Lordose vor. Das Gewicht auf der Sakrumbasis verschiebt sich nach links und vorne und bewegt die Sakrumbasis auf der linken Seite nach inferior und vorne. Wenn sich das Sakrum auf dem kurzen Arm der linken aurikulären Fläche nach unten bewegt, bewegt es sich auf der rechten Seite entlang des langen Arms, wobei der rechte ALI nach posterior und etwas anterior gebracht wird. Die rechten seitgeneigten Lumbalwirbel rotieren etwas nach links und neutralisieren die Rechtsrotation der Sakrumbasis.

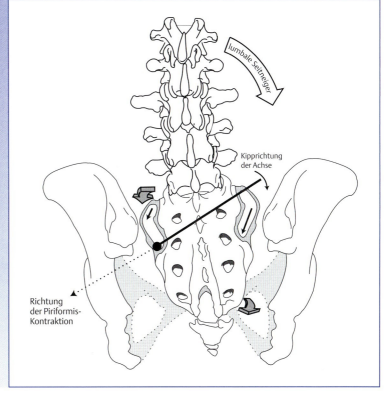

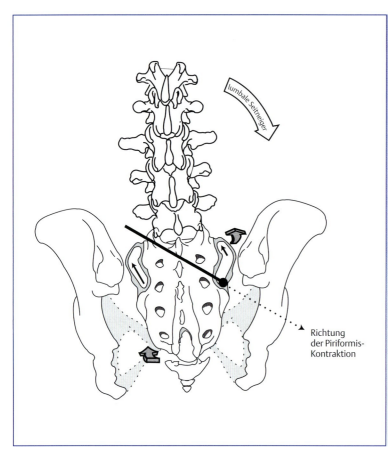

Abb. 3.10 Rückwärtstorsion um die linke Schrägachse bei lumbaler Seitneigung nach rechts
Bei aktiver oder passiver Seitneigung der LWS nach rechts bei fehlender Lumballordose oder sogar -kyphose kann sich das Lumbosakralgelenk vorwölben, wenn der Gewichtsvektor nach hinten auf die Sakrumbasis drückt und das Sakrum durch Linksseitneigung und Rechtsrotation zum unteren Ende der linkskonvexen Krümmung wird. Der linke ALI bewegt sich mehr nach anterior und etwas nach superior und folgt der Bewegung entlang des langen Arms auf der linken aurikulären Fläche.
Bei passiver oder aktiver Seitneigung der Wirbelsäule nach rechts im Liegen ist die linke schräge Sakrumachse nicht so stabil wie bei der Seitneigung, die im Stehen oder beim Gehen erfolgt, weil die verriegelte Position des rechten inferioren Poldrehpunkts nicht notwendigerweise so ausgeprägt ist, wie das durch die reflektorische Kontraktion des M. piriformis der Fall ist. Bei einer physiologischen Bewegung entspannen sich die Muskeln normalerweise, anderenfalls ist die sakroiliakale Bewegung eingeschränkt und das Sakrum kann nicht in die symmetrische Position zurückkehren.
Die Wirbelsäulenbiomechanik in Neutralstellung gilt auch hier, obwohl die Lumballordose verschwunden ist.

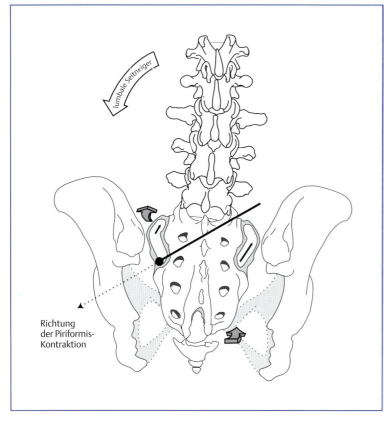

Abb. 3.11 Rückwärtstorsion um die rechte Schrägachse bei lumbaler Seitneigung nach links
Bei aktiver oder passiver Seitneigung der LWS nach links bei fehlender Lumballordose oder sogar -kyphose kann sich das Lumbosakralgelenk vorwölben, wenn der Gewichtsvektor nach hinten auf die Sakrumbasis drückt und das Sakrum durch Rechtsseitneigung und Linksrotation zum unteren Ende der rechtskonvexen Krümmung wird. Der rechte ALI bewegt sich mehr nach anterior und etwas nach superior und folgt der Bewegung entlang des langen Arms auf der rechten aurikulären Fläche.
Bei Seitneigung der Wirbelsäule nach links im Liegen ist die rechte schräge Sakrumachse nicht so stabil wie bei der balancierten Seitneigung im Stehen, weil der linke inferiore Poldrehpunkt sich nicht notwendigerweise in der verriegelten Position befindet.

pelten Bewegungen an der Sakrumbasis sind, davon ab, ob die durch die spinale Seitneigung initiierte Seitneigung der Sakrumbasis balanciert ist oder nicht.

Bei der balancierten Seitneigung des Rumpfes werden die Vektorkräfte von L5 auf die Sakrumbasis auf der Gegenseite der Seitneigungsrichtung übertragen. Die entstehende Konvexität verschiebt das Gewicht auf diese Seite des Sakrums und veranlasst es zur Bewegung, so dass es die Konvexität fortsetzt. Unter diesen Umständen wird sich das Sakrum am ehesten durch Rotation um seine Schrägachse zur Seite neigen, was wir als „Vorwärtstorsion" bezeichnet haben.

Im Gegensatz dazu bewirkt die unbalancierte Seitneigung des Rumpfes, dass das Gewicht von L5 zur Sakrumbasis auf derselben Seite übertragen wird, zu der sich auch die Seite neigt. Die Mechanik des letzteren, welche die einseitige Sakrumflexion erzeugt, wird weiter unten ausführlicher dargestellt.

Zur **Vorwärtstorsion** kommt es als Reaktion auf die Seitneigung, ausgehend von einem aufrechten oder leicht extendierten Rumpf, der entweder balanciert und belastet ist, oder bei der Seitneigung wird kein Gewicht getragen. Andererseits ist die **Rückwärtstorsion** das Ergebnis einer Rumpfseitneigung aus einer Vorbeugeposition heraus (im Stehen, im Sitzen oder in Seitenlage).

Die Entscheidung von Mitchell sen., den Begriff Torsion auf die Sakrumrotation um eine Schrägachse zu beziehen, erfolgte nicht willkürlich, ist aber etwas doppeldeutig. Einmal kann damit die Drehbewegung des Sakrums gegenüber dem Os ilium gemeint sein, aber auch die Drehbewegung an der lumbosakralen Verbindung, die eine Folge der Seitneigungskrümmung mit gekoppelter Rotation in der LWS ist. Die Gestalt dieser Seitneigungskurve verschiebt das Gewicht auf die eine oder andere Seite der Sakrumbasis und erzeugt die Sakrumbewegung zwischen den Ossa ilia.

Der Gangzyklus und das Becken

Die Analyse des Gangzyklus verdeutlicht die physiologischen Anforderungen an die Sakrumtorsion, die Rotation der Ossa coxae und die Bewegung zwischen den Ossa pubis, wie sie im Mitchell-Modell beschrieben sind. Diese Beckengelenkbewegungen sind passiv und umfassen die Bewegung des Sakrums gegenüber den Ossa ilia, deren Bewegung gegeneinander und gegenüber dem Sakrum. Obwohl bereits im 17. Jh. einige Anatomen spekulierten, dass das Sakrum auch über eigene Mobilität verfügen könnte, konnte bis zu Mitchell sen. Beschreibung des pelvinen Gangzyklus (1948, 1958) nicht viel über den Zweck dieser Mobilität gesagt werden, abgesehen von seiner Rolle bei der Niederkunft. Die im Mitchell-Modell beschriebenen Beckenbewegungen machen den Gang, durch den das Körpergewicht, ein Bein nach dem anderen, durch den Raum transportiert wird, energiemäßig effizienter und helfen, Verletzungen zu vermeiden. Einer der Gründe für die Behandlung einer Sakrumtorsion oder einer Rotationsdysfunktion des Os coxae ist, dass der Körper diese Bewegungen im Gangzyklus nutzt.

Bewegungen des Sakrums entstehen, wenn es durch spinale, Trägheits- oder elastische Kräfte von oben in freie Richtungen gedrückt wird, die auf der Gelenkanatomie beruhen und von den elastischen Spannungen der Wirbelsäulenfaszien begrenzt werden. Beim Gehen kommt es um die linke oder rechte Schrägachse zu Vorwärtstorsionen des Sakrums, je nachdem auf welcher Seite der M. piriformis kontrahiert ist, um den inferioren Pol der aktiven Achse zu stabilisieren.

Die Ossa ilia können durch die elastische fasziale Spannung in Oberschenkel und Hüfte in entgegengesetzte Richtungen rotiert sein. Diese Rotationen sind entweder anterior oder posterior und erfolgen um die pubische Transversalachse. So kann also ein Os ilium nach anterior rotieren, während das andere gleichzeitig nach posterior rotiert.

Ziel dieses Kapitels ist es, ein rationales theoretisches Modell zur Rolle der Sakrumtorsion und der Rotation des Os coxae für den normalen Gangzyklus sowie für die spezifischen Punkte der pelvinen Bewegungen während des Gangzyklus zu bieten.

Der Gangzyklus in der Beschreibung von Fred Mitchell sen.

Aus: Structural pelvic function; Jahrbuch der Academy of Applied Osteopathy, 1958:

> „Der Bewegungszyklus des Beckens beim Gehen wird ausgehend von einem Patienten, der den rechten Fuß zuerst nach vorne setzt, beschrieben.
> Um den Körper rechts nach vorne bewegen zu können, kommt es zur Rumpftorsion der BWS nach links, begleitet von einer Lateralflexion nach links in der LWS, wobei die Lendenwirbel eine Konvexität nach rechts bilden. Es gibt eine Torsionsverriegelung an der lumbosakralen Verbindung, wenn sich das Sakrum nach links bewegt und somit das Gewicht auf den linken Fuß verlagert, um das Anheben des rechten Fußes zu ermöglichen. Das sich verschiebende vertikale Schwerkraftzentrum bewegt sich zum superioren Pol des linken Sakroiliakalgelenks und verriegelt den Mechanismus mechanisch, um eine Sakrumbewegung um die linke Schrägachse zu ermöglichen. Damit sind die Bedingungen für eine Sakrumtorsion nach links geschaffen, damit sich die rechte Sakrumbasis nach unten bewegt und sich der lumbalen C-Krümmung auf der rechten Seite anpasst."

Mitchell sen. glaubte, dass die Umkehrung der Schrägachse in der Mitte des Schritts erfolgt, statt beim Aufsetzen der Ferse, wovon wir heute ausgehen.

„Wenn sich der rechte Fuß nach vorne bewegt, kommt es in der Quadrizeps-Gruppe zur Anspannung und zu einer zunehmenden Spannung am inferioren Pol des rechten Sakroiliakalgelenks an der Verbindung zwischen der linken Schrägachse und der inferioren Transversalachse. Diese Bewegung wird durch den Rückstoß des abgebremsten Beins verstärkt, wenn die Ferse aufgesetzt wird. Dann setzt die Spannung in den Hamstrings ein. Wenn das Gewicht nach oben zum Höhepunkt der Unterstützung durch den Femur schwingt, kommt es zu einer leichten posterioren Bewegung des rechten Os coxae um die inferiore Transversalachse. Die Bewegung wird außerdem durch den Vorwärtsschub des vorgetriebenen Beins verstärkt. Diese iliakale Bewegung wird auch durch die Torsionsbewegung um die pubische Transversalachse beeinflusst, gerichtet und stabilisiert. Betrachtet man die gesamte Beckenbewegung, könnte man die pubische Transversalachse als Haltungsachse des gesamten Beckens betrachten.

Beim Aufsetzen der rechten Ferse beginnen die Rumpftorsion und die Anpassungsmechanismen sich umzukehren. Wenn der linke Fuß den rechten passiert und sich das Gewicht über den Höhepunkt der Unterstützung durch den Femur verlagert, bewegen sich die von oben kommenden Kräfte nach rechts. Das Sakrum ändert dann seine Achse zur rechten Schrägachse und die Sakrumbasis bewegt sich auf der linken Seite nach vorne und dreht sich torsionsartig nach rechts."

Beachte: Seit der Beschreibung des Gangzyklus von Fred Mitchell sen. 1958 wurde das Konzept erheblich umgewandelt und überarbeitet. Die Version von 1958 war eine drastische Loslösung von Mitchells Beschreibungen des Beckens von 1948, was zeigt, dass sich die meisten modernen Modelle des Beckens während dieser Dekade weiterentwickelt haben. Nach Mitchells Konzept von 1958 lag die schräge Sakrumachse ipsilateral zum Standbein, doch wir haben an diesem und anderen Aspekten dieses Modells einiges auszusetzen. Unser gegenwärtiges Arbeitsmodell wurde in den 70er-Jahren formuliert und berücksichtigt EMG-Untersuchungen des Gangzyklus.

Kinesiologie des Gangzyklus

Beim Gehen wird die **phasische Aktivität** der *Mm. gluteus maximus, biceps femoris, rectus femoris, gastrocnemius und tibialis anterior* mit der **tonischen stabilisierenden Funktion** der *Mm. piriformis, gluteus medius, peronaeus* sowie mit dem *medialen Hamstrings und dem Vastus medialis* (Patia 1991) kombiniert. Die Ligamente und Faszien der Hüfte und des Beckens wirken beide beim Gangzyklus durch Stabilisierung der knöchernen Verbindungen in dem gegen die Schwerkraft wirkenden Halteapparat mit. Außerdem speichern sie potenzielle elastische Energie, die später als kinetische Energie zur Unterstützung der Lokomotionsbewegungen wieder abgegeben wird. Die sequenzielle Aktivierung der Mm. piriformis und quadratus lumborum im Gangzyklus ist im Mitchell-Modell wichtig und lässt sich aus dem Gesamtkonzept extrapolieren, wonach diese Aktivierung der Muskulatur am Bein nach oben fortschreitet und sich durch das Becken in den kontralateralen unteren Rücken hinein entwickelt (Janda 1985).

Phasen des Gangzyklus

Der Gangzyklus kann im Hinblick auf seine sequenziellen Phasen analysiert werden, deren Namen überwiegend selbsterklärend sind: **Fersenkontakt, bipedale Unterstützung, kontralaterales Zehenabheben, vorgetriebener Stand, ballistischer Stand, mittlere Standphase, kontralateraler Schwung, Zehenabheben.** Die Phase des vorgetriebenen Standes ist der erste Teil der Standbeinphase, wenn der M. gluteus maximus agiert, um das Becken nach vorne zu bewegen. Die bipedale Unterstützung macht nur einen kleinen Teil im Gesamtzyklus aus, wenn beide Füße auf dem Boden stehen. Diese Phase endet kurz nach Beginn des vorgetriebenen Standes. Danach gleitet das Becken infolge der Trägheit durch die mittlere Standphase und durch den kontralateralen Schwung nach vorne. Beim Laufen wird die bipedale Unterstützung im Grunde eliminiert. Der erste Schritt aus dem ruhenden Stand heraus unterscheidet sich in einigen Aspekten von Schritten, die während des Gehens erfolgen.

Die folgende Beschreibung des Gangzyklus beginnt mit dem Aufsetzen der rechten Ferse. Dabei ist das rechte Os coxae vollständig posterior, das linke beinahe vollständig anterior. Das Sakrum ist gerade. Der rechte M. piriformis stabilisiert den inferioren Pol der linken schrägen Achse, bevor die Torsion beginnt. Beim kontralateralen Anheben der Zehen erreicht das linke Os coxae die maximale anteriore Rotation. Der linke Schwung rotiert das linke Os coxae nach posterior, wodurch sich der linke M. quadratus lumborum kontrahiert, zunächst konzentrisch und dann exzentrisch, und seine maximale Kürze in der mittleren Schwungphase aufweist. Die linke Seitneigung der Lumbalwirbel aufgrund der Kontraktion des M. quadratus lumborum drückt das Sakrum in die Linkstorsion um die linke Schrägachse mit dem Maximum in der mittleren Stand- und mittleren Schwungphase. Während der exzentrischen Kontraktion des M. quadratus lumborum streckt sich die Sakrumtorsion allmählich und wird ganz gerade, wenn die linke Ferse aufsetzt.

Ganguntersuchungen unter Laborbedingungen (Inman 1981, Rose 1994) konnten folgende Teilsequenzen der Muskelaktion während des Gangzyklus aufzeigen. Einige

Millisekunden vor dem Aufsetzen der rechten Ferse beginnt die phasische Kontraktion des rechten M. glutaeus maximus, welche während der gesamten Vortriebphase andauert. Die Kontraktion erreicht ihr Maximum einige Millisekunden nach dem Aufsetzen der Ferse und entspannt kurz danach. Nach der Initiierung der Hüftextension, um das Becken und den Körper vorzutreiben, ruht der M. glutaeus maximus und lässt die ballistische Trägheit die Vorwärtsverschiebung des Beckens während der Standbeinphase vervollständigen.

Der rechte M. glutaeus medius verhält sich eher wie ein tonischer Muskel. Mit seiner kürzeren Chronaxie beginnt der M. glutaeus medius mit der Kontraktion 2 oder 3 Millisekunden vor dem M. glutaeus maximus und erreicht sein Maximum erst in der mittleren Standphase, wonach er mit der Entspannung beginnt. Der M. glutaeus medius agiert während der rechten mittleren Standphase als Hüftabduktor, wobei er die linke Beckenseite hochhält, um zu verhindern, dass der schwingende linke Fuß über den Boden schleift.

Unmittelbar nach dem Anheben der Zehen kontrahiert sich der phasische rechte *M. rectus femoris* kräftig, um den rechten Femur zu beugen, während der Gangzyklus in die Schwungphase eintritt. Die Trägheit des rechten Beins nimmt während der Schwungphase zu und der Muskeltonus verringert sich allmählich zu einer kontrollierten exzentrischen isotonischen Kontraktion. Die Trägheit des schwingenden Beins wird über die Hamstrings auf das Becken übertragen und rotiert die Crista des rechten Os coxae um die pubische Transversalachse nach posterior. Die Aktion des *M. vastus medialis,* der in der mittleren Schwungphase beginnt, das Knie zu strecken (und

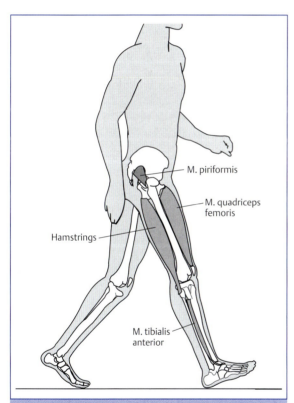

Abb. 3.12 Aufsetzen der rechten Ferse
Der rechte M. piriformis wird reflektorisch tonisch kontrahiert, um das Sakrum gegen das rechte Os ilium zu stabilisieren, damit die linke Schrägachse entsteht. Dies dient der Vorbereitung der Gewichtsverlagerung durch das Sakrum auf das rechte Os ilium. Die Sakrumposition zur Wirbelsäule ist gerade. Das rechte Os coxae ist vollständig nach posterior rotiert und das linke beinahe ganz nach anterior. Der rechte M. tibialis anterior feuert stark, um die Zehen ausreichend hoch zu bewegen.

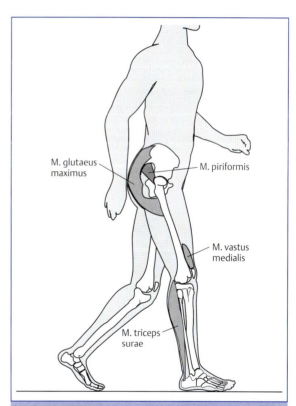

Abb. 3.13 Vorgetriebener Stand und kontralaterale Anhebung der Zehen
Die Kontraktion des rechten M. piriformis dauert während der gesamten Standphase und stabilisiert die linke schräge Momentandrehachse während ihres Einsatzes. Die Sakrumtorsion nach links über die linke Schrägachse beginnt, wenn die rechtsrotierten Lendenwirbel mit der Seitneigung beginnen. Die Ossa coxae beginnen mit der Rotation aus ihrer extremen Position heraus um die pubische Transversalachse herum. Die primäre kinesiologisch treibende Kraft ist der rechte M. glutaeus maximus, der phasenweise feuert, um das Becken nach vorne zu ziehen, und dann während der ballistischen Phase ruht. Das kontralaterale Anheben der Zehen unterstützt oft den Vortrieb durch die Aktion des M. suralis. Die Hamstrings, der M. suralis und die Vastus-Muskeln stabilisieren weiterhin das Knie.

dies während des Aufsetzens der Ferse, dem vorgetriebenen Stand und der mittleren Standphase aufrechthält), wird durch den schwindenden Tonus im *M. rectus femoris* unterstützt. Ein Teil des *M. quadriceps, der M. vastus medialis* (Abb. 3.13), welcher zur Schwäche neigt, stabilisiert das gestreckte Knie und ist nach dem Aufsetzen der Ferse am aktivsten, der *M. rectus femoris* ist es zu Beginn der Schwungphase.

Bei Beginn der terminalen Schwungphase halten der rechte *M. biceps femoris* und die *medialen Hamstrings* die Kontraktionen in der ersten Hälfte der Standbeinphase (inkl. Fersenkontakt, bipedale Unterstützung, vorgetriebener Stand und mittlere Standphase) aufrecht, wobei der M. biceps femoris die Lateralrotation der Tibia bei der Knieextension am stärksten unterstützt. Die Knieflexoren und -extensoren stabilisieren gemeinsam das Knie.

Der rechte *M. tibialis anterior* (Abb. 3.12) kontrahiert sich in Erwartung des Fersenaufsatzes und bleibt es während der mittleren Standphase. Daran beteiligen sich durch einen myotatischen Reflex die *Mm. tibialis posterior* und *peronaeus longus* und bringen den Tarsalbogen in eine verriegelte Position, um mehr Gewicht tragen zu können, während der Fuß und der Knöchel durch das nach außen rotierte Bein invertiert sind.

Bei der hypothetischen Extrapolierung dieser Daten kann man vermuten – zumindest bis das Gegenteil bewiesen ist –, dass sich die tiefen Außenrotatoren des Femurs (rechte *Mm. obturatorii, Mm. gemelli, der M. quadratus femoris und besonders der M. piriformis* [Abb. 3.12]) während der ganzen Standbeinphase kontrahieren, um die Hüfte und die Sakroiliakalgelenke zu stabilisieren. Die sakroiliakale Stabilisierung durch den *M. piriformis* erfolgt an einem Drehpunkt am inferioren Pol des rechten Sakroiliakalgelenks. Das zu tragende Gewicht verläuft über eine „verriegelte Kette" (L5, Sakrum, Os ilium) durch diese Schrägachse. Die anteriore Rotation des rechten Os ilium auf dem Sakrum und die Vorwärtstorsion des Sakrums um die linke Schrägachse zwischen den Ossa ilia erfolgen gleichzeitig. (Letzteres ist eine Folge der linken lumbalen Seitneigung durch den **M. quadratus lumborum**, der die Crista iliaca zu den Rippen zieht, um zu verhindern, dass der Fuß über den Boden schleift.)

Der M. piriformis neigt als tonischer Stabilisator zur abnormen Verkürzung, meist auf der rechten Seite. Eine

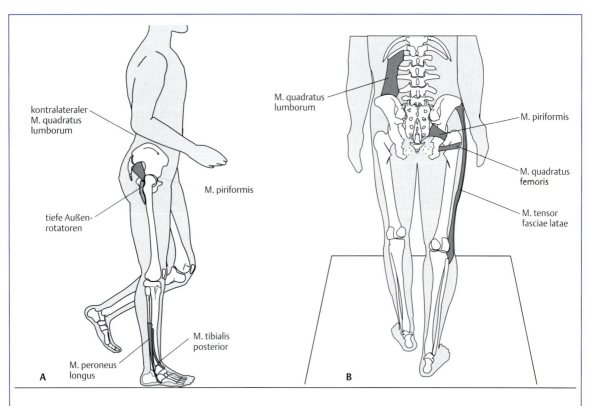

Abb. 3.14 Ballistischer Stand, mittlere Standphase, mittlere Schwungphase.
A Die Steigbügelmuskeln Mm. tibialis posterior und peronaeus longus feuern als Reaktion auf eine Plantardehnung myotatisch. Die tiefen Rotatoren stabilisieren das Azetabulargelenk und verriegeln das Knie- und Tarsalgelenk.

B Der rechte M. tensor fasciae latae verhindert gemeinsam mit dem rechten M. glutaeus medius und dem linken M. quadratus lumborum das Trendelenburg-Absacken der linken Hüfte, um ein Stolpern zu verhüten. Der M. quadratus lumborum neigt die LWS zur linken Seite und erzeugt eine linke Sakrumtorsion um die linke Schrägachse. Diese wird vom rechten M. piriformis stabilisiert, der solange kontrahiert bleibt, wie Gewicht auf dem rechten Bein lastet.

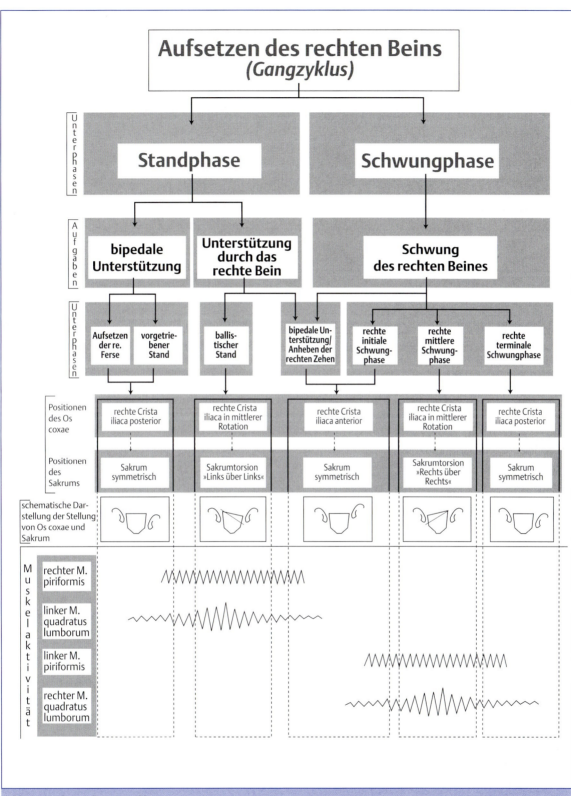

Abb. 3.15 Phasen des Gangzyklus
Hier ist ein vollständiger Gangzyklus dargestellt, angefangen vom Aufsetzen der rechten Ferse über das Anheben der rechten Zehen bis zum rechten Terminalschwung. Die wichtigsten Punkte für das Mitchell-Modell sind die Aktivität der Mm. piriformis, quadratus lumborum und latissimus dorsi sowie die wellenförmigen Bewegungen des Sakrums. Die Rotationen der Ossa coxae und die Sakrumtorsion sind 90° phasenverschoben.

solche einseitige Verkürzung kann die Funktion des *M. piriformis* der Gegenseite hemmen und das kontralaterale Sakroiliakalgelenk in der Standbeinphase weniger stabil werden lassen. Dies kann zu erhöhter Nozizeption im kontralateralen Sakroiliakalgelenk führen, die sich als von den myofaszialen Triggerpunkten des *M. glutaeus* übertragener Ischiasschmerz manifestieren (Travell). Wenn die Kontraktion des *M. piriformis* noch stärker ist, kann der N. ischiadicus komprimiert werden, was zu Taubheit, Parästhesien und/oder Krämpfen und Atrophie der Beinmuskulatur führen kann. Die Einklemmung des N. ischiadicus ist wahrscheinlicher bei der eher seltenen anatomischen Variante, bei der der Nerv oder ein Teil von ihm durch den M. piriformis zieht, anstatt den normalen Weg in der Inc. ischiadica unterhalb des *M. piriformis* zu nehmen.

Im Moment des rechten Fersenkontakts ist also das rechte Os coxae vermutlich nach posterior und das linke nach anterior rotiert. Wirbelsäule und Sakrum stehen gerade, obwohl die thorakolumbale Wirbelsäule axial nach rechts und die zervikothorakale nach links rotiert ist. Wenn der *M. piriformis* das Sakrum beim Aufsetzen der rechten Ferse am inferioren Pol des rechten Sakroiliakalgelenks verankert, verlagert sich das Gewicht auf das rechte Bein und das rechte Os ilium beginnt mit der anterioren Rotation um das Sakrum. Das Sakrum beginnt dann um seine linke Schrägachse zu rotieren und wendet seine anteriore Fläche nach links, indem die rechte Sakrumbasis am kurzen Arm des rechten Sakroiliakalgelenks nach vorne und inferior fällt und den linken ALI am langen Arm des linken Sakroiliakalgelenks nach posterior und inferior bringt. Das Sakrum erreicht die maximale Linkstorsion über die linke Schrägachse in der mittleren Standphase, wenn die Aktivität des gegenseitigen *M. quadratus lumborum* am größten ist, und derotiert dann, um beim Aufsetzen der linken Ferse gerade zu stehen.

Beim Aufsetzen der rechten Ferse sind die rechten Zehen durch die *Mm. extensor hallucis und extensor digi-*

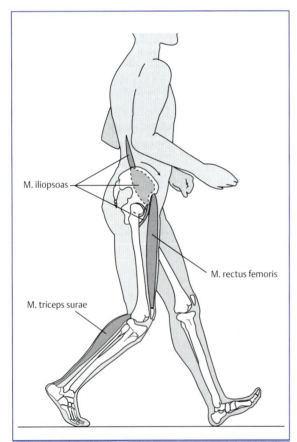

Abb. 3.16 Vorschwung mit abgehobenen Zehen und aufgesetzter linker Ferse
Der rechte M. piriformis ist entspannt, der linke ist als Antwort auf das Aufsetzen der linken Ferse kontrahiert. Die Mm. rectus femoris und iliopsoas sind bereit, den Femur nach vorne zu schwingen. Der M. triceps surae drückt den Körper nach vorne, bevor der Fuß vom Boden abhebt.

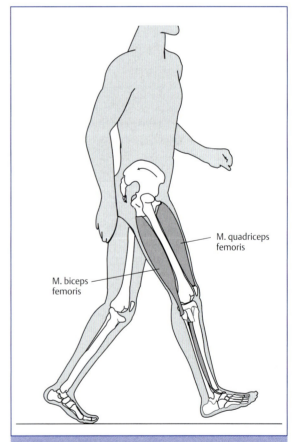

Abb. 3.17 Scherungsphase rechts
Der rechte M. piriformis bleibt in der ballistischen Phase des Gangzyklus entspannt. Das schwingende Bein rotiert das rechte Os coxae passiv nach posterior gegenüber dem linken, das nach anterior rotiert wird. Die tonischen Hamstrings und Quadrizeps-Muskeln bieten der Hüfte und dem Knie eine relative Stabilität und übertragen somit die ballistische Bewegung des Beins auf das Os coxae.

tourm dorsalflektiert, der rechte Knöchel wurde zuvor durch Kontraktion des *M. tibialis anterior* dorsalflektiert. Nach dem Aufsetzen der Ferse und bei der Vorwärtsbewegung des Beckens und Beins über den rechten Fuß (Standphase) kontrahiert sich der *M. tibialis* anterior exzentrisch und isotonisch, um die Kontaktzeit des Vorfußes am Boden zu verlängern und ein Schleifen der Zehen über den Boden zu verhindern. Nachdem der Vorfuß Kontakt zum Boden bekommen hat, bleibt der M. tibialis bis zur mittleren Standphase entspannt („elektromyographische Stille").

Direkt vor dem Aufsetzen der Ferse wurden die *Hamstrings* aktiviert, um die Rotation der Tibia am sich streckenden Knie zu verlangsamen. Ihr Tonus bleibt während des Aufsetzens der Ferse und auch danach erhalten und stabilisiert Knie und Hüfte.

Die stabilisierende Funktion der quer gestreiften Muskulatur bei der Bewegung der passiven Beckengelenke

Wie bereits in der Einleitung zum Mitchell-Modell des Beckens erwähnt, handelt es sich bei dem Gelenk zwischen Sakrum und Os ilium im Grunde um ein passives Gelenk, obwohl der M. piriformis sowie einzelne Fasern des M. glutaeus maximus das Gelenk queren. Der M. piriformis dient als Stabilisator der diagonalen Achse der sakralen Torsionsbewegung, aber bewegt nicht das Sakrum auf dem Os ilium. Es gibt keine Muskeln, die das Sakroiliakalgelenk queren und die eine Bewegung des Sakrums auf dem Os ilium oder eine iliakale Bewegung am Sakrum bewirken. Mit Ausnahme der Subluxation der Symphyse, welche durch Veränderung von Länge und Tonus der Oberschenkel- oder Bauchmuskulatur behandelt wird, sind alle Therapien von Subluxationen und somatischen Dysfunktionen des Beckens Behandlungen passiver Gelenke, auch wenn dabei die Muskulatur des Patienten eingesetzt wird.

Die Beckengelenke werden durch quer gestreifte Muskeln, Faszien und Ligamente stabilisiert. Diese Muskeln spielen keine direkte Rolle für die Bewegungen in den Beckengelenken. Wenn jedoch die quer gestreifte Muskulatur die Knochen der Wirbelsäule oder der Beine bewegt, werden mechanische Kräfte auf das Sakrum und auf die Ossa coxae ausgeübt, die zu Relativbewegungen dieser zueinander führen. Aus diesem Grunde bezeichnet man die Gelenke des Beckens als passive Gelenke. Doch diese kleinen Bewegungen der Beckengelenke sind für die Ergonomie des Körpers sehr wichtig.

Einseitige (unilaterale) Sakrumflexion

Bei der unbalancierten Seitneigung des Rumpfes kann es zur einseitigen Sakrumflexion kommen, eine inferiore Bewegung des Sakrums auf einer Seite, bei der das Sakrum dem kurzen und langen Arm der aurikulären Fläche der gleichen Seite folgt. Diese Sakrumbewegung entlang eines bogenförmigen Pfades beinhaltet auch eine kontralaterale Rotation der Sakrumbasis.

Wenn sich das Sakrum auf diese Weise zur Seite neigt, kann es sich weiter bewegen, als käme es zur reinen Seitneigung, d.h. zur Rotation um eine a.-p. Achse. Diesen Weg des Sakrums kann man sich als ein Schwingen an den Ligg. sacroiliaca posteriores vorstellen, wobei sich das Sakrum um eine a.-p. Achse dreht und die Basis sich nach inferior bewegt (Abb. 3.18 A und B). Das Ergebnis ist eine deutliche Seitneigung des Sakrums mit einer superior/inferioren Asymmetrie des Angulus lateralis inferior des Sakrums um 1–2 cm. Die inferiore Verlagerung der ALI hat immer auch eine posteriore Komponente, was der „Spur" des langen Arms des Sakroiliakalgelenks entspricht. Streng genommen sind solche Bewegungen keine Torsionen, bei denen die Rotationskomponente vorherrschen würde.

Wenn man sich die unilaterale Sakrumflexion nur schwer vorstellen kann, hilft vielleicht die Analogie mit einer Kinderschaukel (Abb. 3.19). Der Schaukelsitz entspricht dem Sakrum, die Seile stehen für die axialen Ligamentanteile der Ligg. sacroiliaca posteriores und der Rahmen wird von den Ossa coxae gebildet.

Wenn das Sakrum an diesen Bändern hängt und sich nicht in einer verriegelten Position mit einem Os coxae befindet, kann es frei an den Ligamenten schwingend eine Nutation ausüben, gerade so, wie der Schaukelsitz. Jedes Kind weiß, dass der Schwung nicht immer geradeaus geht. Manchmal dreht man sich auch an den Seilen, während man vor- und zurückschwingt. Das Sakrum kann auch mit einer Drehung schwingen, so dass es sich auf einer Seite weiter als auf der anderen bewegt.

Der Weg dieser ungleichen Schwingung führt über die aurikulären Flächen des Os coxae, welche das Sakrum in einem Bogen führen.

Die symmetrische Schwungbewegung des Sakrums lässt sich allgemein als Sakrumflexion oder -extension um eine superiore Transversalachse beschreiben. Wenn eine Sakrumseite einen größeren Bogen beschreibt als die andere, bewegt sich der ALI auf dieser Seite nach inferior und posterior, und man kann für diese Seite von einer unilateralen Flexion sprechen. Diese Bewegung ist die physiologische Antwort auf eine nicht balancierte Belastung der Sakrumbasis bei der Seitneigung des Rumpfes.

Die superiore Transversalachse ist noch aktiv, weil das Sakrum an den Ligg. sacroiliacalia posteriores hängt. Eine mathematische Beschreibung der Momentandrehachse

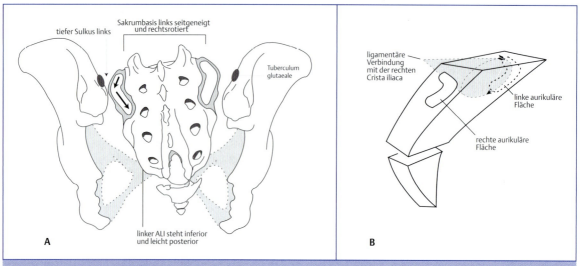

Abb. 3.18 A und B   Unilaterale Sakrumflexion links
Der linke Sulkus wird tiefer und der linke ALI bewegt sich weiter nach inferior. Das Sakrum gleitet auf der linken aurikulären Fläche, aber nur ganz wenig auf der rechten. Die linke Sakrumseitneigung ist vergleichbar mit der Sakrumnutation bei der spinalen Hyperextension, außer dass die Nutation nur einseitig erfolgt. Die Sakrumbewegung lässt sich als Rotation um Momentandrehachsen beschreiben, die alle durch einen gemeinsamen Punkt verlaufen, an dem die Ligg. sacroiliacalia posteriores an der rechten Crista iliaca ansetzen. Die Sakrumbasis geht am kurzen Arm der aurikulären Fläche des linken Os ilium nach unten, der lange Arm weist nach inferior und posterior und führt den linken ALI in die Linksseitneigung. Die linksrotierte Stellung steht in Relation zu den Hauptebenen des Körpers. (Die Proportionen wurden zur Verdeutlichung verändert.)

würde diese jedoch weiter anteroposterior sehen, da die vermutete asymmetrische Sakrumposition hauptsächlich eine Seitneigung ist (Abb. 3.18 B).

Wenn das Sakrum durch Beschreibung eines längeren Bogens an der linken aurikulären Fläche zur linken Seite geneigt ist, geht die linke Seite der Sakrumbasis nach anterior, wobei sie am kurzen Arm der aurikulären Fläche entlang gleitet, und der ALI am langen Arm leicht nach posterior.

Somit ähnelt die gekoppelte Seitneigung/Rotation der unilateralen Sakrumflexion der für die Sakrumtorsion beschriebenen, insofern als die Sakrumbasis weiterhin Seitneigung und Rotation kontralateral koppelt. Beide Bewegungen unterscheiden sich jedoch quantitativ. **Die Sakrumtorsion ist mehr eine Rotation, während die unilaterale Flexion mehr eine Seitneigung ist. Bei der Torsion geht die ALI-Verlagerung mehr nach posterior und weniger nach inferior, bei der einseitigen Sakrumflexion überwiegend nach inferior und wenig nach posterior.**

Lumbosakrale adaptive Mechanik

Es ist nicht ganz klar, inwieweit L5 und das Sakrum sich am Lumbosakralgelenk bewegen, wenn das Sakrum torquiert oder einseitig flektiert ist. Um diese Frage zu beantworten, muss klar sein, ob von normalen physiologischen Bewegungen die Rede ist oder von abnormalen dysfunktionalen (oder einer Bewegungseinschränkung).

Allgemein erfolgt die Sakrumbasisrotation in Gegenrichtung zur Rotation in einer seitgeneigten LWS-Gruppe; daher die Drehung. Dieses Prinzip gilt für die Sakrumtorsion und für die unilaterale Sakrumflexion. Allerdings verhält sich L5 manchmal wie ein mobiler Teil des Sakrums, rotiert mit ihm und neigt sich zur ipsilateralen Seite. In diesem Fall erfolgt die Drehung ein Wirbelsegment höher.

Bei normalen physiologischen Bewegungen verfügt das Lumbosakralgelenk über ein größeres Repertoire von gekoppelter Rotation/Seitneigung als bei einer lumbosakralen Dysfunktion. Es gibt einige Forschungsergebnisse darüber, dass die Rotation/Seitneigung im Lumbosakralgelenk durchweg ipsilateral erfolgt, ähnlich dem zervikalen Intervertebralgelenk (Bogduk 1991). Diese Ergebnisse basieren auf der Achsenrotation als *initialer* Bewegung. Gekoppelte Bewegungen mit initialer Seitneigung wurden bisher noch nicht untersucht. Sollten sich Bogduks Theorien in der Zukunft bestätigen, ist nur eine kleine Anpassung des Modells der Sakrumtorsion erforderlich.

Derzeit gehen wir davon aus, dass L5 normalerweise als Antwort auf eine initiale Seitneigung zur neutralen (Typ-I-)Bewegung fähig ist (d.h. geringe kontralaterale Rotation). Also wird die linke Sakrumbasis bei einer belasteten *balancierten* neutralen Seitneigung der LWS nach rechts, die eine linkskonvexe Gruppenkrümmung ausbildet, nach inferior und anterior gedrückt.

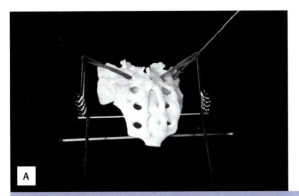
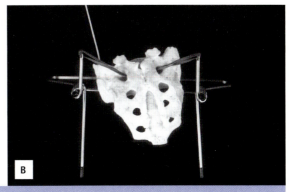

Abb. 3.19 A und B Schwingen des Sakrums.
Auf der Abbildung wurde das Sakrum an einem Gummiband durch ein Foramen sacralis pelvis zwischen S1 und S2 in einem Metallrahmen aufgehängt. Das Gummiband imitiert die Funktion des Lig. von Zaglas, an dem das Sakrum wie an einer Schaukel hängt.
Das linke Bild zeigt eine Linkstorsion über die linke Schrägachse.
Die Sakrumbasis ist linksrotiert und rechts seitgeneigt, der linke ALI steht posterior und etwas inferior. **Das rechte Bild zeigt ein unilateral flektiertes Sakrum links.** Die Sakrumbasis ist links seitgeneigt und ein wenig rechtsrotiert, der linke ALI steht inferior und etwas posterior.

Die Sakrumbasis ist dann linksseitgeneigt und rechtsrotiert (Torsion rechts über rechts).

In diesem Beispiel gibt es zwei mögliche Szenarien für die Bewegung von L5 gegenüber dem Sakrum und beide entsprechen den klinischen Beobachtungen: Seitneigung und Rotation können kontralateral oder ipsilateral gekoppelt sein.

Im ersten Szenario verhält sich L5 wie das unterste Segment einer Gruppenkrümmung mit Gegenrotation in Richtung der Konvexität, d. h. in die der Sakrumbasisrotation entgegengesetzte Richtung. Somit kann man sagen, dass L5 jede Stellung der Sakrumbasisbewegung umkehrt: Rotation, Seitneigung und Flexion (Nutation). Seitneigung und Rotation werden von L5 umgekehrt, indem er dem Gesetz der neutralen Seitneigung von Wirbelgruppen folgt. Da sich die Sakrumbasis nach vorne bewegt, beugt sich L5 (und gewöhnlich auch weitere Segmente) nach hinten und verstärkt die Lordose, um das Gleichgewicht halten zu können.

Das Ausmaß der Gegenrotation von L5 variiert gegenüber dem Sakrum und gegenüber dem Ausmaß der Seitneigung, was zu einem gewissen Grad von der Ausrichtung der Zygoapophysealgelenke abhängt. Eine solche Rotation tritt bevorzugt bei intermediärer oder koronarer Ausrichtung der Zwischenwirbelgelenke auf. Die Gegenrotation kann aufwärts, bis zur Spitze der Gruppenkrümmung, wo die Derotation einsetzt, mehrere benachbarte Lumbalsegmente umfassen. In diesem Fall kann L5 im Vergleich zur Frontalebene des Körpers leicht rotiert erscheinen und zwar in derselben Richtung wie die Sakrumbasis. Die Amplitude der adaptiven Rotation von L5 ist recht klein, so dass der Wirbel gegenüber den Cristae iliacae ziemlich gerade ausgerichtet erscheint.

Im zweiten Szenario gibt es während der Rückbeuge eine Rotation (mit der rechten Seitneigungsgruppe) und Seitneigung von L5 nach links. Bis heute gibt es keine anatomische Grundlage für eine ipsilateral gekoppelte Rotation/Seitneigung. Sie wurde lediglich experimentell beobachtet, wenn die initiale Bewegung die Achsenrotation der Wirbelsäule war. Eine solche ipsilaterale Kopplung ist analog zu der ipsilateralen Rotation/Seitneigung, die normalerweise oberhalb des Apex einer adaptiven Gruppe auftritt. In diesem Fall stellt das Lumbosakralgelenk den Apex der lumbosakralen Gruppenkrümmung dar. Eine solche Gruppe bildet sich nicht auf dem üblichen Weg, da der untere Teil der Krümmung vom Sakrum gebildet wird. Dieser Mechanismus existiert nur kurz, auch wenn die balancierte Seitneigung eine Adaptation an eine Beinlängendifferenz ist, weil sich die ipsilaterale Rotation/Seitneigung bald in eine nichtneutrale Dysfunktion mit größerer Rotationsamplitude verwandelt (siehe Band 1 und 2).

Die belastete, nicht balancierte neutrale Seitneigung der LWS drückt die Sakrumbasis auf der Seite der Seitneigung nach unten. Wenn als Reaktion die Seitneigung an der Sakrumbasis als Torsion um eine Schrägachse erschiene, wären Rotation und Seitneigung ebenso ausgerichtet wie die Lumbalsegmente. (**Beachte**: Hierbei handelt es sich um eine physiologische Möglichkeit. Doch wenn diese Kombination mit einer sakroiliakalen Dysfunktion aufträte, würde gleichzeitig eine lumbosakrale Dysfunktion vom Typ II vorliegen.)

Normalerweise erzeugt eine unbalancierte lumbale Seitneigung nach rechts eine Seitneigung des Sakrums an lediglich einem Sakroiliakalgelenk, nämlich ipsilateral zur Richtung der Seitneigung. Eine solche Bewegung lässt sich im Gegensatz zur Sakrumtorsion als „unilaterale Sakrumflexion rechts" bezeichnen. Wenn sich das Sakrum an das lumbale Gewicht auf der rechten Seite anpasst, gleitet es entlang der gesamten rechten aurikulären Fläche nach unten, sofern das Gewicht auf dem Sakrum von den Ligg. sacroiliaca posteriores gehalten

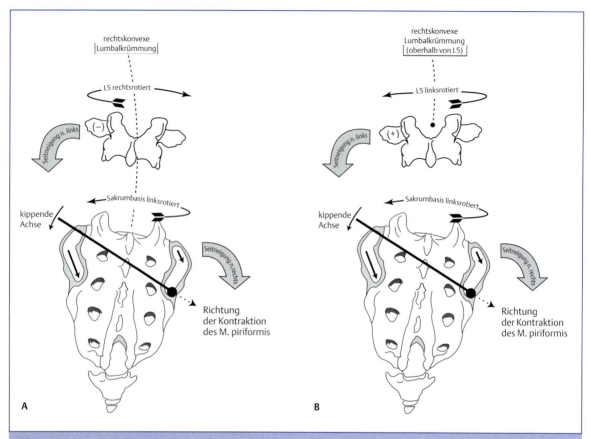

Abb. 3.20 A und B   Zwei hypothetische lumbosakrale Adaptationen an eine Sakrumtorsion
A   Bei der Sakrumtorsion nach links über die linke Schrägachse dreht sich L5 normalerweise in die der Sakrumbasis entgegengesetzte Richtung, was zur Verfestigung des lumbosakralen Gelenks führt.
B   Manchmal neigt sich L5 auch überwiegend zur Sakrumbasis entgegengesetzten Seite und rotiert als wäre er ein Segment über dem Apex einer skoliotischen Kurve (keine nichtneutrale Bewegung). In diesem Fall erfolgt die spinale Kompensation der Sakrumbasisrotation weiter oben.

wird, statt am unteren Pol des linken Os ilium gestützt zu werden, wie es bei der balancierten Rechtsseitneigung der Fall ist. Bei der Rechtsseitneigung rotiert L5 normalerweise nach links, wie auch bei der Sakrumrotation mit rechtsseitiger Sakrumflexion. Diese Beschreibungen gelten einem physiologischen Ereignis, das sich selbst umkehrt, wenn sich die Wirbelsäule begradigt. Wenn jedoch im Laufe der Seitneigung und Wiederaufrichtung des Rumpfes eine sakroiliakale Dysfunktion entsteht (Sakrum rechts flektiert), ist die Wirbelsäule gezwungen, sich an die Asymmetrie der Sakrumbasis anzupassen, indem sie eine rechtskonvexe Krümmung ausbildet. Dies erfordert von L5 eine Seitneigung links und Rotation rechts.

Wenn die lumbale Seitneigung aus einer flektierten Position im Stehen oder Sitzen heraus erfolgt, tendiert das Sakrum wegen des Zuges des M. erector spinae nach kranial an einer Seite des Sakrums zur Rückwärtstorsion. Somit erzeugt die flektierte rechte Seitneigung eine Sakrumtorsion nach links um eine rechte Schrägachse.

Die Seitneigung der LWS aus einer hyperextendierten Position erzeugt andererseits eine unilaterale Sakrumflexion. Die Seite ist dabei davon abhängig, ob die Last auf der Sakrumbasis nach links oder rechts gleitet. Eine hyperextendierte Lateralflexion kann also mit anderen Worten balanciert oder unbalanciert sein.

Die unbelastete, also im Liegen erfolgende Lateralflexion der Wirbelsäule, erzeugt eher eine Vorwärtstorsion des Sakrums, sofern das Lumbosakralgelenk nicht flektiert ist. Die flektierte und unbelastete Seitneigung kann eine Rückwärtstorsion erzeugen.

Wie bereits dargestellt, beschränkt die Anatomie des Sakroiliakalgelenks die axiale Sakrumrotation auf eine winzige Bewegung. Wenn das Sakrum gezwungen ist, der Achsenrotation von L5 passiv zu folgen, tut es dies mit einer Vorwärtstorsion als einziger Möglichkeit des Sakrums, recht frei zu rotieren. Daher wird die linke Achsenrotation eine linke Sakrumtorsion um eine linke Schrägachse erzeugen und automatisch die Achsenrotation der LWS in eine kontralateral gekoppelte Rotation/Seitneigung des Sakrums umwandeln.

Intrapelvine Adaptationsmechanismen

Da die Beschreibungen der unilateralen Sakrumflexion und der Sakrumtorsion den beobachteten Asymmetrien bei somatischen Dysfunktionen entspringen und nicht von Röntgenaufnahmen herrühren, muss erwähnt werden, dass es bei einer sakroiliakalen Dysfunktion eine *automatische* adaptive Verlagerung zwischen den Ossa coxae gibt. Diese Anpassung der Ossa coxae verschiebt typischerweise die anteriore und superiore Symmetrie der Wirbelsäule um 1–2 cm. Wegen der interkoxalen Verlagerung, welche das Verhältnis des linken Os coxae gegenüber dem rechten verändert, stimmt ein Koordinatensystem, das auf den iliakalen Orientierungspunkten beruht nicht mit den Hauptebenen des Körpers und seinen X-, Y- und Z-Achsen überein.

Das Paradoxon von Sakrumbasis und Angulus lateralis inferior

Etwas früher im Kapitel ging es um das Paradoxon, wie die Sakrumbasis eine kontralateral gekoppelte Rotation und Seitneigung vollführen kann, während gleichzeitig der ALI eine ipsilaterale Kopplung aufweist. Die Mechanik des Paradoxons wurde teilweise mit der Spur erklärt, der das Sakrum auf der aurikulären Fläche des Sakroiliakalgelenks folgt, sowie mit dem Abkippen des superioren Pols der Schrägachse. Aber auch diese Erklärung schützt den Kliniker nicht vor Verwirrung, wenn er auf eine Sakrumbasis mit kontralateraler Seitneigung und Rotation bei ipsilateral seitgeneigtem und rotiertem ALI stößt.

Man bedenke, dass bei der klinischen Anwendung der MET die Gelenkfunktion durch Bestimmung der statischen Position bestimmter Orientierungspunkte ermittelt wird und zwar vor und nach einer Bewegung – oder manchmal auch Behandlung. Die beobachtete Sakrumposition kann nur verstanden werden und zu einer sorgfältigen Diagnose führen, wenn die Ergebnisse der körperlichen Untersuchung mit dem Mitchell-Modell der pelvinen Biomechanik übereinstimmen. Zum Beispiel ist die Bestimmung einer Seitneigungsposition der Sakrumbasis kein direkt zu beobachtendes Phänomen, d. h. sie ist bei der körperlichen Untersuchung nicht *sichtbar*. Sie wird besser ermittelt, indem man die gefühlte Sulkustiefe in Bezug zu einem Modell der sakroiliakalen Arthrokinematik setzt. Wenn der Sulkus auf einer Seite tiefer ist als auf der anderen, kann nach dem Mitchell-Modell gefolgert werden, dass entweder die Sakrumbasis auf dieser Seite am kurzen Arm heruntergerutscht ist, oder am kurzen Arm auf der Gegenseite herauf. Auf jeden Fall ist die Sakrumbasis fortrotiert und zur Seite des tieferen Sulkus geneigt.

Das Mitchell-Modell der Beckenmechanik wurde von Mitchell sen. ursprünglich entwickelt, um eine Erklärung für die paradoxen Befunde zu finden, auf die er in der praktischen Arbeit stieß. Später wurden sie sowohl von Mitchell jr. nach Jahren der Lehre und klinischen Anwendung als auch durch relevante Forschungsergebnisse (eigene und andere), die erst nach dem Tod von Mitchell sen. 1974 ermittelt wurden, weiter verfeinert.

Zum besseren Verständnis dessen, wie die paradoxe Positionierung möglich ist, sollten zwei Dinge berücksichtigt werden: die einzigartige Anatomie des Sakrums und die bei dieser Untersuchungsmethode verwendeten Referenzpunkte. Es wird ein einmaliges „Koordinatensystem" bei der Bestimmung von Position und Bewegung der Sakrumbasis (basierend auf den Orientierungspunkten der Ossa coxae) gegenüber den ALIs (die mit den üblichen Hauptebenen des Körpers verglichen werden) verwendet. Der Grund dafür, dass diese beiden Orientierungspunkte (Sakrumbasis und ALIs) innerhalb zwei verschiedener Bezugsrahmen untersucht werden, liegt an der biokonvexen Form des posterioren Sakrums und seiner Ausrichtung gegenüber den Cristae iliacae und den Hauptebenen des Körpers.

Die Ausrichtung des Sakrums zu den Hauptebenen ist wegen seiner kurvigen Form schwer zu beschreiben. Die Basis ist steil nach vorne gekippt, doch eine Flächentangente am hintersten Punkt der sakrokokzygealen Krümmung verläuft ungefähr parallel zur Koronarebene, d. h. wegen der Krümmung des Knochens weist die posteriore Seite von S5 beinahe gerade nach hinten. Außerdem, selbst wenn die anatomischen Darstellungen ein flaches Sakrum in der Koronarebene zeigen, dessen posteriore Seite gerade nach hinten weist, ist das erste Sakralsegment normalerweise in einem Winkel von 41° (+/- 1°) nach vorne abgekippt (modifizierter Winkel nach Ferguson).

Wird die Sakrumbasis *klinisch* untersucht, bestimmt man seine Position in Relation zu den Cristae iliacae. Das Verfahren stützt sich auf die gefühlte Tiefe des Sulcus sacralis gegenüber der linken und rechten Crista iliaca, welche gleichzeitig palpiert werden, indem man beide Daumen direkt medial der Cristae iliacae auf Höhe von S1 beim Patienten in Bauchlage aufsetzt. Durch die Untersuchung des Patienten in Bauchlage werden die SIAS und die Ossa pubica durch die Oberfläche des Behandlungstisches stabilisiert, was die linke und rechte Crista iliaca zu zuverlässigeren Bezugspunkten bei der Ermittlung der Sulkustiefe macht. *Die Bestimmung sollte rein palpatorisch sein und keinesfalls visuell erfolgen.* Die Palpation der Sakrumbasis ohne Berührung der Cristae iliacae führt zum visuellen Vergleich mit den Hauptebenen des Körpers, und *das ist nicht zu empfehlen*.

Häufig wird der tiefere Sulkus wegen der Untersucherperspektive als „anteriore" Sakrumbasis interpretiert. Allerdings muss man bei der Beschreibung der Sakrumbasis vorsichtig mit den Begriffen „anterior" und „posterior" sein, weil die „anteriore" Fläche von S1 nicht gerade nach anterior weist, sondern nach inferior-anterior zu beinahe gleichen Teilen. Wenn man sagt, dass eine oder beide Seiten der Sakrumbasis „anterior" seien, so sind sie in Wahrheit inferior-anterior. Also ist die Sakrumbasis in die eine Richtung seitgeneigt (d. h. inferior) und als Folge der anterioren Verlagerung in die andere Richtung rotiert. Der kurze Arm der sakroiliakalen aurikulären Fläche führt die Bewegung in diese Richtung oder umgekehrt. Die Breite der Gelenkspur bietet wahrscheinlich genug Spielraum, um die beschriebenen Torsions- und unilateralen Flexionsbewegungen zuzulassen.

Die Sulkustiefe ist beinahe so sehr auf die inferiore Verlagerung der Sakrumbasis wie auf seine anteriore Verlagerung zurückzuführen. Da das Sakrum seine Position an die relative Position der Ossa coxae anpasst, die gegeneinander rotieren, ist die Position der Sakrumbasis in Relation zu den Hauptebenen des Körpers kein guter Indikator der Sakrumposition *im Verhältnis zu den Ossa coxae*. Somit sollte die Sakrumbasis mit Punkten auf den Cristae iliacae verglichen werden und nicht mit den Hauptebenen des Körpers. Wie bei den meisten Diagnoseverfahren in der MET wird die Knochenposition als Indikator der Knochenmobilität eingesetzt. „Bewegung ist Position in Bewegung" – *„Motion is position on the run"* (Mitchell sen.).

Im Vergleich befindet sich der Abschnitt des gekrümmten Sakrums, in dem die ALIs liegen, mehr oder weniger in der Frontalebene des Körpers. Außerdem sind die nur flach unter der Haut liegenden ALIs zuverlässige Orientierungspunkte zur visuellen Einschätzung des Sakroiliakalgelenks und einer Beschreibung ihrer jeweilgen Position gegenüber den Hauptebenen des Körpers leichter zugänglich.

Manipulierbare Störungen des Beckens

Es werden sieben manipulierbare Störungen des Beckens unterschieden: **Subluxationen, sakroiliakale Dysfunktionen, iliosakrale Dysfunktionen, eingeschränkte Atembeweglichkeit, viszerale Dysfunktionen und Fehlstellungen, kokzygeale Dysfunktionen und kraniosakrale Dysfunktionen**. Die ersten drei lassen sich als *lokomotorische Dysfunktionen* zusammenfassen. Obwohl sich „sakroiliakal" und „iliosakral" anatomisch auf dasselbe Gelenk beziehen, werden sie separat eingestuft, weil sakroiliakale Dysfunktionen durch aus der Wirbelsäule wirkende Kräfte verursacht werden, wohingegen iliosakrale Dysfunktionen auf Kräfte aus den Beinen zurückgehen. Der Begriff der **pelvinen Dysfunktion** ist ein Oberbegriff, der alle genannten Störungen außer der Subluxation umfasst.

Die Subluxation ist definiert als unvollständige Dislokation oder Minor-Dislokation. Wenn ein Gelenk disloziert oder subluxiert und aus seiner anatomischen Konfiguration gerissen wird, gehen die normalen Bewegungsfunktionen verloren. **Eine somatische Dysfunktion (Gelenkdysfunktion) bedeutet den Verlust der normalen Bewegungsfunktion *ohne jede Dislokation des Gelenks*.** Aus historischen Gründen werden Subluxationen und Dysfunktionen auch als „Läsionen" bezeichnet, ohne irgendeine nähere Differenzierung.

Subluxationen finden sich recht häufig in den Beckengelenken und können dann den ganzen Körper in Mitleidenschaft ziehen. Sie können durch ein anhaltendes Ungleichgewicht der Stabilisatoren verursacht werden, wie etwa bei der pubischen Subluxation, oder durch ein Trauma wie z. B. bei der superioren Subluxation des Os coxae. Die traumatische Subluxation unterscheidet sich von der pelvinen Dislokation nur graduell. Es kann sein, dass multiple „Subluxationen" zu mikroskopischen Gewebeausrissen führen, doch ist dies nicht so einfach klinisch nachzuweisen. Sowohl Dislokation als auch Subluxation führen zur Hypermobilität des Gelenks.

> **Zu den Subluxationen des Beckens gehören:**
> - **Dislokation (Subluxation) der Symphysis pubis**, auch als **vertikale Scherung** oder **pubische Subluxation** bezeichnet
> - **superiore Subluxation des Os coxae**, was man auch als **inferiore Scherung des Sakrums gegen das Os ilium** bezeichnen kann; nicht zu verwechseln mit der einseitigen anterioren Nutation des Sakrums, die eine somatische Dysfunktion ist
> - **Inflare des Os coxae** (Rautenbecken), das sich als Asymmetrie (in der Frontalebene) der SIAS zur Mittellinie hin (Bauchnabel) manifestiert
> - **Outflare des Os coxae** (Rautenbecken), das sich als Asymmetrie (in der Frontalebene) der SIAS von der Mittellinie weg manifestiert.
>
> **Beachte**: Flare-Läsionen lassen sich erst nach der erfolgreichen Behandlung einer Rotation des Os coxae zuverlässig diagnostizieren.

In diesem Kapitel:

- Subluxationen des Beckens
  - pubische Subluxation
  - superiore Subluxation des Os coxae
  - In- und Outflare des Os coxae
- Sakroiliakale Dysfunktionen
  - unilateral flektiertes Sakrum
  - Vorwärtstorsion des Sakrums
  - Rückwärtstorsion des Sakrums
- Iliosakrale Dysfunktionen
  - anteriore und posteriore Dysfunktion des Os coxae
- Manipulierbare muskuläre Ungleichgewichte
- Eingeschränkte sakroiliakale Atembeweglichkeit
- Sakrumoszillation
- Kokzygeale Dysfunktion oder Fehlstellung

Kapitel 4

Tabelle 4 A   Die sechs manipulierbaren Störungen des Beckens und mögliche Varianten

1. **Subluxation** – verursacht durch Trauma oder muskuläres Ungleichgewicht:
   a. Dislokation oder Subluxation der Symphysis pubis (nach oben oder unten, rechts oder links)
   b. Superiore Subluxation des Os coxae (im Allgemeinen auf der linken oder rechten Seite, aber auch beidseits möglich)
   c. Rautenbecken (bezeichnet als Outflare oder Inflare, rechts oder links)
2. **Sakroiliakale Dysfunktion** – verursacht durch von der Wirbelsäule durch von oben einwirkende Kräfte, welche die ligamentär-artikuläre Mobilität des Sakrums verändern:
   a. Unilaterale Sakrumflexion (links oder rechts, aber auch beidseits möglich)
   b. Sakrumtorsion (Links- oder Rechtstorsion um die linke oder rechte Schrägachse)
3. **Iliosakrale Dysfunktion** – verursacht durch abnormale Bewegungen der Beine, welche die ossär-artikuläre Mobilität des Os ilium verändern:
   a. Anteriorrotation des Os coxae (nach der Seite der Dysfunktion in links oder rechts unterschieden)
   b. Posteriorrotation des Os coxae (nach der Seite der Dysfunktion in links oder rechts unterschieden)
4. **Eingeschränkte Atembeweglichkeit** – verursacht durch Beckenödem oder Kompression des Sakroiliakalgelenks: Eingeschränkte sakroiliakale Atembeweglichkeit (nach der Seite der Dysfunktion in links oder rechts unterschieden, möglicherweise auch beidseits).
5. **Kraniosakrale Dysfunktion** – verursacht durch eine Dysfunktion des Schädels: Wellenförmige Bewegungen des Sakrums (vom Rotationstyp oder Seitneigungstyp, oder beides kombiniert). Jeder Wellenzyklus dauert etwa 10 Sekunden.
6. **Viszerale Dysfunktion des Beckens** – verursacht durch Trauma oder falsche Körperhaltung (siehe Woodall, 1926; sowie für eine weniger mechanistische Sicht Barral und Mercier, 1988; einschließlich „Manipulierbare Läsionen des Os coccygis").

Zusätzlich schränken Subluxationen die physiologischen Bewegungsfunktionen der Beckengelenke ein und führen manchmal zu bizarren Verlagerungen der knöchernen Orientierungspunkte, die zur Bestimmung einer somatischen Dysfunktion des Beckens genutzt werden. Eine Subluxation stört einige der physiologischen Bewegungsachsen und behindert die effektive Behandlung einer somatischen Dysfunktion. *Aus diesem Grund wird nach Subluxationen gesucht, die, wenn nötig, vor dem Diagnose- oder Behandlungsversuch einer somatischen Dysfunktion des Beckens behandelt werden.*

Eine **sakroiliakale Dysfunktion** wird durch exzessive oder dauerhaft abnormale Belastung der Sakrumbasis über die Wirbelsäule, etwa durch falsches Heben oder ein muskuläres Ungleichgewicht, ausgelöst. Außerdem können verschiedene Faktoren abnorme asymmetrische Wirbelsäulenkräfte erzeugen: Skoliose, spinale segmentale Dysfunktionen, Wirbelsäulentrauma und sogar Kopf- und Halstraumen. Das Sakrum passt seine Position diesen Kräften an und verliert mit der Zeit die Fähigkeit, eine andere Position einzunehmen. Zahlreiche Prinzipien und Mechanismen der physiologischen Torsion und unilateralen Sakrumflexion (siehe Kapitel 3) können zur Beschreibung der sakroiliakalen Dysfunktion herangezogen werden, die hier als „torquiertes" bzw. unilateral „flektiertes" Sakrum bezeichnet werden. Wie die Vergangenheit gezeigt hat, ist ein Sakrum mit solchen Dysfunktionen in irgendeiner Weise statisch oder eingeschränkt und bewegt sich zu einem gewissen Grad im normalen physiologischen Bereich (siehe Kapitel 2 und 3).

Eine **iliosakrale Dysfunktion** wird durch ein myofasziales Spannungsungleichgewicht in Hüfte und Beinen ausgelöst. Bei einer chronischen Entwicklung kann die Bewegungseinschränkung durch verkürzte sakroiliakale Ligamente manifestiert werden.

Von den beiden nichtlokomotorischen Störungen betrifft eine die **Atembewegungen** und wird als Atmungseinschränkung oder respiratorische Einschränkung bezeichnet. Ursache einer eingeschränkten sakroiliakalen Atembeweglichkeit ist ein Beckenödem, das eine synoviale Gelose im Sakroiliakalgelenk verursachen kann. Die zweite Störungsform ist ein wellenförmiges Bewegungsphänomen des Sakrums, das von einer ossär-artikulären Dysfunktion der Schädelnähte erzeugt wird. Die korrigierende Behandlung dieser **kraniosakralen Dysfunktion** erfolgt am Schädel und nicht am Becken.

Sakroiliakale und iliosakrale Dysfunktionen sowie die respiratorischen und die kraniosakralen Dysfunktionen können eine Vielzahl von Symptomen nach sich ziehen und in manchen Fällen auch zeitweilig asymptomatisch sein. In diesem Kapitel soll die Bandbreite der pelvinen Dysfunktionen dargelegt und ihre Mechanik erklärt werden, so dass klinische Befunde interpretiert werden können und zu einer sinnvollen Behandlung führen.

Diese Übersicht der manipulierbaren Störungen des Beckens beginnt mit den möglichen Subluxationen des Beckens: Subluxation der Symphysis pubis, superiore Subluxation des Os coxae und Inflare oder Outflare des Iliums (Rautenbecken). Dann werden wir die beiden Formen der sakroiliakalen Dysfunktion untersuchen (unilateral flektiertes Sakrum und torquiertes Sakrum). Es schließen sich die iliosakralen Dysfunktionen (Anterior- oder Posteriorrotation des Os coxae), eine kurze Diskussion zum muskulären Ungleichgewicht und schließlich eine Besprechung der nichtlokomotorischen Dysfunktionen des Beckens an (respiratorische Einschränkung und kraniosakrale Dysfunktion).

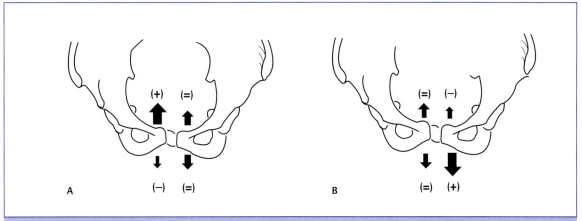

Abb. 4.1 Die pubische Subluxation kann an einer Seite nach oben (A) und auf der anderen nach unten (B) erfolgen, was von der Seite des muskulären Ungleichgewichts abhängt. Die Pfeilgröße auf beiden Seiten der Symphyse symbolisiert das muskuläre Gleichgewicht (gleiche Größe – „=") oder Ungleichgewicht (unterschiedliche Größe – „+" oder „-").

Beachte: Viszerale Dysfunktionen des Beckens werden nicht im Mitchell-Modell behandelt. Jedoch können manipulierbare Läsionen des Os coccygis tief greifende Auswirkungen auf die Funktion von Beckenorganen haben und die Zirkulation und/oder die neurale Versorgung beeinträchtigen. Bei den Beckenorganen kann es manchmal zu verschiedenen Formen von Ptosis oder Prolaps kommen, die häufig manuell korrigierbar sind, manchmal auch mit dauerhaftem Erfolg (Woodall 1926).

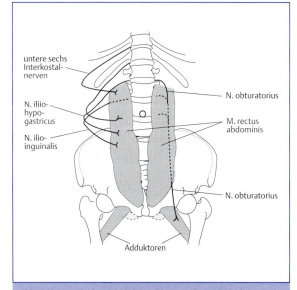

Abb. 4.2 Muskuläre Stabilität der Symphysis pubis
Hauptsächlich der M. rectus abdominis und die Oberschenkeladduktoren sorgen für die Stabilisierung der beiden Ossa pubica zueinander. Sie werden von den Nerven der unteren BWS und der oberen drei Lumbalsegmente innerviert. Offenbar erfordert die Aufrechterhaltung dieser stabilen Beziehung in verschiedenen lokomotorischen Situationen eine hohe transsegmentale interneuronale und feinabgestimmte Aktivität, die durch somatische Dysfunktionen im unteren Rücken gestört werden kann, was zu einer abnormen Positionierung der Schambeine führen kann, einer pubischen Subluxation.

Subluxationen des Beckens

Subluxation der Symphysis pubis

Die häufigste Subluxation des Beckens ist die inferiore oder superiore Scherung. Ohne die aponeurotischen Verlängerungen der Mm. transversus, obliquus und rectus abdominis sowie der Hüftadduktoren wäre an der Symphyse eine vertikale Scherung von 3–6 mm ohne Rupturen möglich. Den klinischen Beobachtungen zufolge scheint die Symphyse über keine intrinsischen stabilisierenden Strukturen zu verfügen, welche die Schambeine fest an ihrem Platz und symmetrisch zueinander halten könnten. Die Diagnose wird durch präzise palpatorische Lokalisierung der Cristae pubicae gestellt, während man auf eine superiore/inferiore Asymmetrie achtet. Wenn eine solche Asymmetrie vorliegt, ist eine Seite normal und die andere subluxiert. **Die Seite der Subluxation weist durchgängig eine Bewegungseinschränkung im ipsilateralen Sakroiliakalgelenk auf, die sich durch einen Flexionsmobilitätstest im Stehen nachweisen lässt**.

Die Stellung der Symphyse wird von der Abdominal- und der Oberschenkelmuskulatur erzeugt, deren motorische Nervenfasern in der unteren BWS und oberen LWS entspringen. Bei einem Ungleichgewicht in den myotonen stabilisierenden Mechanismen ist es also nicht überraschend, dass man häufig in der Thorakolumbalregion auf Dysfunktionen und Belastungen stößt. Der veränderte Muskeltonus, der mit der pubischen Subluxation einhergeht, ist manchmal im Abdomen oder im Oberschenkel zu palpieren. Die MET kann die Integrität des myotonischen stabilisierenden Systems regelmäßig wiederherstellen, zumindest vorübergehend, auch wenn weiterhin eine spinale Dysfunktion vorliegt. Die MET-Anwendung auf der gesunden Seite hat keinen Effekt.

Eine eingeschränkte Bewegungsfunktion im Becken oder im Sakroiliakalgelenk belastet signifikant die Haltungsanpassung, die lokomotorischen Funktionen, die Zirkulation sowie die Trophik und regulatorische Funktionen des Nervensystems. Eine pubische Subluxation kann von Dysurie, häufigem Harndrang, verzögerter Harnentleerung, Inkontinenz oder suprapubischen Schmerzen oder Unwohlsein begleitet sein, was dann zur klinischen Diagnose Zystitis führen kann. Allerdings zeigt die Urinkultur dann kein Wachstum pathogener Keime.

> **Zusammenfassung der diagnostischen Kriterien für eine pubische Subluxation**
> - fehlerhafte superiore oder inferiore Ausrichtung der Crista pubica
> - positiver Flexionstest im Stehen auf der Seite der Läsion
> - variable suprapubische und ilioinguinale Schmerzhaftigkeit
> - gelegentlich palpables muskuläres Ungleichgewicht der Abdominal- und Oberschenkelmuskulatur
>
> **MET-Prinzipien zur Behandlung einer pubischen Subluxation**
> - Die Co-Kontraktion der ungleichgewichtigen Muskulatur oder ihrer Antagonisten normalisiert die interneuronalen Reflexe.

Die superiore Subluxation des Os coxae

Die zweithäufigste pelvische Subluxation (nach klinischen Beobachtungen) ist die superiore Subluxation des Os coxae. Ursprünglich wurde sie von Fryette (1914) mit verschiedenen komplizierenden Variationen beschrieben. **Die Läsion ist im Grunde eine vertikale Scherung zwischen dem Sakrum und dem Os ilium, welche den Abstand zwischen der sakrokokzygealen Anheftung des Lig. sacrotuberale und seiner Insertion am Tuber ischiadiucm verkürzt.** Normalerweise findet sich die Läsion nur einseitig, ist jedoch auch beidseits möglich. Die akute Läsion kann leicht und rasch rückgeführt werden, was dann in der Hälfte der Fälle stabil ist. Solche kurzlebigen Zustände, die nach Reponierung stabil bleiben, werden als **sakroiliakale Subluxationen** bezeichnet. Wenn das Gelenk nach der Reponierung nicht an seinem Platz bleibt, bezeichnet man den Zustand als **instabiles Sakroiliakalgelenk,** was eine orthopädische Stabilisierung über 2–3 Monate üblicherweise mit einem Sakroiliakalgürtel erfordert, bis das Ligament ausgeheilt ist.

Ein häufiger Irrtum ist, dass eine superiore Subluxation des Os coxae die Crista iliaca *im Stehen* ebenso wie *im Liegen* in eine superiore Position bringt. Dazu müsste die betroffene Person jedoch auf einem Bein stehen (!), weil die superiore Subluxation zu keiner Veränderung der Beinlänge oder der Größe des Os coxae führt und auch das Verhältnis zwischen Femur und Azetabulum nicht beeinflusst. Es verändert sich nur das Verhältnis zwischen Sakrum und Os coxae. Beim unbelasteten Liegen nimmt das betroffene Os coxae eine superiore Position

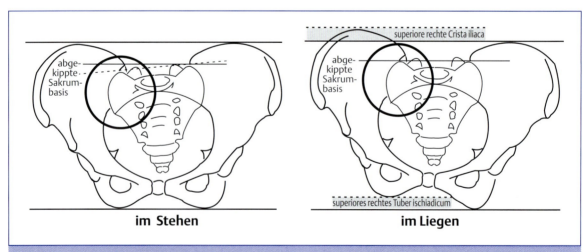

Abb. 4.3 Superiore Subluxation des rechten Os coxae
Beim stehenden Patienten erscheinen die Cristae iliacae auf gleichem Niveau, das Sakrum ist am Os ilium nach unten abgeschert. Beim liegenden Patienten richtet sich das Sakrum mit der Wirbelsäule gerade aus, und das rechte Os coxae wird nach superior verlagert. Die Horizontale in der linken Grafik kennzeichnet die Cristae iliacae auf gleicher Höhe beim stehenden Patienten. Die beiden Horizontalen rechts stehen für eine gerade Sakrumbasis und eine Kopfwärtsverlagerung des rechten Tuber ischiadicum beim liegenden Patienten.

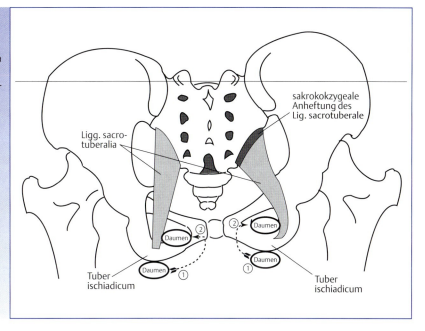

Abb. 4.4 Superiore Subluxation des Os coxae rechts – Ansicht von posterior
Die superiore Verlagerung des rechten Tuber ischiadicum wird visuell durch präzise Platzierung der Daumen ermittelt. Das Lig. sacrotuberale rechts ist gelockert.

gegenüber dem Sakrum ein, welches gegenüber dem Os coxae und der Wirbelsäule normal positioniert ist. Die Sakrumposition auf der betroffenen Seite ist im Verhältnis zum Os ilium in einer inferioren Position. Im Stehen nimmt das Sakrum eine inferiore Position zum Os coxae ein, wobei jedoch die Entfernung zwischen Os coxae und Boden unverändert bleibt.

Fryettes Variationen können das Konzept der Subluxation etwas verwässern, besonders weil 1914 die Unterscheidung zwischen Dysfunktion und Subluxation als nicht bedeutend angesehen wurde, was für manche heute noch gilt. Auf diese Weise wurde also über die superiore vertikale Scherung in Kombination mit der anterioren oder posterioren Rotation der Crista iliaca diskutiert, ohne an die Möglichkeit zu denken, dass die iliakale Rotation eine Anpassung an die Dislokation sein könnte oder unabhängig entstanden ist, also nicht per se Bestandteil des Läsionsmechanismus ist.

Im Mitchell-Modell werden die Rotationen des Os ilium nicht als Subluxationen betrachtet, sondern als eingeschränkte physiologische Funktion – als somatische Dysfunktion. **Bei einer Subluxation wird häufig an eine „Knochenverschiebung" gedacht, eine Minor-Dislokation, bei der sich die Einschränkung der physiologischen Funktion (somatische Dysfunktion) auf ein Gelenk bezieht, dessen normaler Bewegungsbereich entweder wegen eines Traumas oder als Ergebnis einer biomechanischen Adaptation begrenzt ist.** Im Mitchell-Modell wird die Unterscheidung als wichtig erachtet.

Der Sturz auf das Gesäß ist wahrscheinlich die häufigste Ursache für eine iliakale Dislokation. Sie wird am Patienten in Bauchlage an dem einseitig nach superior verlagerten *Tuber ischiadicum* und der Palpation der relativen Lockerheit des ipsilateralen *Lig. sacrotuberale* erkannt. Klinisch sind beobachtete Abweichungen von 10 mm (+/- 5 mm) superiore Verlagerung des Tuber ischiadicum in Bauchlage typisch. Man vermutet, dass 5–15 % der symptomfreien Bevölkerung eine superiore Subluxation des Os coxae aufweisen. Die Reposition mit einer longitudinalen Traktion der betroffenen Hüfte ist gewöhnlich einfach (siehe Beschreibung in Kapitel 7). Solche Repositionen sind in der Hälfte der Fälle belastungsstabil.

Eine inferiore Subluxation des Os coxae wurde trotz des offensichtlich kurativen Effekts der Schwerkraft beschrieben, doch es ist so selten, dass wir es hier vernachlässigen.

> **Die Variationen der superioren Subluxation des Os coxae umfassen:**
>
> **1. Akute sakroiliakale Dislokation oder Subluxation**
> Die Diagnose wird innerhalb weniger Tage nach dem Ausrutschen mit Sturz auf das Gesäß oder einem ähnlichen Trauma gestellt.
>
> **2. Chronische superiore Subluxation des Os coxae**
> Dies wird manchmal mal bei asymptomatischen Patienten entdeckt. Die Inzidenz in der symptomfreien Bevölkerung liegt wahrscheinlich bei 5–15 %. Rücken- oder Kopfschmerzen können die Folge sein. Die vertikale Verlagerung beträgt 1 cm oder weniger. Dieser Zustand ist am einfachsten zu behandeln, weil das Gelenk an seinem Platz verbleibt, wenn die Subluxation zurückgeführt wird.
>
> **3. Rezidivierende sakroiliakale Dislokation oder Subluxation**
> Dies ist äquivalent mit der sakroiliakalen Instabilität. Hier ist die Instabilität zu groß, als dass eine Reposition bleibenden Charakter haben könnte. Die erforderliche Behandlung ist wesentlich komplexer. Sie kann Folge einer sakroiliakalen Stauchung sein.
>
> **4. Kongenitale sakroiliakale Dislokation**
> Das Sakroiliakalgelenk ist eventuell *in utero* disloziert. Dies wird nur selten von Pädiatern oder Geburtshelfern entdeckt und kann auch ein Leben lang unentdeckt bleiben.

> **Zusammenfassung der diagnostischen Kriterien für die superiore Subluxation des Os coxae**
> - superiore Verlagerung eines Tuber ischiadicum beim Patienten in Bauchlage
> - lockeres Lig. sacrotuberale auf derselben Seite
> - der dynamische Beinlängentest zeigt eine Hypermobilität auf derselben Seite
> - variabler Flexionstest im Stehen
>
> **MET-Prinzipien zur Behandlung einer superioren Subluxation des Os coxae**
> - Beim Patienten in Bauchlage wird ein rascher Traktionszug auf das Bein der betroffenen Seite ausgeübt, und zwar in Verlängerung der Ebene des Sakroiliakalgelenks, wobei der Patient gleichzeitig hustet. Das Husten stabilisiert zusätzlich das Sakrum und die Wirbelsäule.

Rautenbecken

Die seltensten pelvinen Subluxationen sind die Inflare- und Outflare-Läsionen, die Fryette (1914) als „dished in" und „dished out" bezeichnete. Die Europäer bevorzugen einen wissenschaftlicheren, jedoch weniger spezifischen Terminus: das Rautenbecken. Bei Flare-Läsionen handelt es sich um Dislokationen, die hauptsächlich am Sakroiliakalgelenk und sekundär an der Symphysis pubis auftreten. Eine seltene Form der Beckensubluxation betrifft vermutlich nur das Sakroiliakalgelenk, dessen sakrale Facies auricularis eine konvexe Form besitzt. Wahrscheinlich spielt ein muskuläres Ungleichgewicht des M. obliquus abdominis eine Rolle bei der Distraktion des Os ilium aus seiner normalen Beziehung zum Sakrum, jedoch nur in Kombination mit einem Sakroiliakalgelenk, das von Natur aus aufgrund einer konvexen aurikulären Gelenkfläche als anatomischer Anomalie instabil ist.

Inflare-Läsionen bedeuten eine anteriore akute Scherung des Os ilium am Sakroiliakalgelenk, die von einer leichten posterior-medialen Scherung an der Symphysis pubis begleitet wird. Die anteriore bogenförmige Scherung des Os ilium führt zu einer Verlagerung oder Asymmetrie der Orientierungspunkte des Beckens. Die SIAS der betroffenen Seite liegt mehr proximal zum Bauchnabel und die Crista pubica der betroffenen Seite weiter posterior.

Outflare-Läsionen bedeuten eine posteriore bogenförmige Scherung des Os ilium am Sakroiliakalgelenk, die von einer leichten anterior-lateralen Scherung an der Symphysis pubis begleitet wird. Im Gegensatz zur Inflare-Läsion resultiert die posteriore bogenförmige Scherung des Os ilium beim Outflare in einer weiter distal zum Bauchnabel liegenden SIAS und einer mehr anterioren Crista pubica auf der betroffenen Seite.

Verwechseln Sie diese Läsion nicht mit der „pelvinen Distorsion" nach Cramer (1965), deren gemeinsames Muster die Kombination von einem linken einseitig flektierten Sakrum (von Lewit, 1999, als eine „einseitige Nutation" beschriebene) und einem um eine pubische Transversalachse nach anterior rotierten rechten Os coxae ist. Diese Kombination ist so häufig, dass man einen mechanischen Kompensationsmechanismus dahinter vermuten könnte. Die Rotation des Os coxae verändert die Distanz zwischen Nabel und SIAS und kann als iliakaler Flare missdeutet werden. Aus diesem Grunde wird die iliakale Rotation gewöhnlich zuerst behandelt, bevor eine diagnostische Entscheidung über den iliakalen Flare getroffen wird. Diese Fehlinterpretation könnte für die hohe Inzidenz von iliakalen Inflares bei manchen Klinikern verantwortlich sein.

Zur Behandlung einer Flare-Läsion kann der flektierte Femur des Patienten als Hebel eingesetzt werden. Die Hüftadduktoren und -abduktoren können zur isotonischen Reduktion des Flares herangezogen werden.

Wenn die Instabilität andauert, was an den wiederkehrenden Dislokationen erkennbar ist, entweder als superiore Subluxation des Os coxae oder als Flare, kann ein sakroiliakaler Gürtel zur externen Stabilisierung nach der Reposition der Dislokation erforderlich sein.

> Das Rautenbecken – Inflare oder Outflare, links oder rechts – darf nicht mit dem Beckenschiefstand verwechselt werden, der die Manifestation eines anatomisch (kongenital) verkürzten Beins ist.

Zusammenfassung der diagnostischen Kriterien für Inflare- und Outflare-Läsionen
- Die SIAS ist näher an bzw. weiter von der Mittellinie entfernt als auf der normalen Seite.
- Die Rotation des Os coxae wurde erfolgreich behandelt, so dass die superiore bzw. inferiore SIAS wieder richtig ausgerichtet sind.
- Der Flexionstest im Stehen ist auf der betroffenen Seite positiv.

MET-Prinzipien zur Behandlung einer medialen/ lateralen Os-coxae-Rotation
- Der Femur wird als artikulatorischer Hebel eingesetzt.
- Hüftmuskelkontraktionen werden zur Erhöhung des sakroiliakalen Gelenkspiels genutzt.

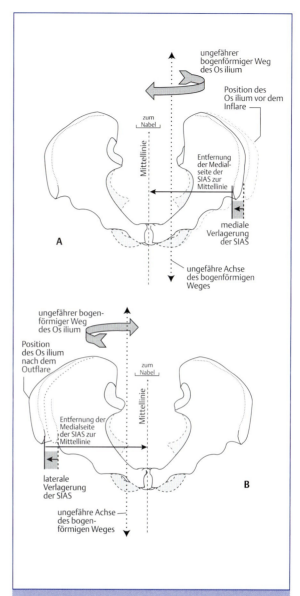

Abb. 4.5 Asymmetrie der SIAS aufgrund einer Flare-Verschiebung des Os coxae
Das Os ilium ist rechts nach lateral rotiert (Outflare) oder links nach medial (Inflare). Die betroffene Seite wird beim Flexionstest im Stehen oder Sitzen bestimmt. Um den visuellen Vergleich zwischen der Entfernung der SIAS-Position zur Mittellinie (Bauchnabel) anzustellen, werden die Daumen gegen die medialen Schrägen der Orientierungspunkte gesetzt.

Sakroiliakale Dysfunktion

Im Mitchell-Modell werden zwei Formen der sakroiliakalen Dysfunktion unterschieden: das unilateral flektierte Sakrum und das torquierte Sakrum. Diese Dysfunktionen können folgende Ursachen haben: falsches Heben, muskuläres Ungleichgewicht, Trauma, Adaptation an eine Dysfunktion in Wirbelsäule oder Kranium oder eventuell als „eigenständig" entwickelte Dysfunktion. Die Prinzipien und die Mechanik der unilateralen Sakrumflexion und der Sakrumtorsion wurden in Kapitel 3 beschrieben und werden hier unter den Bezeichnungen „unilateral *flektiertes* Sakrum" und „*torquiertes* Sakrum" als Kennzeichnung der Dysfunktion verwendet.

Sowohl das unilateral flektierte Sakrum als auch das torquierte Sakrum können als physiologische Bewegung mit abnormer Hemmung angesehen werden. Beim torquierten Sakrum ist also die Bewegung in irgendeiner Weise innerhalb des normalen Bewegungsbereichs der Sakrumtorsion eingeschränkt. Das unilateral flektierte Sakrum steckt in der einseitigen Flexion fest. **Bei einer asymmetrischen Verlagerung des Angulus lateralis inferior liegt eines von beiden vor**. Die einseitige Sakrumextension als Dysfunktion ist eine theoretische Möglichkeit, wurde jedoch unseres Wissens nach bisher nicht beschrieben. Die ALI-Position ist das signifikanteste und zuverlässigste Kriterium der Sakroiliakaldiagnostik. Wenn sie symmetrisch sind, liegt keine sakroiliakale Dysfunktion vor. Sie dienen deshalb auch dem raschen Screening einer solchen.

Bedeutung der Reihenfolge. Die Untersuchung einer sakroiliakalen Dysfunktion erfolgt erst, nachdem eine Subluxation ausgeschlossen oder angemessen behandelt wurde. Die physiologische Argumentation (im Gegensatz zur Theorie der Knochenverschiebung in der Beckendynamik) führte Mitchell sen. (1965) zu einer einheitlichen Theorie der physiologischen und dysfunktionalen Sakroiliakalbewegung. Das Modell liefert die beste Erklärung für die beobachtbaren Phänomene und hat einen großen Vorhersagewert für den Behandlungserfolg.

> **Beachte**: Nicht jede sakrale Asymmetrie muss notwendigerweise auch eine Läsion darstellen. Das Sakrum kann sich gerade so wie die Wirbelsäule adaptieren. Es kommt nicht selten vor, dass die Behandlung einer lumbalen oder unteren thorakalen Dysfunktion zur „Spontanheilung" einer sakralen Stellungsanomalie führt. Dies ist analog zur adaptiven Begradigung einer Wirbelsäulenkrümmung nach Behandlung der primären Läsion.

Manipulierbare Störungen des Beckens   81

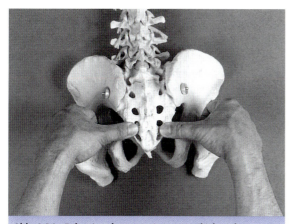

Abb. 4.6 A   Palpation der posterioren ALI-Flächen des Sakrums.

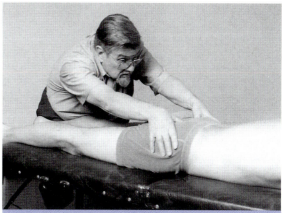

Abb. 4.6 B   Palpation der posterioren ALI-Flächen des Sakrums
Zur Beurteilung der Rotation muss der Blick des Behandlers parallel zur Koronarebene des posterioren ALI ausgerichtet sein.

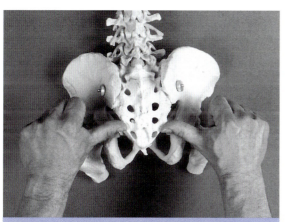

Abb. 4.6 C   Palpation der inferioren ALI-Flächen des Sakrums.

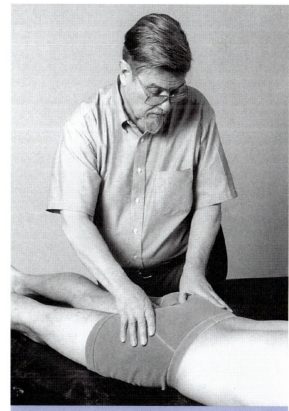

Abb. 4.6 D   Palpation der inferioren ALI-Flächen des Sakrums
Zur Beurteilung der Seitneigung muss der Blick des Behandlers tangential zur Transversalebene des inferioren ALI ausgerichtet sein.

Das unilateral flektierte Sakrum

Die Stellung eines unilateral flektierten Sakrums wurde in Übereinstimmung mit der physiologischen Bewegung der unilateralen Sakrumflexion bestimmt. Sakrumbasis und ALI sind zur gleichen Seite geneigt. So ist z. B. bei einem unilateral flektierten Sakrum das Sakrum nach links geneigt, wobei der ALI typischerweise etwa 1 cm näher an den Füßen steht als der rechte. Dies ist das Ergebnis der Bewegung der Sakrumbasis entlang des kurzen Arms der aurikulären Gelenkfläche nach inferior und anterior gegenüber der linken Crista iliaca ohne entsprechende Bewegung auf der rechten Seite. Gleichzeitig bewegt sich das Sakrum am langen Arm der aurikulären Gelenkfläche nach posterior und inferior, was zu der linksseitgeneigten Position des ALI führt (Abb. 4.7).

Die Beurteilung der Sakrumbasisposition erfolgt durch Palpation der Tiefe des Sulcus sacralis (siehe Kapitel 1 zur Palpation der Orientierungspunkte und Kapitel 8 für das Untersuchungsprotokoll). Unterschiedliche Sulkustiefen sind jedoch häufig zu subtil, um zuverlässig beurteilt werden zu können. Bessere Indikatoren sind die ALI-Positionen.

Zusätzliche Tests wie die Untersuchung der Beinlänge in Bauchlage, der Flexionstest im Sitzen oder die Bestimmung der ALI-Verlagerung gegenüber der Horizontalen und der Koronarebene können zur Bestätigung der Diagnose eines *unilateral links flektierten Sakrum* erforderlich sein. So kann z. B. der Flexionstest die Seite der eingeschränkten Beckengelenkbewegung bestätigen, da das Sakrum bei der Vorbeuge des Rumpfes zwischen den Ossa ilia kopfwärts gezogen wird. Wenn das Sakrum am linken Sakroiliakalgelenk eingeschränkt wird, steckt das Sakrum in einer nach anterior gerichteten Nutation auf dem linken Os ilium fest. Nach Erreichen der Einschränkung wird bei fortgesetzter Vorbeuge das Sakrum das linke Os ilium mitziehen, was zur Bewegung des linken Tuberculum glutaeale oder der SIPS nach weiter superior führt, als auf der rechten Seite. Somit würde man also bei einem unilateral links flektierten Sakrum einen linksseitig positiven Flexionstest im Sitzen erwarten, weil dies die Seite der eingeschränkten Beckengelenkbewegung ist. Ein positiver Test zeichnet sich durch eine posteriore Bewegung des Tuberculum glutaeale anstatt einer superioren Bewegung aus (siehe Kapitel 6).

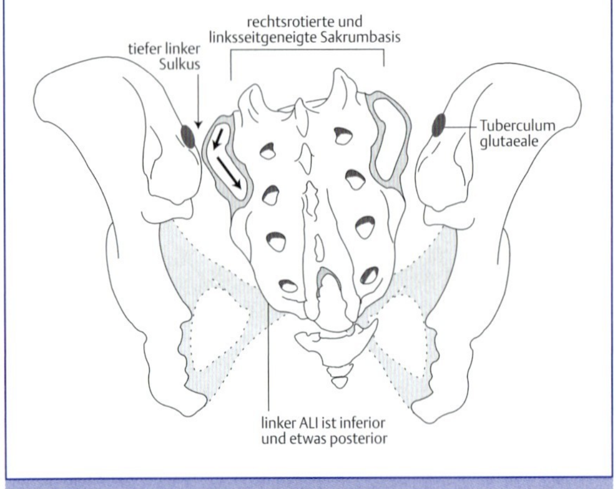

Die Läsion wird nach ihrer Position benannt und beschrieben, könnte aber auch nach der eingeschränkten Bewegung des Sakrums benannt werden, also *unilateral eingeschränkte Kontranutation des Sakrums nach links* (oder rechts).

Wie bereits in Kapitel 3 erwähnt, ist die einseitige Bewegung des Sakrums entlang des kurzen und langen Arms der aurikulären Gelenkfläche bogenförmig. Bei einem einseitig flektierten Sakrum wird es am äußeren Ende seiner Bogenbewegung im Becken eingekeilt und kann nicht mehr den Bogen zurück gehen.

> **Beachte**: Diese Bogenbewegung unterscheidet ein unilateral flektiertes Sakrum von einer superioren Subluxation des Os coxa, bei dem es sich um eine rein vertikale Translation handelt (Abb. 4.8).

Die superiore Transversalachse ist wahrscheinlich an einem ein- oder beidseitig flektiertem Sakrum beteiligt, bei dem die Anguli laterales inferiores des Sakrums etwa 1–2 cm verlagert sind. Dies basiert auf der Annahme, dass solche Läsionen durch ligamentäre Spannungen infolge extremer Rumpfkräfte erworben werden, wie sie etwa bei Autounfällen und Überkopfarbeiten auftreten.

Wenn die Sakrumbasis nach links absinkt, ist die normale lumbale Adaptation eine neutrale (ohne Beteiligung der Wirbelgelenke) Linkskonvexität, welche durch die Kontraktion der spinalen rechten Seitneiger zu Stande kommt. Dies führt gewöhnlich zur Verkürzung des rechten Beins in Bauchlage. Diese Beinlängendifferenz wird in gestreckter Bauchlage durch Beobachtung der Fersenballen ermittelt, wobei die Füße am besten über das Ende des Behandlungstisches hinausragen. Anatomische Beinlängendifferenzen müssen bei dieser Untersuchung natürlich mitgerechnet werden. Wenn z. B. im Stehen die linke Crista iliaca 1 cm tiefer als die rechte Crista iliaca steht, zeigt dies ein anatomisch verkürztes linkes Bein an. Wenn jetzt die Bauchlage beiden Fersenballen symmetrisch erscheinen lässt, muss man für das rechte Bein eine funktionelle Verkürzung von etwa 1 cm aufgrund einer Dysfunktion und Adaptation in Becken und Lumbalregion annehmen.

Abb. 4.7 Unilateral links flektiertes Sakrum
Die Bewegung der linken sakroiliakalen Gelenkfläche ist bogenförmig und besteht aus der inferior-anterioren Verlagerung entlang des kurzen Arms (kurzer Pfeil) und der inferior-posterioren Verlagerung entlang des langen Arms (langer Pfeil).

Manipulierbare Störungen des Beckens

Im Folgenden werden die diagnostischen Kriterien für das unilateral flektierte Sakrum links aufgeführt. Zur Diagnose genügen jeweils zwei der Kriterien: Zusammenfassung der diagnostischen Kriterien für ein links flektiertes Sakrum

- Positiver Flexionstest im Sitzen (++) und im Stehen (+).
- Der ALI steht links inferior und leicht posterior.
- Der linke Sulcus sacralis ist tiefer.
- In Bauchlage ist das linke Bein länger (vorausgesetzt L5 kann frei nach links rotieren und sich zur rechten Seite neigen).

MET-Prinzipien zur Behandlung eines links flektierten Sakrums

- Bei der MET des unilateral flektierten Sakrums wird der Patient in Bauchlage sorgfältig positioniert, um das Sakroiliakalgelenk in die *Loose-packed*-Position zu bringen. Der Behandler drückt anhaltend gegen das Segment S5, tangential zur bogenförmigen Gelenkfläche der Facies auricularis, während der Patient tief einatmet.

Verletzungsmechanismen beim flektierten Sakrum

Plötzlich einseitig auftretende Kompressionskräfte ohne koordiniertre Muskelaktivität, wie z.B. bei Auffahrunfällen (Abb. 4.9) oder plötzliche Versuche, ein Gewicht aus einer unbalancierten Seitneigungsposition zu heben, erzeugen eine Seitneigung des Sakrums und veranlassen es, auf den aurikulären Gelenkflächen nach unten zu gleiten, wo es stecken bleiben kann.

Eine Last überkopf zu fangen oder zu tragen, wie z.B. beim Verstauen eines Handgepäckstücks in der Flugzeugkabine, kann das Sakrum wegen der lordotischen Lumballast durchaus beidseits flektieren, wobei meistens der Einklemmungseffekt auf einer Seite (meist links) stärker ist. Diese Seite kann flektiert bleiben, nachdem wieder die normale Haltung eingenommen wurde und die freie (rechte) Seite wieder in eine relativ extendierte Position, passend zur normalen Lordose, zurückgekehrt ist. Unter diesen Umständen muss die Sakrumbasis wegen des *kurzen* Arms der aurikulären Fläche auf der eingeklemmten Seite etwas nach anterior gleiten und dort bleiben. Die Sakrumspitze bewegt sich nach inferior entlang des langen Arms des Gelenks, welcher es leicht nach posterior führt. Somit rotiert das Sakrum (im anatomischen Sinne) leicht entgegen der Seitneigungsrichtung.

Wenn das Sakrum in dieser Position fixiert wird, wird es zum **„unilateral flektierten Sakrum"**, einer somatischen Dysfunktion des Beckens. Es ist eng mit der Subluxation verwandt, *muss* aber von der schwereren Subluxation oder Dislokation des Sakroiliakalgelenks abgegrenzt werden, der **„superioren Subluxation des Os coxae"**. Solange das einseitig flektierte Sakrum eine Veränderung der Sakrumposition *entlang des physiologischen Weges des Sakroiliakalgelenks* darstellt, sollte man nicht von einer Subluxation sprechen. Die superiore Subluxation des Os coxae ist andererseits eine Subluxation oder sogar eine Luxation (Dislokation) des Sakroiliakalgelenks. Der Unterschied besteht darin, dass das dislozierte oder subluxierte Sakrum nicht mehr dem physiologischen Weg des Gelenks folgt, sondern einfach in einer vertikalen Translation abschert.

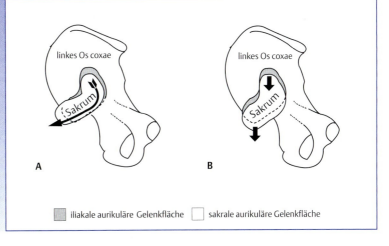

Abb. 4.8 Vergleich zwischen dem linken unilateral flektierten Sakrum und der superioren Subluxation des Os coxae links
A: Unilateral flektiertes Sakrum links, Ansicht von medial.
B: Superiore Subluxation des Os coxae links, Ansicht von medial.

iliakale aurikuläre Gelenkfläche   sakrale aurikuläre Gelenkfläche

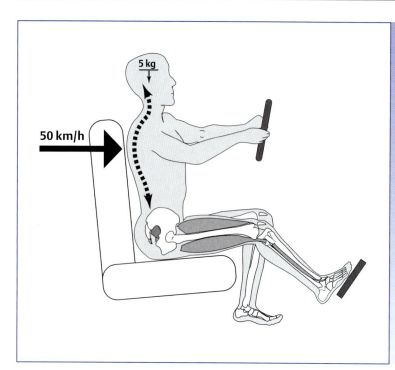

Abb. 4.9 Unfallmechanismus beim flektierten Sakrum mit „Schleudertrauma"
Das Opfer hält typischerweise an einer Verkehrsampel mit dem Fuß auf der Bremse und vorgeneigtem Kopf in der Erwartung des grünen Signals. Plötzlich wird das Fahrzeug von hinten angefahren. Die Trägheit des 5 kg schweren Kopfes widersteht der Beschleunigung, jedoch schnellt die Rückenlehne mit einer Geschwindigkeit von 50 km/h nach vorne. Die Streckung der spinalen a.-p. Krümmung gegen die Trägheit des Kopfes bewirkt eine starke Kompression an der Schädelbasis und nach unten am Sakrum. Das „Schleudertrauma" ist gewöhnlich mehr als ein Halstrauma. Deutlich verletzte Patienten weisen regelmäßig ein einseitig flektiertes Sakrum auf. Wird die sakroiliakale Dysfunktion nicht behandelt, verlängert sich die Erholungsphase nach dem Halstrauma.

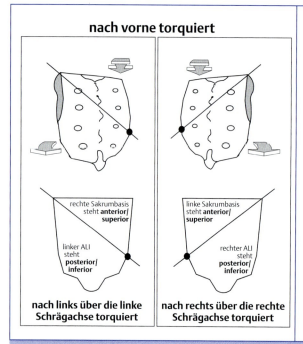
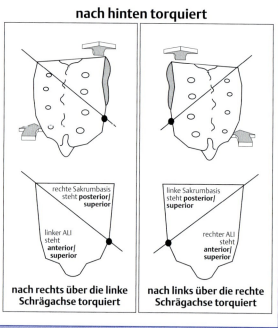

Abb. 4.10 Vier Variationen der Sakrumtorsion.

Torquiertes Sakrum

Sakrumtorsion nach vorne und hinten

Das Sakrum kann nach vorne oder hinten torquiert sein und jeweils nach links oder rechts. Somit erfolgen von diesen vier Formen zwei nach **vorne** *(links torquiert um eine linke Schrägachse* und *rechts torquiert um eine rechte Schrägachse)* und zwei nach **hinten** *(links torquiert um eine rechte Schrägachse* und *rechts torquiert um eine linke Schrägachse)* (Abb. 4.10).

In Kapitel 2 und 3 wurde gezeigt, wie eine einseitige spinale Kompressionskraft auf der Sakrumbasis entweder eine Rotation-Seitneigung (Torsion) oder eine Seitneigung-Rotation (einseitige Flexion) des Sakrums erzeugt, je nach Tonus von M. erector spinae und M. iliopsoas. Außerdem wurde beschrieben, dass beim Gehen alternierende einseitige Kompressionskräfte von der Wirbelsäule auf die Sakrumbasis einwirken und Rotationsbewegungen des Sakrums um eine der schrägen (diagonalen) Achsen erzeugen (Torsion). Allerdings kann das Sakrum unter bestimmten Umständen im Verlauf der ansonsten normalen Sakrumtorsion irgendwo in dem Bewegungsbereich feststecken und seine normale physiologische Funktion verlieren.

In dem Verhältnis zwischen Sakrum und Wirbelsäule prädisponiert die mechanische Kopplung an der lumbosakralen Verbindung das Sakrum zu einer Bewegung entgegen der von L5 mit balancierter Seitneigung/Rotation. Wenn also L5 sich zur linken Seite neigt und eine Rechtskonvexität bildet, tendiert das Sakrum zur Seitneigung nach rechts durch Absenkung der rechten Seite der Sakrumbasis. Wenn die Lumballordose durch Rückbeuge verstärkt wird, kippt die Sakrumbasis nach vorne. Wie auch bei der Kopplung von Seitneigung links und Rotation rechts in der LWS, ist beim Sakrum die Linksrotation mit der Rechtsseitneigung verbunden. Dieser Torsionsmechanismus führt dazu, die Rotation des Sakrums um die Schrägachse als „Sakrumtorsion" zu bezeichnen, bezogen auf die Torsion zwischen L5 und dem Sakrum. Wenn das Gelenk einmal torquiert ist, wird es recht starr.

Basierend auf dem, was von der normalen physiologischen Beckenbewegung bekannt ist und auf den klinischen Erfahrungen kann man von einem Mechanismus sprechen, der das nach vorne und hinten torquierte Sakrum beschreibt.

Zwei Faktoren sind entscheidend: 1. Seite und Richtung der lumbosakralen Belastung, und 2. die Seite der anhaltenden Kontraktion des M. piriformis. Die asymmetrische lumbosakrale Belastung muss fortdauernd sein, um die Läsion des torquierten Sakrum weiter zu unterhalten. Die lumbosakrale Last ist bei einer Lumballordose nach anterior gerichtet und bei einer Kyphose oder bei der Vorbeuge nach posterior. Eine anhaltend seitlich gebeugte LWS, aufgrund einer fortdauernden Verhärtung des M. quadratus lumborum, verschiebt die lumbosakrale Last zur Seite

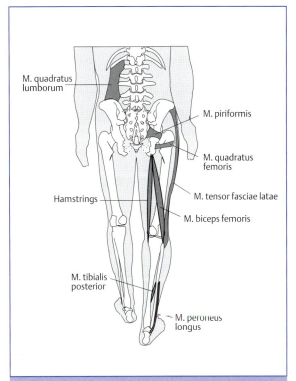

Abb. 4.11 Posteriore Ansicht der mittleren Standphase rechts

Der M. quadratus lumborum kontrahiert und entspannt sich langsam und ist am kürzesten in der mittleren Schwungphase. Der M. piriformis bleibt während des Stands kontrahiert und stabilisiert den inferioren Pol des Sakroiliakalgelenks für die Gewichtsübertragung und auch für die normale Beckenarthrokinematik. Die kurzen Außenrotatoren des Femurs (M. quadriceps femoris und andere) halten den Femurkopf fest im Azetabulum, während das gesamte Becken ballistisch um die Y-Achse rotiert. Der M. tensor fasciae latae unterstützt den M. quadratus lumborum, um ein Absacken des Beckens zu verhindern. Die Hamstrings und der M. quadriceps stabilisieren das Knie. Der M. tibialis posterior und der M. peronaeus longus stabilisieren das Quergewölbe des Fußes in der mittleren Standphase.

der spinalen Konvexität, es sei denn, die Seitneigung ist unbalanciert. Die Seite der Kontraktion des M. piriformis wird durch das Os ilium bestimmt, das die vom Rumpf stammende Last trägt. Eine anhaltende Verhärtung der Mm. quadratus lumborum und piriformis lässt sich einem veränderten interneuronalen Erregungsmuster zuschreiben.

Eine Sakrumtorsion nach vorne kommt nach dem Mitchell-Modell normalerweise während des Gehens zu Stande, um die seitliche Verschiebung der Wirbelsäule aufzufangen. Wahrscheinlich wird das nach vorne torquierte Sakrum durch veränderte Erregungsmuster der Muskulatur im Gangzyklus verursacht. Bei dem normalen Erregungsmuster, das von den Rückenmarksinterneuronen organisiert wird, folgt auf die tonische Kontraktion des M. piriformis sogleich die ipsilaterale phasische Kontraktion des M. glutaeus maximus und schließlich die des

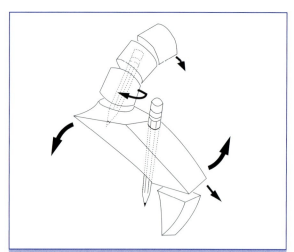

Abb. 4.12 Linke Sakrumtorsion über die linke Schrägachse
Der Begriff „Torsion" bezeichnet den Zustand des Lumbosakralgelenks, bei dem es an Rumpf und Sakrum zur Rotation, Seitneigung und Nutation in entgegengesetzte Richtungen kommt. Wahrscheinlich rotiert L5 nur bis zur Verriegelung des Zwischenwirbelgelenks, d. h. durchschnittlich um weniger als 3°.

kontralateralen M. quadratus lumborum in zwei Phasen – zunächst konzentrisch und dann exzentrisch isotonisch. Eine leichte propriozeptive Veränderung kann die Entspannung der Mm. quadratus lumborum und piriformis verhindern, die den Abschluss der Sequenz bilden. Solange wie sich diese beiden Muskeln nicht entspannen, bleibt das Sakrum nach vorne torquiert.

Das nach vorne und links über die linke Schrägachse torquierte Sakrum (Abb. 4.12) entsteht wahrscheinlich, wenn der M. latissimus dorsi und der M. quadratus lumborum gleichzeitig zu früh und mit der Kontraktion des kontralateralen M. piriformis zusammen erregt werden. Die propriozeptiven Auslöser für eine graduelle Entspannung des M. quadratus lumborum während seiner exzentrischen isotonischen Phase beim Gangzyklus fehlen entweder oder werden fehlgedeutet, so dass der Muskel sich nicht entspannt. Solche sequenziellen Fehlerregungen kommen in dem von Janda (1996) beschriebenen Syndrom des muskulären Ungleichgewichtes häufig vor. Eine anhaltende Kontraktion des M. piriformis kann ebenfalls auf veränderte propriozeptive Auslöser zurückzuführen sein. Wahrscheinlich sorgt eine neurale Feedback-Schleife für die anhaltende Erregung im Zusammenhang mit der mittleren Standphase auf dem rechten Fuß, der die Linkstorsion des Sakrums um die linke Schrägachse aufrechterhält (Abb. 4.11).

Bei nach vorne torquierten Sakrumläsionen sind der M. quadratus lumborum und der M. piriformis kontralateral co-kontrahiert. Geht die Läsion nach hinten, sind sie es ipsilateral.

Wenn das Sakrum nach hinten torquiert ist, können „unnatürliche" Körperbewegungen zu einer ipsilateralen Co-Kontraktion der lumbalen Seitneiger und der Außenrotatoren der Hüfte führen, wodurch das Sakrum gezwungen wird, seine Basis über die Schrägachse nach hinten zu rotieren (Abb. 4.13). Dies erzeugt häufig akute Kreuzschmerzen sowie eine antalgische Schonhaltung, die nicht von einem Spasmus des M. psoas zu unterscheiden ist. Typischerweise schildern die Patienten eine Aufrichtung aus einer rechtsseitgeneigten anteflektierten Stellung heraus, wobei sie eine große Last in der rechten Hand halten und gleichzeitig auf das linke Bein umsteigen. Dadurch wird eine Co-Kontraktion des linken M. piriformis und der linken lumbalen Seitneiger (M. quadratus lumborum) erreicht, was zur Sakrumtorsion nach links über die rechte Schrägachse führt (Abb. 4.14).

> **Beachte**: Eine Vorwärtstorsion begradigt sich bei Rückbeuge des Rumpfes (Sphinx-Position). Eine Rückwärtstorsion führt zur maximalen Rotation bei Rückbeuge des Rumpfes und begradigt sich bei der Vorbeuge. **Somit kann bei Sphinx-Position in Bauchlage die Vorwärts- von der Rückwärtstorsion unterschieden werden.**

Auswirkungen der dysfunktionellen Sakrumtorsion

Eine dysfunktionale Sakrumtorsion wirkt sich so aus, als verlöre das Sakrum eine Schrägachse. Normalerweise kann das Sakrum in eine Richtung um eine Schrägachse rotieren. **Alle dysfunktionellen Sakrumtorsionen nach links weisen einen tieferen rechten Sulcus sacralis auf (bzw. einen flacheren linken Sulkus). Alle Linkstorsionen zeigen ein verkürztes linkes Bein in Bauchlage, außer wenn bei L5 eine segmentale Dysfunktion vorliegt und er nicht an dem normalen rechtskonvexen Adaptationsmuster teilhat, das mit dem nach links torquierten Sakrum einhergeht.** Allerdings kommen bei der natürlichen Gehbewegung nur die Vorwärtstorsionen vor (nach links über die linke Achse oder nach rechts über die rechte Achse).

> **Zusammenfassung der diagnostischen Kriterien für ein torquiertes Sakrum**
> Die Diagnostik der Sakrumtorsion nach links über die linke Schrägachse umfasst folgende Kriterien:
> - A. Positiver Flexionstest im Sitzen (++) rechts.
>   B. Positiver Flexionstest im Stehen (++) rechts.
> - Der ALI ist links posterior und leicht inferior.
> - Der rechte Sulcus sacralis ist tiefer.
> - In Bauchlage ist das linke Bein kürzer (vorausgesetzt L5 kann frei nach rechts rotieren und sich zur linken Seite neigen).
> - Die Torsion verschwindet in der Sphinx-Position.

Beachte: Die inferiore Verlagerung des linken ALI erscheint paradox. Sie entsteht bei der posterioren Bewegung des linken inferioren Flügels am langen Arm der aurikulären Gelenkfläche des Os ilium, die das Sakrum nach inferior führt. Das obere Ende der Schrägachse muss also ein wenig wackelig sein, wohingegen das untere Ende der Achse einen stabilen Drehpunkt darstellt. Bedenken Sie, dass die Schrägachse Folge der Kontraktion des M. piriformis auf einer Seite ist. Dies zieht das Sakrum nach schräg unten zum unteren Pol des Sakroiliakalgelenks hin, wo es verriegelt wird und einen Drehpunkt bildet. Das erzeugt eine Schrägachse, deren superiores Ende nicht fixiert ist. Das Fehlen der superioren Fixierung lässt den ALI entgegengesetzt zum Drehpunkt nach inferior gehen, während er nach posterior rotiert.

MET-Prinzipien zur Behandlung eines torquierten Sakrums

Die Behandlung benutzt die reziproke Hemmung der co-kontrahierenden Antagonisten, um den betroffenen M. piriformis und die Lumbalmuskulatur zu entspannen. Die Sakrumtorsion nach links über die linke Schrägachse wird durch den Hypertonus der lumbalen linken Seitneiger und des rechten M. piriformis (als Außenrotator des Femurs) unterhalten. Wenn der Patient die Antagonistengruppe nach passender Positionierung sehr stark kontrahiert, werden die betroffenen Muskeln gezwungen sich zu entspannen, und das Sakrum wird aus ihrem Griff befreit.

Die Mehrzahl der sakroiliakalen Dysfunktionen sind nach links über die linke Schrägachse torquiert (Vorwärtstorsion). Dies geschieht häufig ohne Schmerzen oder Einschränkungen. In den seltenen Fällen, wo Schmerzen begleitend auftreten, sind diese nicht auf das Sakrum beschränkt, sondern eher als Rückenschmerzen in der Lumbalregion vorhanden. Bei einer Läsion in Vorwärtstorsion geht der Patient steif aufrecht mit einer Tendenz zur Seite der beteiligten Achse, jedoch sind diese Zeichen recht subtil. Bei der Rückwärtstorsion geht der Patient gebückt mit einer Tendenz von der Seite der beteiligten

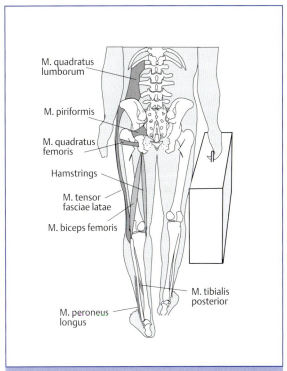

Abb. 4.14 Entstehung eines links torquierten Sakrums über die rechte Schrägachse
In dem Beispiel versucht die Person, während der mittleren rechten Standphase den Koffergriff zu erreichen. Die Streckung des Rückens und das Anheben des Koffers erfolgen gleichzeitig mit dem Aufsetzen der linken Ferse. Dies bewirkt die Kontraktion des M. piriformis zusammen mit dem M. quadratus lumborum, um den Rücken zu strecken und das Gewicht anzuheben.

Achse fort. Diese Zeichen sind oft viel deutlicher und ähneln klinisch dem Psoas-Spasmus, der häufig auch als Bandscheibenvorfall fehlgedeutet wird.

Vergleich zwischen einem unilateral flektierten Sakrum links und einem linkstorquierten Sakrum

Der linke ALI ist beim unilateral flektierten Sakrum links und beim linkstorquierten Sakrum prominent. Die linke Sakrumflexion führt hauptsächlich zur Seitneigung des Sakrums nach links und verlagert den linken ALI vorwiegend nach inferior (6–10 mm) und nur leicht nach posterior (3–5 mm). Die Sakrumtorsion nach links hat einen geringeren Seitneigungseffekt und verlagert den ALI typischerweise mehr nach posterior (6–10 mm) als nach inferior (3–5 mm). Wenn solche Vergleiche eindeutig ausfallen, kann die Differenzialdiagnose sicher gestellt werden. Ist die posteriore und inferiore Ausrichtung etwa gleich, sind weitere Untersuchungen erforderlich, um zwischen Sakrumflexion und Sakrumtorsion unterscheiden zu können: Sulkustiefe, Beinlänge in Bauchlage, Flexionstest (oder andere Mobilitätstests).

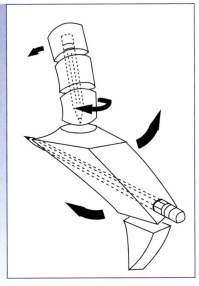

Abb. 4.13 Links torquiertes Sakrum über die rechte Schrägachse
Während sich die Sakrumbasis nach hinten bewegt, muss die Lumballordose abnehmen oder sogar kyphotisch werden.

Iliosakrale Dysfunktionen

Rotation des Os coxae nach anterior oder posterior

Der beste Indikator für eine iliosakrale Dysfunktion ist die Fehlstellung der SIAS in Rückenlage nach erfolgreicher Behandlung von Subluxationen des Beckens und sakroiliakalen Dysfunktionen. Sie lassen sich am besten durch stereognostische Palpation mit der Handfläche nachweisen und lokalisieren. Zur Ausmessung werden die Daumenballen an die mediale, inferiore oder anteriore Fläche der SIAS gelegt. In Rückenlage zeigt die inferiore Verlagerung der SIAS auf der Seite des positiven Flexionstests im Stehen (gegenüber der kontralateralen SIAS) ein nach anterior rotiertres Os coxae auf dieser Seite an, und nicht ein posteriores Os coxae auf der anderen Seite, das sich gegen die weiter inferiore SIAS mehr superior befindet (Abb. 4.15). Die Anteriorrotation des Os coxae verlagert auch die SIPS leicht nach superior (in Bauchlage) und bewegt die Crista pubica sehr diskret nach anterior (nicht palpabel), *jedoch nicht nach inferior*.

Ein häufiges Missverständnis ist die Annahme, dass die Symphysis pubis eine vertikale Scherbewegung machen müsse, damit ein Os coxae um eine Transversalachse gegenüber dem anderen Os coxae rotieren kann. Dies wäre der Fall, wenn die Transversalachse woanders wäre, als dort, wo sie verläuft, nämlich durch die Ossa pubica. Solche Rotationen des Os coxae erfordern offensichtlich eine sakroiliakale Gelenkbewegung. Der logische Ort eines sakroiliakalen Drehpunktes für eine solche Bewegung (zumindest für das Standbein beim Gehen) ist der inferiore Pol des Sakroiliakalgelenks, wo das Gewicht von der Wirbelsäule über das Sakrum auf die Hüfte übertragen wird.

Während der gesamten Standbeinphase im Gangzyklus rotiert die Crista iliaca nach anterior und dreht sich im gleichen Punkt um die diagonale Achse, um die auch die Sakrumtorsion erfolgt. Die kontralaterale Crista iliaca rotiert in der Schwungphase in die umgekehrte Richtung und dreht sich um eine Transversalachse, die durch die Symphysis pubis verläuft. **Ein Verlust der anterioren und/oder posterioren iliakalen Rotation erzeugt eine iliosakrale Dysfunktion – das rechts oder links rotierte Os coxae, wobei die SIAS anterior-inferior oder posterior-superior zu liegen kommt. Obwohl überlegt wurde, ob nicht eine Verhärtung des M. iliacus für die Entstehung und Unterhaltung des nach anterior rotierten Os coxae verantwortlich sei, spricht die klinische Erfahrung eher dafür, dass die Ursache der Bewegungseinschränkung bei der iliosakralen Dysfunktion intraartikulär zu suchen ist**.

Die Beurteilung der beiden SIASs bei Rotationsdysfunktion des Os coxae sollte erst erfolgen, wenn 1. eine Subluxation des Beckens und 2. eine sakroiliakale Dysfunktion ausgeschlossen oder erfolgreich behandelt wurde. Wenn solche Läsionen vorliegen, kommt es zu adaptiven Verschiebungen der SIAS-Orientierungspunkte, die häufig einer anterioren oder posterioren Rotation eines Os coxae gleichen.

Die erfolgreiche Behandlung hängt davon ab, dass zunächst eine Subluxation und eine sakroiliakale Dysfunktion therapiert wurde, damit die iliosakrale Achse wieder ausgerichtet ist. Bei der Behandlung von Muskelkontraktionen werden transartikuläre Kräfte erzeugt, die zur Kompression oder Scherung am Sakroiliakalgelenk führen. Wenn die Kontraktionen der Entspannung weichen, ist das Gelenk mehr in der nicht verriegelten Position und der Bewegungsbereich der Rotation kann vergrößert werden, wenn man den Femur als Hebel einsetzt.

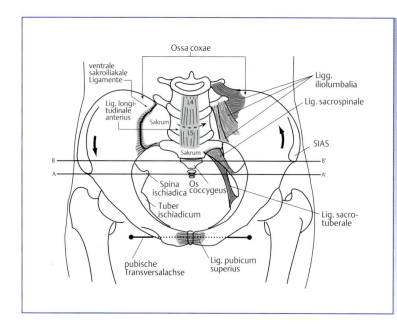

Abb. 4.15 Anteriorrotation des rechten Os coxae oder Posteriorrotation des linken Os coxae
Die Asymmetrie der SIAS wird durch die zwei Horizontalen dargestellt, die durch die inferioren Schrägen der Orientierungspunkte verlaufen. Die iliolumbalen Ligamente sind nicht so kräftig, wie sie zu sein scheinen. Die meiste Zeit über kann es zu einer signifikanten Bewegung ohne obligatorische Rotation von L4 und L5 kommen. Die iliolumbalen Ligamente haben nur wenig mit der Entstehung oder Aufrechterhaltung einer iliosakralen Dysfunktion zu tun, verglichen mit den intraartikulären Strukturen. Die Seite der Läsion ist bei Durchführung des Flexionstests im Stehen oder beim Gillet- oder Storch-Test bestimmt.

Zusammenfassung der diagnostischen Kriterien für eine Anteriorrotation des rechten Os coxae
1. Asymmetrie der SIAS, wobei die rechte 3–15 mm tiefer steht als die linke. Die rechte SIAS steht außerdem ein wenig weiter anterior als die linke.
2. Es liegen weder eine pubische Subluxation, noch eine superiore Subluxation des Os coxae oder eine sakroiliakale Dysfunktion vor.
3. Positiver Flexionstest im Stehen rechts. Dies lässt sich oft deduktiv von den Befunden bei anderen pelvinen Dysfunktionen ableiten, wodurch die Notwendigkeit einer Wiederholung des Tests vermieden werden kann.
4. Beim Vergleich der beiden Malleoli mediales ist das rechte Bein in Rückenlage länger.

Beachte: Das posteriore Os coxae links sieht genauso aus, außer dass der Flexionstest auf der linken Seite positiv ist, statt auf der rechten.

MET-Prinzipien zur Behandlung einer Anteriorrotation des rechten Os coxae
Die Kontraktion der Hüftmuskeln gegen den Widerstand des Behandlers erhöht das Joint-play des Sakroiliakalgelenks und erleichtert den artikulären Release durch passive Rotation.

Manipulierbares muskuläres Ungleichgewicht

Die funktionelle Beziehung zwischen zur Schwäche und zur Verspannung neigenden Muskeln

Nachdem die Rolle des muskulären Ungleichgewichts bei der Entstehung und Unterhaltung einer Beckendysfunktion besprochen wurde, soll hier nun das Konzept von muskulärer Schwäche und Verspannung kurz dargestellt werden. Das Spektrum der MET-Anwendungen umfasst auch Verfahren zur Entspannung und Dehnung verhärteter Muskeln bzw. zur Stärkung schwacher Muskeln. Die meisten dieser Methoden werden in einem späteren Band, der sich mit den Gliedmaßen beschäftigt, detailliert dargestellt. Wenn das muskuläre Ungleichgewicht ausgeprägt ist, sollte man von einer bedeutenden Rolle bei der Entstehung und Unterhaltung einer Beckendysfunktion ausgehen.

Janda (1996) beschrieb zwei Muskeltypen des motorischen Systems: zur Schwäche neigende (gehemmt, phasisch) und zur Verkürzung neigende (kräftig, hart, haltend, stützend, stabilisierend, tonisch) Muskeln. Eine zunehmende Verspannung und Verkürzung der Haltungsmuskulatur hemmt und schwächt zunehmend die phasische Muskulatur, mit der sie verbunden ist. Ein geläufiges Beispiel ist die geschwächte Abdominalmuskulatur, die mit einer verhärteten und verkürzten lumbosakralen Extensorenmuskulatur einhergeht (M. multifidus). Janda konnte mittels EMG nachweisen, dass alle Variationen des isotonischen aufrechten Sitztrainings zu einer höheren Aktivität in den lumbosakralen und lumbalen Extensoren führen als im M. rectus abdominis, wenn die lumbosakralen Extensoren verhärtet und verkürzt sind. Es ist offensichtlich, dass aufrechte Sitzübungen ohne vorheriges Dehnen der lumbosakralen Extensoren eher das muskuläre Ungleichgewicht verstärken, als die Muskelschwäche zu beheben (Abb. 4.16).

Tabelle 4 B führt einige der zur Verspannung neigenden Haltungs- oder tonischen Muskeln mit ihren assoziierten zur Schwäche neigenden phasischen Muskeln auf. Die Beziehung zwischen den beiden Muskeltypen ist eine „Einbahnstraße". Wenn die zur Verspannung neigenden Muskeln härter und stärker werden, nimmt auch die Hemmung der zur Schwäche neigenden zu. Es gibt kein reziprokes Feedback von den schwächeren Muskeln. Ihre Stärkung führt nicht zur Stärkung oder Lockerung der verspannten Muskeln. Tatsächlich schlägt der Versuch, sie zu kräftigen, meistens fehl, da die zur Verspannung neigenden Muskeln durch die Co-Kontraktions-Effekte noch mehr von dem Training profitieren als die schwächeren und durch das Training kräftiger und härter werden. Das richtige Mittel ist die Dehnung und Verlängerung der verspannten Muskulatur.

Die Haltungsmuskeln sind mit den phasischen Muskeln gepaart, welche sie meistens hemmen. Beachten Sie, dass sie meist nicht in Agonisten/Antagonisten-Paaren angeordnet sind, sondern eher hierarchisch. Es gibt viele weitere Beispiele für zur Verspannung neigende Muskeln, die zur Schwäche neigende Muskeln hemmen. Die Darstellung in alternierenden Stufen von verspannten und schwachen Muskeln ist ein wichtiges Konzept: verspannte Hamstrings, schwache Glutäalmuskeln, verspannter lumbaler M. erector spinae, schwacher unterer M. trapezius, verspannter oberer M. trapezius. Welcher Gruppe ein Muskel zuneigt, hängt stark mit der Phylogenese zusammen. Muskeln, die sich evolutionär spät entwickelt haben, wie z. B. der M. vastus medialis, oder größer geworden sind, z. B. M. gluteus maximus, neigen zur Schwäche, solche, die kleiner geworden sind zur Verspannung, z. B. M. temporalis. Die funktionelle Beziehung zwischen Muskeln ist natürlich wesentlich komplexer als das Stufenmodell in Tabelle 4 B, z. B. die Hemmung der Abdominalmuskulatur durch den M. psoas. Dieselbe Beziehung („tonisch hemmt phasisch") betrifft auch die tiefen tonischen und superfizialen phasischen Schichten der Paraspinalmuskulatur.

Jandas Konzept bezieht sich auf die myofasziale Kontinuität. Wenn man an der Muskelspirale nach oben fortschreitet, sieht man, dass sich die abschwächende und zur Verkürzung neigende Muskulatur abwechselt. So neigen die anteriore Unterschenkel- und Fußmuskulatur zur Schwäche, die Hamstrings zur Verkürzung, die Glutäal-

Tabelle 4 B Haltungsmuskeln versus phasische Muskeln (Auswahl)

zur Verspannung neigende Muskeln (Haltung)	hemmt	zur Schwäche neigende Muskeln (phasisch)
M. gastrocnemius/soleus	hemmt	M. peronaeus
M. tibialis posterior	hemmt	M. tibialis anterior
M. rectus femoris	hemmt	M. vastus medialis und lateralis
Hamstrings und M. piriformis	hemmen	Mm. glutaeus maximus, medius und minimus
M. tensor fasciae latae	hemmt	Mm. glutaeus maximus, medius und minimus
M. iliopsoas	hemmt	Abdominalmuskulatur, Mm. glutaei
kurze Hüftadduktoren	hemmen	lange Hüftadduktoren
lumbale Wirbelsäulenerektoren	hemmen	M. rectus abdominis, thorakale Wirbelsäulenerektoren
M. quadratus lumborum	hemmt	thorakoabdominales Diaphragma
M. latissimus dorsi	hemmt	M. serratus anterior
M. pectoralis major	hemmt	Mm. rhomboidei
oberer M. trapezius	hemmt	unterer M. trapezius
M. sternocleidomastoideus	hemmt	kurze Nackenbeuger
M. levator scapulae und Mm. scaleni	hemmen	kurze Nackenbeuger
zervikale Wirbelsäulenerektoren	hemmen	kurze Nackenbeuger, thorakale Wirbelsäulenerektoren
Flexoren der Arme	hemmen	Extensoren der Arme
M. temporalis	hemmt	M. digastricus, kurze Nackenbeuger

muskulatur zur Schwäche und die lumbosakralen Extensoren zur Verkürzung. Die Rumpfmuskulatur setzt sich ebenfalls aus alternierenden Stufen potenziell verkürzter und schwacher Muskulatur zusammen. Überbeanspruchung und Ermüdung rufen bei diesen Muskeln die charakteristischen Reaktionen hervor. Die Beziehung dieser Muskeln zueinander kann einen Teufelskreis auslösen, bei dem die verspannte Muskulatur die schwächere

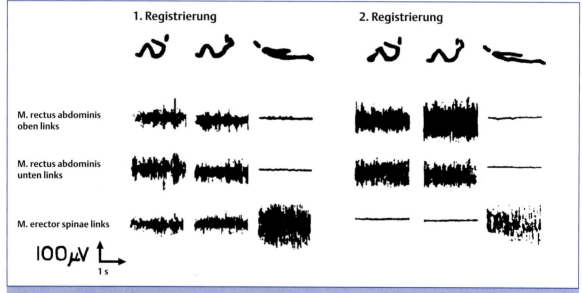

Abb. 4.16 Der hemmende Effekt der verspannten M. erector spinae auf das Kontraktionsvermögen der Abdominalmuskulatur bei verkehrten aufrechten Sitzübungen
Nach der Dehnung der spinalen Erektoren (2. Registrierung) kommt es nicht mehr zur Co-Kontraktion der Lumbalmuskulatur, die abdominale Kontraktion ist stärker. Sogar die Erregung der spinalen Erektoren bei Extension in Bauchlage nimmt nach Dehnungen in der postisometrischen Entspannungsphase ab. Der Trainingseffekt von Sitzübungen zur Stärkung einer schwachen Bauchmuskulatur wird bei vorhandener Verhärtung der spinalen Erektoren erheblich verringert (nach V. Janda in Korr IM [Hrsg.]: The Neurobiologic Mechanism in Manipulative Therapy; New York und London, Plenum Press, 1978).

hemmt und weiter schwächt. Wenn zur Schwäche neigende Muskeln gehemmt werden, ermüden sie rasch unter einer anhaltenden Belastung. Die Ermüdung manifestiert sich mit dem Beginn von groben klonischen Faszikulationen. Übungen, die solche Kloni hervorrufen, sollten unterbleiben. Dieses Modell legt nahe, dass eine effektive Behandlung zur Wiederherstellung der Funktion mit der Dehnung der verspannten Muskulatur beginnen muss, bevor der Versuch unternommen wird, die schwächere, gehemmte Muskulatur zu kräftigen.

Liebenson (1996) untersuchte die Bedeutung des muskulären Ungleichgewichts im größeren Zusammenhang der Rehabilitation aus dem Blickwinkel des klinischen Nutzens.

Einschränkungen der Atembewegung

Eingeschränkte sakroiliakale Atembeweglichkeit

Wie erwähnt kann im normalen Sakroiliakalgelenk die Sakrumnutation bei tiefer Atmung beinahe 2 Winkelgrad betragen (Mitchell Jr. und Pruzzo 1971). Die Sakrumbewegung wird durch die Streckung der LWS erzeugt, die auf das Sakrum drückt. Eine Einschränkung dieser Bewegung kann die Atemarbeit signifikant erhöhen, da der Mensch täglich durchschnittlich 23 000 Atemzüge macht. Bei Einschränkung der sakroiliakalen Atembewegung muss jeder Atemzug die gesamte Hüfte bewegen, während normalerweise nur das Sakrum bewegt wird. Die Ursache der Einschränkung kann in der Haltung, kraniosakral oder in einem adaptierten Atemmuster begründet sein. Auch ein Beckenödem kann ein Grund für eine Einschränkung sein.

Die Behinderung der Atembeweglichkeit lässt sich leicht feststellen und behandeln. Sie besitzt einen variablen Effekt auf den Flexionstest im Stehen und im Sitzen. Die Wiederherstellung der Atembeweglichkeit im Sakroiliakalgelenk kann die respiratorische und zirkulatorische Dynamik des gesamten Körpers grundlegend verbessern, auch wenn die Bewegung nur relativ klein ist.

Kraniosakrale Dysfunktion

In der Kraniosakraltherapie gilt die Maxime, dass sich Sakrum und Kranium gegenseitig beeinflussen:

> „Eine Sakrumläsion behindert die bleibende Korrektur einer atlantookzipitalen Läsion und umgekehrt. Es gibt einen definitiven Zusammenhang zwischen den beiden Regionen" (Magoun 1951).

Funktioneller Zusammenhang zwischen Becken und Kranium

Die hohe Priorität des Gleichgewichtssystems bestimmt, dass die subokzipitalen Muskeln sofort aktiviert werden, um die Augen und die Bögen im Gleichgewichtsorgan gerade zu halten, wann immer die sakrale Basis der Wirbelsäulenstützung asymmetrisch wird oder wenn das Gleichgewicht gestört zu werden droht. Dieses Geradehalten des Kopfes erzeugt die Bildung adaptiver spinaler Krümmungen vom Okziput bis hinab zum Becken oder sogar zu den Beinen. Aus einer Untersuchung von 1966 an Kindern und Jugendlichen berichtete Lewit (1999), dass von 80 Kindern zwischen 14 und 41 Monaten 11 eine Beckenverdrehung aufwiesen. Bei 181 Kindern zwischen 3 und 6 Jahren gab es 81 Fälle und bei 459 Kindern zwischen 9 und 15 Jahren waren es 199. Ein gewisser Grad an skoliotischer Deformierung wurde bei 38 % der älteren Kindern, bei 8 % der Kinder zwischen 3 und 6 Jahren und bei weniger als 2 % der Kleinkinder gefunden. Bei einer späteren Untersuchung (1982) wiesen 24 von 75 Kindern zwischen 3 und 6 Jahren eine Beckenverdrehung auf, von denen 23 eine Bewegungseinschränkung am atlantookzipitalen Gelenk hatten. Zwölf von ihnen unterzogen sich einer Manipulation von Atlas und Okziput, und in jedem Fall verschwand dabei die Beckenverdrehung spontan. Lewit folgerte, dass wahrscheinlich die meisten Kinder mit einer Beckenverdrehung als Ursache eine atlantookzipitale Dysfunktion aufweisen (Schildt 1975).

Fulford (1996) brachte vor, dass die üblichen Muster der faszialen und artikulären Bewegungsblockaden auf die gewöhnlich rechte vordere Hinterhauptslage des Fetus und den traumatischen Effekt der Belastung auf der linken Hinterhauptskondyle und der linken Schulter, die gegen das Schambein der Mutter gepresst werden, zurückzuführen sei. Wahrscheinlich ist das häufige Muster der Beckenverdrehung bei schwangeren Frauen teilweise für die hohe Inzidenz der rechten vorderen Hinterhauptslage verantwortlich. Lewits Ergebnisse implizieren, dass die üblichen Dysfunktionsmuster erworben sind. Der Aussage, dass Dysfunktionen am oberen Wirbelsäulenende Dysfunktionen am unteren Ende erzeugen können, wird von vielen Seiten zugestimmt. Jirout (1974, 1990) demonstrierte den dynamischen Einfluss einer kraniozervikalen Bewegungseinschränkung auf die unteren Lumbalsegmente.

Umgekehrt gibt das Vorliegen einer somatischen Sakrumdysfunktion Anlass zu der Vermutung, dass eine spinale Adaptation hinauf bis einschließlich zum atlantookzipitalen Gelenks erfolgt ist. Eine solche Anpassung ist nicht notwendigerweise spontan reversibel und kann eine manipulatorische Intervention erforderlich machen, um die normale Funktion wiederherzustellen, nachdem die Sakrumbasis wieder symmetrisch ausgerichtet wurde.

Eine Verspannung der subokzipitalen Muskulatur als Reaktion auf die vestibulären Reflexe kann zur Kompression oder zur Verriegelung der beweglichen Anteile des Schädels führen, wobei das Muster der dem Kranium innewohnenden Bewegung verändert wird. Von den zur Verkürzung neigenden Muskeln, die am Schädel ansetzen, sind der M. trapezius und der M. sternocleidomastoideus am einflussreichsten. Bei einer Verspannung können sie, meist einseitig, die Sutura occipitomastoidea blockieren oder die kondylären Anteile des Os occipitale verdrehen. Die eingeschränkte Kraniummobilität kann die Funktion eines oder mehrerer Kranialnerven beeinträchtigen.

Die inhärente Bewegung des ZNS erzeugt sehr kleine Sakrumbewegungen, die ganz leicht aber kontinuierlich zwischen den beiden Ossa ilia anstoßen. Man denkt, dass die spinale Dura, die sich vom Foramen magnum bis zum Sakrum erstreckt, diese Bewegungen zu dem passiven Sakrum leitet, wenn das Foramen magnum im Rhythmus des Kranialpulses ganz leicht nach vorne und hinten kippt. Offenbar kann das kraniosakrale System gewöhnlich eine sakroiliakale Dysfunktion tolerieren und sich ohne pathophysiologische Zeichen der Belastung, die sich als Fehlfunktionen an den Kranialnerven manifestieren können, daran anpassen.

Sakrumschwingung

Eine eingeschränkte Mobilität der Nähte an der Schädelbasis, besonders in der hinteren Schädelgrube, erzeugt oft ein erstaunliches Phänomen: die *Sakrumschwingung*. Schwingende Bewegungen des Sakrums lassen sich in Bauchlage des Patienten beobachten, indem man die Daumen fest auf die Anguli laterales inferiores in Höhe von S5 (ALI) aufsetzt und mindestens 10 s lang die alternierenden einseitigen Daumenbewegungen nach anterior und posterior beobachtet. Die Bewegung ist sehr langsam und durchläuft 5–6 Zyklen pro Minute. Gewöhnlich ist die Oszillation von rotatorischer Natur, aber manchmal ist es auch ein Kippen von Seite zu Seite. Erstaunlicherweise beträgt die Amplitude der Daumenbewegung zwischen anterior und posterior 3–10 mm. Dies ist deutlich mehr als die Bewegung, die sich auf den Kraniosakralpuls zurückführen lässt, auch wenn die Frequenz etwa die gleiche ist. Dieses Phänomen ist ein zuverlässiges allgemeines Zeichen einer kranialen somatischen Dysfunktion und sollte nicht übergangen werden. Es zeigt keine somatische Dysfunktion im Becken an, aber zu rasches Urteilen kann zu Fehldiagnosen führen. Wenn die kraniale Dysfunktion erfolgreich behandelt wurde, hört die Oszillation auf.

Wir vermuten, dass der Mechanismus der sakralen Schwingung in einer unwillkürlichen Aktivität der lumbalen Haltungsmuskulatur besteht (z. B. M. multifidus), als Reaktion auf *inkohärente* vestibulär-propriozeptive Reflexe. Die kraniale somatische Dysfunktion, welche die Ossa temporales asymmetrisch positioniert, verändert den sensorischen Input aus dem knöchernen Labyrinth im Os temporale in den Nucleus vestibularis. Dieser versorgt das ZNS mit Informationen über die Position des Kopfes im Verhältnis zur Schwerkraft. Die tiefen subokzipitalen Muskeln liefern dem ZNS Informationen über die Kopfposition im Verhältnis zum Hals. Es kommen auch Reize über die Augen zur Kopfposition im Verhältnis zur Umwelt herein, die in das Kontrollsystem zur Kopfhaltung integriert werden.

Ein solches komplexes und redundantes Kontrollsystem trägt der enormen Bedeutung der Kopfhaltung Rechnung. Alexander (1997) erkannte dieses bedeutende biologische Prinzip und baute es in seine Trainingsprogramme zur statischen und dynamischen Körperhaltung ein.

Das Kopfhaltungssystem reguliert die Aktivität sämtlicher Haltungsmuskeln der Wirbelsäule, einschließlich der LWS. Wenn ein Teil des Systems Fehlinformationen aus dem Labyrinth erhält, geraten die ganzen muskulären Reflexaktivitäten durcheinander. Der spinale Effektor-Kreislauf in der Lumbalregion wird aktiviert, etwas für die Kopfstellung zu tun, aber er weiß nicht genau was, und beginnt somit mit alternierenden Zyklen von Kontraktion und Entspannung links und rechts. Diese Zyklen sind mit etwa 0,1 Hz sehr langsam, weil vermutlich die veränderte räumliche Ausrichtung des Labyrinths sie empfänglich gegenüber den Bewegungen des **primär respiratorischen Mechanismus (PRM)** macht (Sutherland 1939), welcher eine Frequenz von 0,1 Hz besitzt.

Es ist schwierig, für die sehr subtilen und kleinamplitudigen Sakrumbewegungen infolge des kranialen **primär respiratorischen Mechanismus (PRM)** eine stabile Achse zu beschreiben. Diese kleinamplitudigen Bewegungen sind *häufig außerhalb der Phase des kraniosakralen Rhythmus, der am Kopf palpiert wird,* obwohl die *Frequenz* der Sakrumschwingung gewöhnlich mit der des Kraniums synchron ist. Manchmal fühlt sich die Bewegung an, als schaukle das Sakrum um die mittlere Transversalachse. Allerdings fühlt sich die Schwingung manchmal auch mehr wie eine Translation in der Koronarebene an oder gelegentlich wie in einer Transversalebene, die sich von anterior nach posterior bewegt. Manchmal können rotatorische kleinamplitudige Oszillationen gefühlt werden, meistens um eine schräge Achse, aber gelegentlich auch um die Y-Achse (superior-inferior). Manche Kliniker halten diese Variante mit Blick auf die PRM für diagnostisch relevant.

Dysfunktion und Fehlstellung des Os coccygis

Bei der Palpation der Querfortsätze der vier oder fünf Steißbeinwirbel, beginnend direkt inferior von S5 und nahe der Analfalte beidseits der Mittellinie palpierend, entdeckt man häufig, dass einer oder mehrere Steißbeinwirbel achsenrotiert sind, und zwar meistens nach links. Eine solche kokzygeale Fehlstellung wird gewöhnlich von einer ungleichen myofaszialen Spannung in den paarigen Mm. levator ani und coccygeus unterhalten, was zu einer Abschwächung des Pumpeffekts dieser Muskeln auf den venösen Plexus der Fossa ischioanalis führen kann.

Der Ausfall dieses Pumpmechanismus kann zur venösen Stauung in Beckenorganen und -geweben führen, die degenerative und/oder entzündliche Konsequenzen nach sich ziehen. Das rotierte Os coccygis ist also mehr als nur ein kaum sichtbares kosmetisches Problem und zeigt eine potenzielle organische Pathologie an.

Meistens kann das rotierte Os coccygis durch 30-malige Anwendung des Beckenbodentrainings (Kegel-Übung) begradigt werden. In Anbetracht der gesundheitlichen Vorteile, sei diese Übung Männern und Frauen zur täglichen Durchführung empfohlen. Diese Übung sowie die manuelle Behandlung bei Obturation der Fossa ischioanalis werden im letzten Kapitel dieses Bandes beschrieben (siehe S. 195).

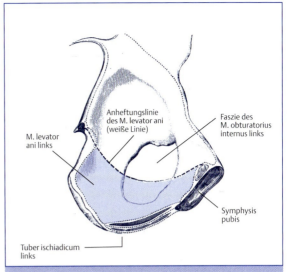

Abb. 4.17 Fossa ischiorectalis links
Eine Öffnung im M. levator ani würde die venösen Plexus in der Fossa ischiorectalis sichtbar machen, die lateral durch den M. obturator internus begrenzt wird.

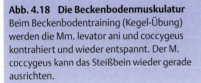

Abb. 4.18 Die Beckenbodenmuskulatur
Beim Beckenbodentraining (Kegel-Übung) werden die Mm. levator ani und coccygeus kontrahiert und wieder entspannt. Der M. coccygeus kann das Steißbein wieder gerade ausrichten.

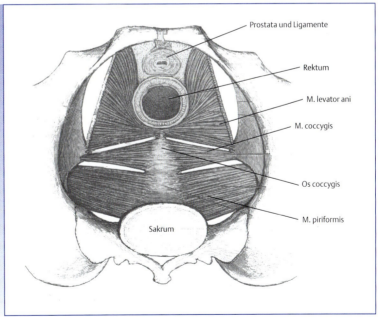

Teil 2
Untersuchung und Behandlung von Becken und Sakrum

Einführung in die Untersuchung und Behandlung von Becken und Sakrum

Beckendysfunktionen können viele Körperregionen ungünstig beeinflussen. Eine Behinderung der Bewegungsfunktionen kann die adaptiven Haltungsmechanismen, die lokomotorischen Funktionen, die zirkulatorische Dynamik sowie die trophischen und regulatorischen Funktionen des Nervensystems erheblich belasten. Patienten mit Symptomen irgendwo im Körper können als primäres, manipulierbares Problem eine somatische Beckendysfunktion aufweisen. Ungeachtet der Anamnese und der Beschwerden des Patienten sollte routinemäßig ein Screening des Beckens erfolgen. Im Allgemeinen sind die Beschwerden, Symptome und auch die meisten Screeningtest-Ergebnisse Folgen der notwendigen *Anpassung des Körpers an fehlerhafte Funktionen*.

Das Adaptationsvermögen des Körpers ist zu groß, um genau vorhersagen zu können, welche Symptome entstehen werden. Eine deduktive Herangehensweise kann jedoch manchmal eine wahrscheinliche Verbindung zwischen subjektiven Symptomen, Anamnese und objektivierbaren körperlichen Befunden aufzeigen. Außerdem können Symptome oder Pathologien, die anscheinend außerhalb des Rahmens der muskuloskelettalen Untersuchung liegen (wie urologische, gynäkologische, gastrointestinale Symptome usw.), doch die direkte Folge einer pelvisakralen Dysfunktion sein, ohne etwas mit der Art von Pathologie zu tun zu haben, nach der sie zunächst aussehen oder die sie imitieren.

Schließlich gibt es noch Befunde, die zunächst auf eine primäre pelvisakrale Dysfunktion hinweisen, sich dann aber manchmal als Folge viszerosomatischer Reflexe bei Organerkrankungen, kranialer Dysfunktionen, muskulärer und/oder von Haltungsungleichgewichten, thorakolumbaler Dysfunktionen usw. erweisen. Deshalb, und weil der Beckengürtel der Kreuzungspunkt zahlreicher struktureller und funktioneller körperlicher Prozesse ist, ist ein systematischer Ansatz bei der Untersuchung und Behandlung des Beckens im Hinblick auf mögliche kausale Zusammenhänge entscheidend für die Realisierung eines möglichen optimalen Behandlungsergebnisses.

Die Anamnese spielt eine wichtige Rolle, wenn es darum geht, sich zwischen den zahllosen diagnostischen Möglichkeiten und der Frage, ob zunächst die primäre Läsion oder die Pathologie zu behandeln ist, hindurchzufinden. Einige häufige manipulierbare Beckendysfunktionen können vermehrt mit bestimmten *Ereignissen oder Verletzungsmechanismen* in Zusammenhang gebracht werden und lenken die Aufmerksamkeit des Behandlers in die Richtung einer spezifischen Form der Dysfunktion oder Subluxation. So haben etwa Patienten nach einem Auffahrunfall zu einem hohen Prozentsatz ein unilateral flektiertes Sakrum. Ein Sturz auf das Gesäß lenkt den Verdacht immer auf eine ein- oder beidseitige superiore Subluxation des Os coxae. Plötzlicher Rückenschmerz nach dem Anheben und Drehen bei rotiertem Rumpf mit dem Gewicht auf einem Fuß lässt an eine sakrale Rückwärtstorsion denken.

Auch Umstände, die zu einer Verschlimmerung oder Besserung der Symptomatik führen, können bedeutend sein. Patienten mit chronischer unilateraler Sakrumflexion leiden oft beim morgendlichen Aufstehen unter einem steifen und schmerzenden Rücken, was sich innerhalb weniger Stunden allmählich bessert. Die Schmerzen beim unilateral flektierten Sakrum sind gewöhnlich diffus und erscheinen häufig im kontralateralen M. gluteus maximus oder als übertragener Ischiasschmerz. Ein Patient mit einem unilateral flektierten Sakrum neigt zur verstärkten Lordose, Viszeroptose und Morgensteifigkeit. Lumbago-Patienten, denen die Vorbeuge Linderung verschafft, haben wahrscheinlich ein rückwärts torquiertes Sakrum. Ein Patient mit einem hochgerutschten Os coxae stellt fest, dass seine tiefen Rückenschmerzen beim Gehen zunehmen, besonders wenn die Läsion noch jung ist. Und Patienten mit Symptomen, die an eine Zystitis, Dysurie, häufigen Harndrang und suprapubische Schmerzen denken lassen, ohne dass jedoch eine Infektion nachzuweisen ist, haben häufig eine pubische Subluxation.

Ein weiterer zu berücksichtigender Umstand ist, besonders bei Patienten mit rezidivierender oder anhaltender Beckendysfunktion, das *Ungleichgewicht zwischen verspannten und schwachen Muskeln*. Ein muskuläres Ungleichgewicht kann die statische Haltung oder funktionelle Mobilität/Koordination so beeinträchtigen, dass das entstehende pathognomische Gangbild und Haltungsmuster das Becken belastet (Lewit 1996) und zu einer Beckendysfunktion prädisponiert. Insgesamt gehen veränderte Gangmuster gewöhnlich auf die muskuläre Adaptation in der Hüft- oder Wirbelsäulenmuskulatur bei Beckendysfunktionen oder anatomischen Anomalien zurück und werden nur selten direkt von einer mechanischen Verringerung des Bewegungsbereichs bei einer Beckendysfunktion oder Subluxation verursacht. Obwohl veränderte Gangmuster keine zuverlässige Seitenbestimmung einer Beckendysfunktion zulassen, können sie doch sehr stark auf die Anwesenheit einer solchen hinweisen.

Folgende Korrelationen lassen sich zwischen einem abnormalen Gangbild und einer Beckendysfunktion feststellen:

- Der Patient geht nach vorn gebeugt und fasst sich mit einer Hand an die Seite des Kreuzes, von der er sich wegneigt, um Schmerzen zu vermeiden. Dies geht oft mit einer Rückwärtstorsionsdysfunktion einher.
- Ein asymmetrischer Hüftschwung von einer zur anderen Seite kann auf eine sakrale Vorwärtstorsion hinweisen oder die Manifestation einer lumbosakralen Übergangsstörung sein.
- Eine einseitige Schrittlängenverkürzung kann für eine Rotation des Os coxae sprechen.
- Ein Patient mit einer anterioren Rotation des Os coxae tendiert in der Standbeinphase zur Außenrotation des Beins (so wie das längere Bein auch bei einer Beinlängendifferenz außenrotiert ist).

Die Lordose spielt eine ätiologische Rolle beim flektierten und beim vorwärtstorquierten Sakrum. Eine Kyphose prädisponiert zur Rückwärtstorsion. Die Schwäche eines M. glutaeus führt zur kontralateralen Verspannung des M. quadratus lumborum, verändert die Rumpfschwingung bis an die Schmerzgrenze und erzeugt häufig eine Sakrumtorsion. Eine Beinlängendifferenz bei (adaptiver oder kompensatorischer) Skoliose kann zur sakroiliakalen Dysfunktion führen.

> **Beachte**: Als Anfänger sollten Sie, wenn Sie die in den folgenden Kapiteln beschriebenen Untersuchungs- und Behandlungstechniken besser beherrschen, nach der „Schlüsselläsion" suchen, und zwar sowohl im Kontext der MET als auch in anderen Bezugsrahmen. Im MET-Modell ist die Schlüsselläsion oder primäre Dysfunktion ein abnormaler Befund, dessen Beseitigung zur spontanen Rückbildung der sekundären Dysfunktion an anderer Stelle im Körper führt. Andere Ansätze beschreiben dies etwas unterschiedlich. Schließlich beinhaltet die Suche nach der Schlüsselläsion, neben der Analyse biomechanischer Verbindungen, einen systemischen Ansatz, der sich im Gegensatz zu verschiedenen anderen Disziplinen auf klinische Urteile stützt.
> Beckenläsionen sind, wie Läsionen in anderen Körperregionen auch, häufig das Resultat einer lokomotorischen oder einer Haltungsadaptation an Dysfunktionen in anderen Bereichen des Körpers. Zervikale Dysfunktionen und sogar die sehr subtilen Dysfunktionen der Schädelnähte können Ursache sekundärer Beckendysfunktionen sein. Das Phänomen der Sakrumoszillation – eine primäre sakrale Dysfunktion und keine Beckenläsion – kann Rückenschmerzen und sogar eine Ischialgie verursachen.

MET und die Untersuchung und Behandlung einer Beckendysfunktion

Wie die einleitenden Worte zeigen, ist das Becken ein sehr dynamischer Baustein des menschlichen Körpers, und viele strukturelle und funktionelle Verflechtungen sind zu berücksichtigen. Deshalb kann sich die Symptomdeutung und die Untersuchung funktioneller Einschränkungen auf eine Vielzahl von Disziplinen stützen und sich im Laufe der Behandlung auf viele Vorbilder und Techniken beziehen. Das Hauptaugenmerk in der MET liegt auf der Untersuchung funktioneller und/oder artikulärer Dysfunktionen und deren Behandlung nach den MET-Prinzipien. In klinischen Versuchen wurde mehrfach gezeigt, dass die Anwendung der MET bei diesen funktionellen und/oder artikulären Dysfunktionen eine Reihe von anscheinend nicht mit ihnen verbundenen Symptomen zum Verschwinden brachte. Es muss jedoch betont werden, dass die effektive Untersuchung des Beckens nicht in einem konzeptionell luftleeren Raum erfolgt, sondern in einem größeren und eher holistischen Gesamtkontext steht. Hierbei helfen allgemeine Screeningverfahren.

In Tabelle 5A wird deutlich, dass es viele Schritte gibt, die einer detaillierteren Untersuchung auf spezifische Dysfunktionen des Beckens vorangehen. Viele von diesen werden, mit Ausnahme der kranialen Dysfunktion, in Band 1 dieser Reihe besprochen („Detaillierte Darstellung der Screeninguntersuchung in 10 Schritten", S. 163 ff. und „Screening-Untersuchungen sowie Befunderhebung und Behandlung der zervikalen Region", S. 101) sowie in Band 2 („Evaluation und Behandlung der Brust- und Lendenwirbelsäule", S. 83).

Bedeutung der Reihenfolge für Untersuchung und Behandlung

Im Idealfall wird jede zervikale und/oder thorakolumbale Dysfunktion (und jede kraniale Dysfunktion*) vor der Untersuchung einer strukturellen oder artikulären Beckendysfunktion behandelt. Der Grund für diese Reihenfolge besteht darin, dass eine Dysfunktion an Hals-, Brust- oder Lendenwirbelsäule eine Adaptation des Beckens nach sich ziehen kann, welche dann eventuell wie eine primäre Beckendysfunktion aussieht. Werden diese Dysfunktionen zuerst behandelt, riskiert man, eine neutrale Adaptation des Beckens so zu behandeln, als wäre es eine nichtneutrale, was für den Patienten belastend sein kann.

Zu Beginn durchgeführte Screeninguntersuchungen (d. h. vor der thorakolumbalen Untersuchung usw.) werden nach der Behandlung einer segmentalen spinalen Dysfunktion oder nach deren Ausschluss erneut durchge-

Tabelle 5 A Flussdiagramm zur Reihenfolge von Untersuchung und Behandlung in der MET bei manipulierbaren Beckendysfunktionen

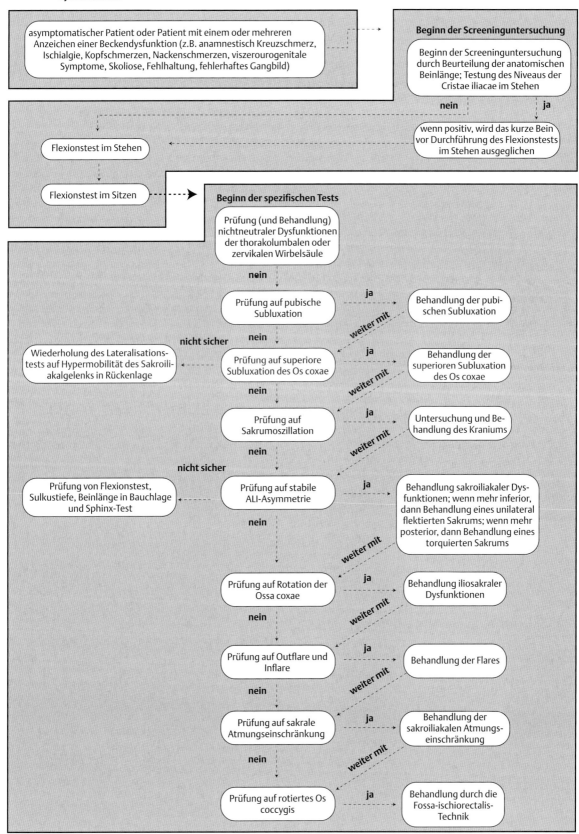

führt. Ein Aspekt der körperlichen Untersuchung des muskuloskelettalen Systems ist die Analyse des Gangzyklus, bei dem es darum geht, ob der Patient hinkt. Dann wird die Statik der Haltung betrachtet (siehe Kapitel 6), wobei man auf eine eventuelle Skoliose, anatomische Beinlängendifferenz usw. achtet.

Der erste Screeningtest des Beckens ist der, meist routinemäßig durchgeführte, Flexionstest auf asymmetrische Beckengelenkmobilität im Stehen und im Sitzen (siehe Kapitel 6). Der Test zeigt an, ob ein Problem vorliegt, und wenn ja, welche Seite eingeschränkt ist. Die Ergebnisse des Flexionstests im Stehen und Sitzen zeigen die Seite der Läsion an. Gelegentlich gibt es auch Hinweise auf komplexere Dysfunktionen, so etwa wenn die Seite der Lateralisation wechselt.

> **Beachte**: Es gibt zahlreiche Versionen des Vorbeuge-Tests, die jedoch nicht einfach austauschbar sind. Die Diagnostik im Mitchell-Modell des Beckens hängt von den Veränderungen der statischen Positionen der genauen Orientierungspunkte ab. Obwohl die Veränderungen der Weichteile in anderen Ansätzen als wesentliche Informationen angesehen werden, gelten sie in der MET als irrelevant.

Nach der Untersuchung und Behandlung der **thorakolumbalen Wirbelsäule** und vor der Untersuchung einer speziellen sakroiliakalen Dysfunktion müssen **Subluxationen** des Beckens aufgesucht und behandelt werden (siehe Kapitel 7). Der Grund für diese Reihenfolge besteht darin, dass sie die Achsen zerstören, um die eine sakroiliakale/iliosakrale Dysfunktion abläuft, und es somit unmöglich machen, die physiologische Funktion richtig zu beurteilen. Die **pubische Subluxation** wird, als häufigste nichtphysiologische Beckenläsion, vorrangig angegangen. Es folgt die **superiore Subluxation des Os coxae** (vertikale Scherung) und schließlich (im Idealfall) **die Flares**.

Die Evaluation und Behandlung der **sakroiliakalen Dysfunktionen** ist in der Reihenfolge das nächste Thema (Kapitel 8), weil diese korrigiert sein müssen, um die artikulären Drehpunkte wiederherzustellen, um die sich das Os ilium gegen das Sakrum bewegt.

Der **thorakolumbalen Wirbelsäule** wendet man sich gleich im Anschluss an die sakroiliakale Diagnostik zu, um die Position der Sakrumbasis mit in Rechnung stellen zu können.

Schließlich kommt man zu den **nach anterior oder posterior rotierten Ossa coxae** (iliosakrale Dysfunktion). Das anteriore Os coxae trifft man gewöhnlich rechts an, das posteriore links. Wenn das Becken wieder balanciert ist, gibt es einige andere Dinge, auf die besonders geachtet werden muss. Die kraniozervikale Verbindung (Atlas, Os occipitale, Axis) sollte erneut untersucht werden, um sicherzugehen, dass die automatische Re-Kompensation der Haltung sich normalisiert hat. Die Behandlung der kraniozervikalen Region sollte wegen des potenziellen Einflusses auf den unteren Rücken immer vor der Untersuchung des Beckens erfolgen.* Zusätzlich sollten muskuläre Ungleichgewichte von den Beinen her behandelt werden. Spezifische Tests zur Beurteilung der Länge und Stärke der Hüftmuskulatur werden in einem späteren Band behandelt.

---

* **Beachte**: Die Behandlung des Kraniums sollte nur durch Personen erfolgen, die in der Kraniosakraltherapie ausgebildet sind.

Screening- und Lateralisationstests des Beckens

Die Lateralisation zeigt, welche Seite des Beckens eine eingeschränkte artikuläre Beweglichkeit aufweist. Die Bestimmung der Lateralisation ist für die Untersuchung hilfreich, da verschiedene Dysfunktionen des Beckens zu ähnlichen Verlagerungen der knöchernen Orientierungspunkte des Beckens führen können. Die Lateralisationstests können dabei helfen, die verschiedenen Dysfunktionstypen voneinander zu unterscheiden.

Die Durchführung eines Lateralisationstests entspricht der eines Screeningtests. Wenn ein Test keine einseitige artikuläre Bewegungseinschränkung aufzeigt, liegt entweder keine Gelenkdysfunktion des Beckens vor oder aber sie ist beidseits symmetrisch vorhanden. Obwohl sie nicht notwendigerweise bei allen Patienten durchgeführt werden müssen, handelt es sich im Folgenden um grundlegende Screening- und Lateralisationstests (Tabelle 6A):

Methoden zur Bestimmung der Lateralisation
- **Prüfung auf anatomische Beinlängendifferenz durch Höhenbestimmung der Cristae iliacae.** Dabei handelt es sich um keinen Lateralisationstest per se, sondern um eine notwendige Voraussetzung zur sorgfältigen Durchführung des Flexionstests im Stehen, um die Seite der Einschränkung zu ermitteln.
- **Flexionstest im Sitzen.** Neben der Frage nach der Lateralisation kann dieser Test auch bei der Unterscheidung zwischen iliosakraler und sakroiliakaler Dysfunktion helfen.
- **Dynamischer Beinlängentest in Rückenlage.** Der Test kann eine artikuläre Hypermobilität und eine Bewegungseinschränkung im Becken aufdecken.
- **Rocking-Test in Rückenlage und Federtest (Springing-Test) in Bauchlage.** Obwohl diese Tests weit verbreitet sind, halten wir sie für zu subjektiv, um zuverlässige Ergebnisse zu liefern.
- **Beobachtung des Angulus lateralis inferior (ALI) auf positionale Asymmetrie.** Dieser Test eignet sich als allgemeiner Screeningtest auf sakroiliakale Dysfunktionen.

Vor der Beschreibung der einzelnen Tests zur Lateralisation und zum Screening wird hier die klinische Relevanz einer anatomischen Beinlängendifferenz, die sauberste Methode zur Messung der Beinlänge und die Adaptation des Rumpfes an eine asymmetrische Sakrumbasis dargestellt. Eine extreme Beinlängendifferenz kann einen Fehler beim Flexionstest im Stehen erzeugen, jedoch nicht beim Test im Sitzen.

In diesem Kapitel:

- Anatomische Ungleichheiten der Beinlänge und des Beckens
- Höhenbestimmung der Cristae iliacae
- Flexionstest im Stehen und im Sitzen
- Funktionelle Beinlängenbestimmung in Bauch- und Rückenlage
- Storch-Test
- Hip-drop-Test
- Mobilitätstest des Beckens im Liegen

Relative Beinlänge

Die vergleichende Untersuchung der Beinlängen gehört zur muskuloskelettalen Untersuchung des Beckens. Wenn ein Unterschied festgestellt wird, muss zwischen *anatomischer* und *funktioneller* Beinlängendifferenz unterschieden werden. Eine anatomische Beinlängendifferenz geht entweder auf eine Dysgenesie (ungleiches Knochenwachstum) oder auf eine Fraktur zwischen dem Os coxae und den Zehen zurück. Obwohl eine anatomische Beinlängendifferenz hinsichtlich der Untersuchung ein bedeutender Faktor ist, lässt sie sich nicht direkt manipulativ behandeln. Eine funktionelle Beinlängendifferenz hingegen ist korrigierbar und reversibel, wenn einmal die manipulierbare Störung, die für die Ungleichheit verantwortlich ist, identifiziert wurde (Subluxation, iliosakrale Dysfunktion, sakroiliakale Dysfunktion). (**Beachte**: *Die Heilung einer Fraktur eines langen Röhrenknochens führt häufig zu einer Verlängerung des Knochens.*)

Bestimmung der anatomischen Beinlänge

Eine anatomische Beinlängendifferenz lässt sich entweder durch körperliche Untersuchung oder radiologisch feststellen. Die Feststellung eines solchen Unterschiedes hat eine große Bedeutung, weil:

Tabelle 6 A   Übersicht der Lateralisations- und Screeningtests des Beckens

Test	Testart, Patientenposition, Orientierungspunkte	Zweck und Indikation der Befunde
Beinlängenbestimmung über die Cristae iliacae	**Statischer Test im Stehen:** obere Kanten der linken und rechten Crista iliaca	zur Bestimmung einer anatomischen Beinlängendifferenz
Höhenbestimmung der Cristae iliacae	**Statischer Test im Sitzen:** obere Kanten der linken und rechten Crista iliaca	zur Bestimmung einer Dysgenesie des Os coxae
Beobachtung der paravertebralen Symmetrie	**Statischer Test bei Flexion im Sitzen:** paravertebrale Muskelmasse links und rechts der lumbalen Dornfortsätze	zur Bestimmung einer rotoskoliotischen Adaptation an eine lumbale oder thorakale segmentale Dysfunktion vom Typ ERS (siehe Band 1 und 2)
Flexionstest im Stehen	**Statischer/dynamischer Test im Stehen:** SIPS oder Tuberculum glutaeale an den Ossa coxae links und rechts	zur Bestimmung einer asymmetrischen iliosakralen/sakroiliakalen Bewegungseinschränkung als Screening oder zur Lateralisation
Flexionstest im Sitzen	**Statischer/dynamischer Test im Sitzen:** SIPS oder Tuberculum glutaeale an den Ossa coxae links und rechts	zur Bestimmung einer asymmetrischen iliosakralen/sakroiliakalen Bewegungseinschränkung als Screening oder zur Lateralisation
Fowler-(Storch-)Test	**Dynamischer/aktiver Test im Stehen:** Crista sacralis mediana und Tuberculum glutaeale	zur Bestimmung einer asymmetrischen iliosakralen/sakroiliakalen Bewegungseinschränkung als Screening oder zur Lateralisation
Hip-drop-Test	**Dynamischer/aktiver Test im Stehen:** Cristae iliacae und Mittelfurche der Wirbelsäule	zum Vergleich der linken und rechten lumbosakralen Seitneigungsmobilität
Springing-Test	**Dynamischer/aktiver Test in Bauch- oder Rückenlage:** Crista iliaca, Tuber ischiadicum, Sakrumbasis, Sakrumspitze (links oder rechts)	zum Vergleich zwischen linker und rechter Beckenmobilität
Testung der funktionellen Beinlänge	**Statischer Test in Rückenlage:** Malleoli mediales	zur Bestätigung der Diagnose „spezifische iliosakrale Dysfunktion"
Testung der funktionellen Beinlänge	**Statischer Test in Bauchlage:** Fersenballen	zur Bestätigung der Diagnose „spezifische sakroiliakale Dysfunktion"
Testung der dynamischen Beinlänge	**Dynamischer/funktioneller Test in Rückenlage:** Malleoli mediales	zur Bestimmung einer eingeschränkten sakroiliakalen oder iliosakralen Bewegungseinschränkung oder Hypermobilität bei der Verdachtsdiagnose „superiore Subluxation des Os coxae"

- Jede messbare anatomische Beinlängendifferenz die Gültigkeit und Interpretation anderer Testergebnisse beeinflusst.
- Der Einsatz eines funktionellen Beinlängentests zur Bestätigung der Diagnose einer manipulierbaren Beckenläsion jede anatomische Beinlängendifferenz in die Rechnung miteinbeziehen muss.
- Bei einer Differenz > 10 mm das kürzere Bein unterstützt werden muss, um das Becken vor der Durchführung eines Flexionstests im Stehen in etwa gerade auszurichten. Der Flexionstest könnte auch ohne eine solche Unterstützung durchgeführt werden, allerdings können die Ergebnisse dann unterschiedlich ausfallen, was die Gründlichkeit der Diagnose beeinträchtigt.
- Der Behandler eventuell die Verschreibung eines Fersenkeils oder einer Sohlenerhöhung in Betracht ziehen sollte. Solche Entscheidungen sollten nicht übereilt getroffen werden, da die Möglichkeit besteht, dass eine inadäquate Anhebung die mechanische Belastung des Halteapparates mehr belastet als lindert.

Eine anatomische Beinlängendifferenz ist am stehenden und am liegenden Patienten sichtbar (aber nicht unbedingt messbar). Zur Wiederholung – folgende Orientierungspunkte gehören zu der jeweiligen Haltung:
- Cristae iliacae im Stehen
- Malleoli mediales in Rückenlage
- Fersenballen in Bauchlage.

Im Gegensatz zur anatomischen Asymmetrie **kann die funktionelle Asymmetrie *nur* am liegenden Patienten festgestellt werden**. Weil die funktionelle Asymmetrie nicht auf Unterschiede in der Knochenlänge oder -form zurückgeht, ist sie im Stehen *nicht* zu erkennen.

Von den drei Patientenstellungen ist **bei der körperlichen Untersuchung zur *Messung* einer anatomischen Beinlängendifferenz nur die Höhenbestimmung der Cristae iliacae *im Stehen* geeignet**. Die auf diese Weise beobachtete Asymmetrie spiegelt die anatomische Beinlänge genauer wider, weil eine funktionelle Beinlängendifferenz die Beinlänge im Stehen nicht beeinflusst.

Bei normaler Haltung von Wirbelsäule und Becken sollten die beiden oberen Punkte der Cristae iliacae gleich weit vom Boden entfernt sein, wenn eine Person sitzt oder auf beiden Füßen steht. Wenn eine Crista iliaca im Sitzen tiefer steht als die andere, ist dies ein Hinweis darauf, dass ein Os coxae kleiner ist als das andere. Wenn die Cristae iliacae *im Sitzen* auf gleicher Höhe stehen, dann spricht eine tiefstehende Crista iliaca *im Stehen* für ein anatomisch kürzeres Bein auf dieser Seite. Bei sorgfältiger Durchführung kann die Höhenbestimmung der Cristae iliacae bis auf 2 mm genau sein und erfordert keine apparative Diagnostik (Abb. 6.1).

Im Stehen wirkt sich die Position der Füße und Beine auf die Beinlänge aus. Außenrotation des Beins und Pronation des Fußes senkt den Femurkopf etwas ab. Bei zu enger Fußstellung, kann das Becken in einem Bogen

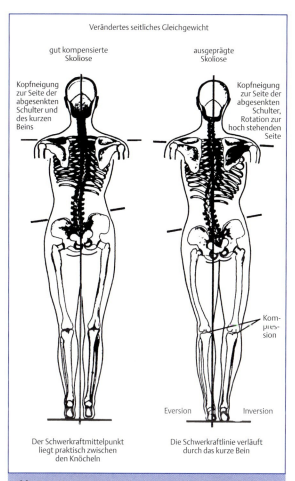

Abb. 6.1 Kompensation einer anatomischen Beinlängendifferenz
Eine Möglichkeit zur Beurteilung der Haltungskompensation ist der Blick auf die Verteilung der Körpermassen gegenüber der Schwerkraft. Beide Abbildungen zeigen eine S-förmige Skoliose, doch rechts ist das Schwerkraftzentrum aus der Mitte verschoben. Links ist die Kompensation besser, weil die Körpermassen besser zwischen den Füßen zentriert und möglichst nah an der mittleren Schwerkraftlinie des Körpers angesiedelt sind (Nachdruck mit freundlicher Genehmigung der American Academy of Osteopathy, AAO Jahrbuch 1949; Ellis WA: Osteopathic Structural Diagnosis).

schwingen, dessen Radius von einem Punkt zwischen den Fersen ausgeht. Mangelnde Sorgfalt bei der Bestimmung der Beinlänge aufgrund eines schwingenden Beckens lässt sich vermeiden, indem man die Fersen auf dieselbe Distanz bringt wie die Femurköpfe. Die Entfernung zwischen den Fersen sollte etwa 10–12 cm betragen (oder etwa so viel wie die Schuhbreite des Behandlers).

Beim Einsatz der Cristae iliacae als Orientierungspunkte platziert der Behandler die Zeige- und Mittelfinger mit der palmaren Seite auf die höchsten Punkte der Cristae iliacae. Diese Position erreicht man am besten, indem man sie gegen die Seite der Cristae iliacae presst und dann nach medial und superior drückt, so dass sich ein wenig Fettgewebe zwischen den Fingern und dem

Knochen befindet, bis die Hände auf den höchsten Punkten der Cristae iliacae ruhen. Wenn die Hände einmal richtig platziert sind, wird die Entfernung der höchsten Punkte der Cristae iliacae vom Boden vergleichend beurteilt, wobei sich die Augen auf einer Höhe mit den Händen befinden sollten. Allerdings muss man daran denken, dass *bei einer Rotation der Ossa coxae gegeneinander, die Spitze nach vorne oder hinten bewegt sein kann, was eine Fehlerquelle in die vergleichende Höhenbestimmung der Cristae iliacae einführt.*

Ein Höhenunterschied von mehr als 3–4 mm kann visuell schwerer zu quantifizieren sein, als die Entscheidung „Schuherhöhung oder nicht". Es empfiehlt sich der Einsatz einer temporären Unterstützung mit bekannter Höhe, wenn die Differenz zwischen der rechten und linken Seite bestimmt werden soll. Die meisten Beinlängendifferenzen sind < 6 mm. Auf Grundlage der visuellen Einschätzung bestimmt man die Dicke der Unterstützung, die erforderlich ist, um die Cristae iliacae auf ein Niveau zu bringen, und schiebt sie dann unter den Fuß der inferioren Crista. Wenn nach neuerlicher Untersuchung die Cristae auf gleicher Höhe stehen, weiß der Behandler, dass das Ausmaß der Diskrepanz der Dicke der Unterstützung entspricht. Wenn die erforderliche Unterstützung des fraglichen Beins weniger als 2 mm beträgt, erscheinen die Cristae iliacae dem untrainierten Auge als gleich hoch.

Eine so genaue Bestimmung der anatomischen Beinlängendifferenz bei der körperlichen Untersuchung ist bedeutsam. Der Vergleich der Beinlängen im Liegen liefert relevante Informationen für die Diagnose von Dysfunktionen und Subluxationen der Beckengelenke. Wenn eine anatomische Beinlängendifferenz von 1 cm bei dem Patienten bekannt ist, zeigt die vergleichende Beinlän-

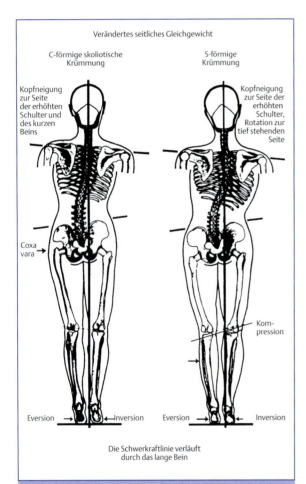

Abb. 6.2 Kompensation einer anatomischen Beinlängendifferenz
Bei einer linkskonvexen C-Krümmung verschiebt sich die Körpermasse nach links gegenüber der Schwerkraftlinie, was die Körperbewegung ineffizient macht (Nachdruck mit freundlicher Genehmigung der American Academy of Osteopathy, AAO Jahrbuch 1949; Ellis WA: Osteopathic Structural Diagnosis).

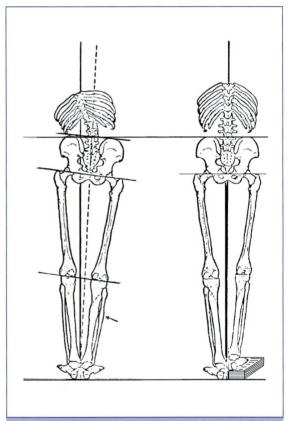

Abb. 6.3 Schuherhöhung zur Veränderung des lateralen Gleichgewichts
Die meisten Fachleute stimmen darin überein, dass das Ziel der Schuherhöhung die Korrektur eines Haltungsungleichgewichtes in der Frontalebene ist, indem die Sakrumbasis auf gleiche Höhe gebracht wird. Der Erfolg dieser Behandlung hängt von zahlreichen Faktoren ab: Chronizität der skoliotischen Kompensation, anatomische spinale oder sakrale Anomalien, Alter und Compliance des Patienten usw. Auch wenn das Ergebnis so gelungen wie in der Grafik aussieht, kann es sein, dass sich die korrespondierenden Symptome nicht bessern.

genbestimmung im Liegen an den Malleoli mediales oder den Fersenballen, wenn sie nicht ebenfalls um 1 cm differiert, die asymmetrische Position der Beckenknochen oder der Lendenwirbelsäule an.

Anpassung des Rumpfes an eine Asymmetrie der Sakrumbasis

Ein anatomisch kurzes Bein oder ein laterales Abkippen der Sakrumbasis aufgrund einer sakroiliakalen Dysfunktion erfordert eine skoliotische Adaptation. Die normale Anpassung an eine ungleiche Sakrumbasis ist eine konvexe Rotationsskoliose zur tiefer stehenden Seite. Fehlt diese Anpassung, gilt dies als pathologisch, besonders wenn der thorakolumbale Übergang nicht direkt über dem Sakrum steht. Die Wirbelsäule wird nicht immer vom Sakrum gestützt, sondern gelegentlich auch von L5 oder sogar L4. Manche Anomalien sind bleibend, wie etwa die Sakralisation eines Lendenwirbels, andere sind manipulierbar.

Während der verschiedenen Stadien der Kompensation trifft man auf verschiedene skoliotische Muster, die in Band 2 wie folgt beschrieben wurden (Abb. 6.2 bis 6.4):

> **Stadien der Kompensation**
> - Stadium I: eine lange „C"-Kurve, konvex zur Seite des kurzen Beines, wobei Kopf und Hals kompensatorisch zur Gegenseite gekippt werden, damit sich Augen und Labyrinthe jeweils auf gleicher Höhe befinden. Die Ebene der Sakrumbasis spiegelt die Beinlängenasymmetrie wider.
> - Stadium II: Die Ebene der Sakrumbasis kippt zu einer Seite – die Richtung hängt wahrscheinlich von der Seite ab, welche die größere Last der Haltung trägt. Nimmt die Last auf der Seite der skoliotischen Konvexität zu, kippt das Sakrum zu dieser Seite und verstärkt die kompensatorische Skoliose.
> - Stadium III: Mit zunehmendem Ungleichgewicht der Körpermasse bildet sich eine S-förmige Krümmung heraus, um die Körpermassen in einem besser ausbalancierten Gleichgewicht relativ zum Schwerkraftzentrum auszurichten. Dies führt manchmal zu einer Umkehrung der kompensatorischen Lumbalskoliose (siehe Kapitel 4, Band 1). An der Basis oder den Umkehrpunkten der S-Krümmung entwickeln sich leichter nichtneutrale Dysfunktionen.

Die Kenntnis der Stadien der Haltungskompensation einer Beinlängendifferenz hilft bei der Planung der

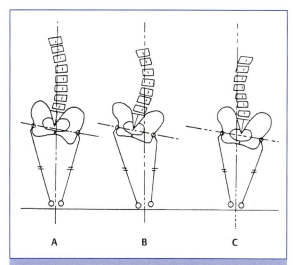

Abb. 6.4 Drei Stadien der Anpassung an eine anatomische Beinlängendifferenz
Modell der Entwicklung einer spinalen Kompensation der anatomischen Beinlängendifferenz nach Beilke und Grant. **A**: Stadium 1 mit langer konvexer C-Krümmung auf der Seite des verkürzten Beins mit kompensatorischem Abkippen des Kopfes und Halses, um die Augen und das Labyrinth horizontal zu halten. **B**: Mit der Zeit führt die Verschiebung der Körpermasse nach rechts zur Bewegung des Sakrums nach unten zum kurzen Bein hin. Die Lumbalskoliose und die Verschiebung des Beckens zur Seite des langen Beins sind verstärkt. **C**: Um die Körpermasse wieder näher an die mittlere Schwerkraftlinie heranzuführen und dadurch Energie zu sparen, erzeugt das vestibulär-zerebellare Haltungskontrollsystem alternierende Krümmungen in der Wirbelsäule. Häufig liegt der erste Umschlagpunkt in einem unteren Lumbalsegment mit einer nichtneutralen Dysfunktion, die im Einklang mit einer ähnlichen Dysfunktion in der oberen HWS und einer Beckenverschiebung zur kurzen Seite steht (Nachdruck mit freundlicher Genehmigung der American Academy of Osteopathy, AAO Jahrbuch 1966; Larson N: Sacroiliac and postural changes from anatomic short lower extremity).

Behandlungssequenz. So sind zum Beispiel die Behandlungsergebnisse manchmal besser, wenn zunächst die Adaptation des Stadiums III angegangen wird und danach Stadium II und schließlich Stadium I, d. h. Reposition in umgekehrter Reihenfolge der Entstehung, bevor eine Einlage für das verkürzte Bein verordnet wird. Eine Beinlängendifferenz kann ein muskuläres Ungleichgewicht mit veränderten Innervationsfolgen im *M. latissmus dorsi, M. quadratus lumborum, M. erector spinae, M. iliopsoas, M. glutaeus und in den Hamstrings* verursachen. Vor der Behandlung eines muskulären Ungleichgewichts, ist es wichtig, zunächst nichtneutrale und nichtadaptive spinale und sakroiliakale Dysfunktionen zu korrigieren (Janda, 1996).

Anmerkung zur Röntgendiagnostik der Haltung
Zur wirkungsvollen Behandlung eines anatomisch verkürzten Beins und einer Asymmetrie der Sakrumbasis in der Koronarebene ist manchmal die Röntgendiagnostik der Haltung erforderlich, weshalb an dieser Stelle dazu ein paar Worte zu sagen sind. Eine ausgezeichnete Besprechung der Röntgentechnik findet sich bei Lewit (1999).

Das Röntgen kann den Grad und die Richtung der Sakrumbasisdeklination in der Frontalebene bestimmen. Es lässt sich durchs Röntgen auch eine Beinlängendifferenz und deren Ausmaß bestimmen, um eine passende Schuherhöhung anordnen zu können.

Durch Erfahrungen und Forschung konnten Wege aufgezeigt werden, durch die sich die Aufnahmen und auch die Aufnahmetechnik zur Bestimmung einer Asymmetrie verbessern ließen. Zum Zwecke der Ausmessung ist es absolut erforderlich, eine vertikale Referenzlinie einzurichten, was sich auf zweierlei Weisen erreichen lässt: durch Einbringung eines Lots zwischen Kathodenstrahl und Film oder durch Aufkleben einer vertikalen Linie direkt auf den Film (Lewit 1999). Durch Einzeichnung einer Senkrechten zur vertikalen Referenzlinie lassen sich dann Asymmetrien oder Deklinationen in der Frontalebene ausmessen. Bei einer a.-p. Aufnahme kann man eine Linie durch die Sakrumbasis ziehen, die mit einer Linie zwischen den Cristae iliacae und zwischen den Spitzen der Femurköpfe verglichen wird.

Die richtige Interpretation des Röntgenbildes hängt von der Qualität der Aufnahme und von dem Wissen über die Aufnahmetechnik ab. Man kann einen Bleimarker auf das Gesäß des Patienten kleben, der die linke oder rechte Seite anzeigt, weil gerade die Seitenfrage bei der Röntgenaufnahme zu großer Verwirrung führen kann. Um die Qualität der Aufnahme zu verbessern, sollte bei a.-p. und bei Seitaufnahmen der Kathodenstrahl horizontal durch die Sakrumbasis geführt werden, d. h. in einer Ebene mittig zwischen der Cristae iliacae und den Trochanteres majores. Wenn man jetzt die Kathode zur Seite dreht, kann man sich den „Anode-heel-Effekt" (Pruzzo 1971) zu Nutze machen, um die Penetration des Beckenknochens zu maximieren und die Lumbarregion nicht übermäßig zu belasten. Die Kathode sollte möglichst weit vom Film entfernt sein (idealerweise 2 m), um die Verzeichnung zu minimieren. Da sich das Lot natürlich nicht bewegen soll, wenn sich der Patient gegen die Kassette drückt, rät Lewit dazu, die Linie auf der Kassette festzukleben.

Wie hier und an anderer Stelle bereits dargelegt wurde, kann neben dem anatomisch verkürzten Bein eine Reihe anderer Gründe für die Deklination der Sakrumbasis in der Frontalebene infrage kommen, wie Beckendysfunktionen, Subluxationen oder anatomische Anomalien. Wenn letztere mit einem anatomisch kurzen Bein zusammentreffen, verläuft die Ebene der Sakrumbasis häufig nicht parallel zur Ebene der Cristae iliacae oder der Femurköpfe. Zur Bestimmung der Beinlänge und auch zu anderen diagnostischen Zwecken, können dieses Paradoxien durch Beckenmanipulation vor Durchführung der Röntgenaufnahme vermieden werden.

Höhenbestimmung der Cristae iliacae

Höhenbestimmung der Cristae iliacae im Stehen

Zur Vorbereitung der Höhenbestimmung der Cristae iliacae im Stehen setzt der Behandler sich am besten hinter den Patienten, wobei sich die Augen auf gleicher Höhe mit den Cristae iliacae befinden. Die Füße des Patienten sollten 10–12 cm auseinander stehen, kein Bein sollte weiter außen- oder innenrotiert sein als das andere. Die Füße zeigen nach geradeaus.

Durchführung

1. Der stehende Patient wendet Ihnen den Rücken zu. Legen Sie Ihre Hände auf die Seiten des Beckens und suchen Sie durch palmare Stereognosie die lateralen Abschnitte der Ossa ilia auf.
2. Um eine unterschiedliche Weichteilmasse zwischen den Händen und den Cristae zu vermeiden, setzen Sie die Hände zunächst lateral der Cristae iliacae auf und ziehen die Haut von der Taille nach unten (Abb. 6.5). Platzieren Sie Zeige- und Mittelfinger mit der palmaren Seite auf den Spitzen der Cristae iliacae und drücken Sie sie nach medial bis auf den Knochen des Os ilium.
3. Das Fleisch wird nun nach superior-medial gedrückt, bis die Zeigefinger auf der oberen Kante der Cristae zu liegen kommen (Abb. 6.6). Während Sie weiter nach medial gegen das Os ilium pressen, drücken Sie nach superior bis auf den Apex der Cristae iliacae. Dann pronieren Sie die Arme so, dass die Handflächen zum Boden weisen. Dieses Verfahren verhindert die Einklemmung des Fettgewebes.
4. Vergleichen Sie visuell zwischen der Höhe der linken und rechten Crista iliaca im Verhältnis zur Horizontalen. Vergewissern Sie sich, dass Ihr Blick in derselben Transversalebene ist wie Ihre Hände, und dass Ihre Hände in voller Armlänge vor Ihnen sind, damit Sie beide in Ihrem zentralen Gesichtsfeld behalten.

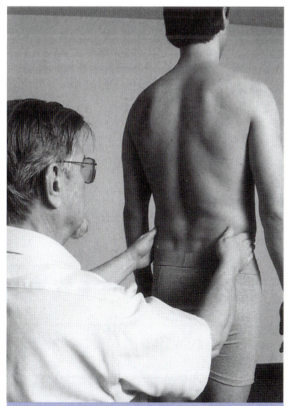

Abb. 6.5 Lokalisierung der Cristae iliacae
Um die Hände auf den Oberkanten der Cristae iliacae platzieren zu können, müssen die Weichteile zur Seite geräumt werden, um eine Einklemmung des subkutanen Fettgewebes zwischen Hand und Crista iliaca zu verhindern.

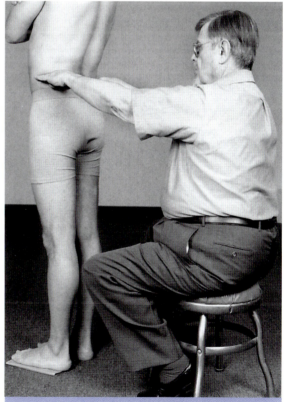

Abb. 6.6 Visueller Vergleich der Höhen der Cristae iliacae
Die Hände werden mit den Flächen nach unten abgekippt, während die Zeigefinger auf den Spitzen der Cristae iliacae liegen. Die Augen des Untersuchers sollten sich auf dem gleichen Niveau befinden wie die Hände. Durch Unterstützung des kürzeren Beins können die Cristae iliacae als Vorbereitung des Flexionstests im Stehen auf etwa gleiche Höhe gebracht werden.

5. Bei unterschiedlicher Höhe der Cristae platzieren Sie eine Unterlage unter die tiefere Seite bis die Cristae in der Horizontalen gleich hoch erscheinen.
6. Messen Sie die Dicke der Unterlage. Der Unterschied zur anatomischen Beinlänge wird maximal 2 mm betragen.

> **Anmerkung zur Schuherhöhung**: Die klinische Methode des visuellen Vergleichs der anatomischen Beinlängen durch Beobachtung der Cristae iliacae im Stehen ist normalerweise recht zuverlässig. Auch der Untrainierte kann Unterschiede bis hinab zu einer Differenz von 2 mm ausmachen (Mitchell jr. 1976). Verschiedene Beckenverdrehungen aufgrund von Dysfunktion, Subluxation oder fehlerhafter knöcherner Anlage können die Aussagekraft des Tests herabsetzen.
> Adaptationen an sakroiliakale Dysfunktionen verlagern häufig die Spitzen der Cristae iliacae und bringen eine potenzielle Fehlerquelle in die Höhenmessung hinein.
> Die Kriterien zur Schuherhöhung sind ein wenig willkürlich und also auch umstritten. Das Ziel der Schuherhöhung ist die Verringerung der Belastung der Haltungsmechanismen, welche wiederum andere Systeme belasten können. Manche Behandler arbeiten mit Erhöhungen, die in kleinen Schritten verstärkt werden, in der Hoffnung, durch diese langsame Vorgehensweise den Körper nicht zu belasten. Nach unserer Erfahrung verordnen wir Erhöhungen, die um 3 mm unter der Differenz der Messung anhand einer Röntgenaufnahme liegen, um den Vergrößerungsfaktor und den Standardfehler der Reproduzierbarkeit einer Röntgenaufnahme zu berücksichtigen.
> Da sich nicht voraussagen lässt, wie groß die Veränderung ist, die eine inakzeptable Belastung für den Patienten bedeutet, sollte man versuchen, den Patienten nur einmal zu belasten statt mehrfach. Erhöhungen, die dicker als 6 mm sind, erfordern eine flachere Abschrägung des Absatzes, um das Schleifen der Zehen über den Boden zu vermeiden, ganz gleich ob die Erhöhung innerhalb oder außerhalb des Schuhs ist. Erhöhungen über 9 mm Dicke lassen sich schlecht im Schuh platzieren und sollten ganz am Schuhabsatz und der Schuhsohle angebracht werden, um eine Belastung der Knöchel zu vermeiden.
> Die Untersuchung der Effektivität der Schuherhöhung kann nicht allein durch Röntgenaufnahmen erfolgen. Es existieren wahrscheinlich so viele Möglichkeiten zur Untersuchung, wie es Kliniker gibt, die dies als wesentlich für die Gesundheit erachten. Jeder Behandler hat bestimmte Kriterien, die sich meistens auf das Gleichgewicht und die Bewegungseffizienz beziehen. Hohe Priorität sollte das subjektive Empfinden des Patienten haben. Wenn es dem Patienten mit der Schuherhöhung schlechter geht, sollte sie eventuell geändert oder entfernt werden. Eine gelungene Schuherhöhung sollte den Wirbel Th12 in die mittlere Sagittalebene treten lassen (Lewit 1999).

Höhenbestimmung der Cristae iliacae im Sitzen

Eine alte Beckenfraktur oder eine Dysgenesie des Beckens können zu unterschiedlich großen Hüftknochen führen. Die resultierende asymmetrische Sitzhaltung kann so belastend sein, dass an anderer Stelle im Körper dadurch Symptome verursacht werden. In diesen Fällen sollte die kleinere Beckenseite mit einer Zeitschrift oder einem Buch unterstützt werden, so dass die Cristae iliacae auf gleicher Höhe stehen, um den Effekt auf die Wirbelsäulenkrümmung beobachten zu können. Diese anatomische Asymmetrie kann ganz ähnliche Auswirkungen haben wie eine anatomische Beinlängendifferenz. Die Unterstützung der kleineren Beckenseite kann ein wesentlicher Bestandteil der Behandlung sein. Der Patient soll seine eigene Sitzunterlage mitbringen (Abb. 6.7).

> **Beachte**: Unterschiedlich große Ossa coxae sind selten. Sie lassen sich durch Höhenvergleich der Cristae iliacae im Sitzen ausschließen.

Interpretation der Untersuchung des Beckengeradstands

Eine anatomische Beinlängendifferenz (ICD 10: Q 72.8, M 21.7) erzeugt mit hoher Wahrscheinlichkeit eine skoliotische Anpassung der Wirbelsäule, aber nicht immer. Ein kurzes Bein kann durch eine sakroiliakale Dysfunktion, eine kontralaterale Dysgenesie des Os coxae oder sogar durch eine Subluxation vollständig kompensiert werden, wodurch die spinale Adaptation vermieden wird. Der einzige Zweck einer Schuherhöhung ist die Verringerung der

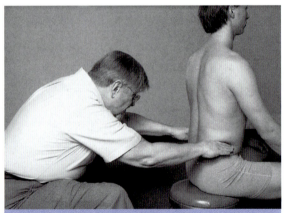

Abb. 6.7 Untersuchung der Höhen der Cristae iliacae im Sitzen auf Beckendysgenesie
Die Sitzhaltung kann durch ungleiche Hüftknochen belastet werden (infolge einer Beckendysgenesie oder einer alten Beckenfraktur). Solche Patienten können von einer eigenen Sitzunterlage profitieren. Die Augen des Untersuchers sollten sich beim Vergleich der Cristae iliacae auf dem gleichen Niveau befinden wie die Hände.

Haltungsbelastung der Wirbelsäule. Natürlich gibt es auch einige Kontraindikationen für diese Behandlung.

Die Beckendysgenesie (ICD 10: Q 65.8) kann in vielen Formen in Erscheinung treten, aber nur bei einem dadurch bedingten Ungleichgewicht der Sakrumbasis ist eine Erhöhung erforderlich, um die Haltungsbelastung der Wirbelsäule zu verringern.

Diese knöchernen Anomalien können auf der gleichen oder auf entgegengesetzten Seiten auftreten. Am besten wartet man mit der Interpretation der Tests, bis sie im Stehen und im Sitzen durchgeführt worden sind.

Flexionstest zur pelvisakralen Mobilität

Ziel dieses Flexionstests ist die Feststellung einer einseitigen Bewegungseinschränkung im Sakroiliakalgelenk. Zum Glück ist eine beidseitige, symmetrische Einschränkung selten. Flexionstests werden am stehenden oder sitzenden Patienten durchgeführt, wobei man die SIPS oder die Tubercula glutaealea von hinten beobachtet, während der Patient Rumpf und Hüfte beugt. Normalerweise rotiert das gesamte Becken bei der Rumpfbeugung auf der Azetabulumachse nach anterior und das Sakrum bewegt sich unabhängig zwischen den Ossa ilia (entweder Nutation oder Kontranutation). Während dieser Sakrumbewegung kippen die Ossa coxae gleichzeitig um die Azetabulumachse nach vorne. Wenn diese Bewegung beinahe ihr Ende erreicht hat, verlangsamt sich die superior-anteriore Bewegung der SIPS, während das Sakrum die Nutation oder Kontranutation noch fortsetzt.

Es sollte unbedingt verstanden sein, dass die Vorbeuge der Wirbelsäule – zumindest zu Beginn der Flexion – immer von einer anterioren Nutation des Sakrums begleitet wird (die Sakrumbasis kippt nach vorne). Bei einer extremen Vorbeuge kann das Phänomen der sakralen Kontranutation auftreten (siehe Kapitel 2), wenngleich dies wahrscheinlich in weniger als der Hälfte der Fälle geschieht.

Beachte: Manch einer findet die Vorstellung einer Sakrumnutation als Reaktion auf eine Rumpfbeuge verwirrend. Diese Verwirrung kommt teilweise durch die Überbetonung der Regel, nach der sich L5 im Falle einer sakroiliakalen Dysfunktion in allen drei Ebenen *immer* entgegengesetzt zur Sakrumbasis bewegt. Somit erwartet man bei einer Flexion, Rechtsseitneigung und Linksrotation der Sakrumbasis entsprechend eine Extension, Linksseitneigung und Rechtsrotation von L5. Bei einem zu starren Festhalten an dieser Regel entstehen zwei Probleme: 1. Empirisch konnte gezeigt werden, dass sich L5 nicht immer nach dieser Regel verhält. 2. Man neigt zu der Annahme, dass, wenn sich L5 immer entgegengesetzt zur Sakrumbasis bewegt, sich auch die Sakrumbasis immer entgegengesetzt zu L5 bewegt. Somit erlernen viele Studenten die Flexionstests mit der vorgefassten Meinung, dass es bei der Vorbeuge des Rumpfes immer zur Kontranutation des Sakrums kommt, was die korrekte Interpretation des Flexionstests schwierig oder unmöglich machen kann.

Wenn sich die Wirbelsäule nach vorne oder hinten beugt, bewegt sich das Sakrum von Beginn an in die *gleiche* Richtung wie L5. Wenn beide Sakroiliakalgelenke normale Freiheitsgrade aufweisen, kommt es, auch bei Rotation der Ossa ilia nach anterior, zur Sakrumnutation (um die mittlere Transversalachse), die unabhängig von den Ossa ilia zusätzliche 6–8° umfasst.

Wenn allerdings das Sakrum einseitig, z. B. rechts, am Os ilium festhängt, kommt es zu einer Veränderung des Bewegungsmusters des normalen (linken) Os ilium *gegenüber* dem eingeschränkten (rechten). Wenn das Os sacrum am rechten Os ilium blockiert ist, während es an der linken frei beweglichen normalen Seite eine Nutationsbewegung gegen das Os ilium macht, nimmt es das rechte Os ilium während der letzten Grade der Rumpfbeugung weiter mit nach vorne. *Somit bezeichnet also die SIPS mit den größten und längsten Exkursionen die abnormale, „positive" Seite* (Abb. 6.8 A–C).

Die SIPS bewegt sich bei der Vorbeuge auf der positiven Seite von inferior nach superior und bei der Rückbeuge von superior nach inferior. Wegen der gelegentlichen Kontranutation des Sakrums verläuft der Weg manchmal etwas anders, und zwar von anterior nach posterior bei der Vorbeuge und von posterior nach anterior bei der Rückbeuge. Der Bewegungsausschlag auf der positiven Seite schwankt zwischen einem 1 mm (kaum wahrnehmbar) und 20 mm (deutlich erkennbar). Ein Os ilium hat einen stärkeren Ausschlag, weil es am Sakrum „hängt" und ihm deshalb folgen muss.

Bei einer Dysfunktion des Sakroiliakal-/Iliosakralgelenks werden Sakrum und Os ilium gegeneinander gepresst. Das Sakrum kann seine Bewegung nicht vervollständigen, ohne das Os ilium auf der Seite der Einschränkung mitzunehmen, während es sich auf der uneingeschränkten Seite weiterbewegt. Es spielt dabei keine Rolle, ob das Sakrum gegen das Os ilium gedrückt wird oder umgekehrt; das Ergebnis bleibt das gleiche. **Ziel des Flexionstests ist einzig, die Seite der Dysfunktion zu bestimmen.** Eine weitergehende Diagnostik erfordert detailliertere Untersuchungen.

Warum ist die Seitenbestimmung so wichtig und warum ist sie für eine Diagnose nicht ausreichend? Reicht es nicht, wenn man z. B. weiß, dass Sakrum und rechtes Os ilium aneinander festhängen? Wenn der Seitentest eine Einschränkung rechts aufzeigt, könnte jede der elf verschiedenen manipulierbaren Läsionen des Beckens dafür verantwortlich sein: rechte superiore Schambeinsubluxation, rechte inferiore Schambeinsubluxation, rechte superiore Subluxation des Os coxae, das Outflare rechts, das Inflare rechts, Sakrumflexion rechts,

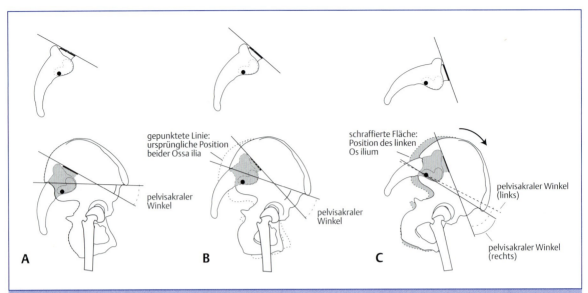

Abb. 6.8 A Vorbereitung der Rumpfbeuge
In neutraler aufrechter Haltung befindet sich die Sakrumbasis in leichter Nutation bei Ausrichtung nach anterior und inferior. Wenn die Rumpfbeuge im mittleren Bereich voranschreitet, verstärkt sich die Sakrumnutation um die mittlere Transversalachse, während die Gewichtsvektoren von L5 auf den anterioren Teil der Sakrumbasis gerichtet sind. An einem gewissen Punkt der Hyperflexion kann es zur Gegennutation des Sakrums kommen (siehe Kapitel 2). Hier ist es wichtig, dass es als Reaktion auf die Flexion von L5 zur Sakrumnutation kommt. Vor Erreichen der Einschränkung und selbst wenn die Ossa ilia um die Azetabulumachse nach anterior rotieren, erfolgt die Sakrumnutation unabhängig und zusätzlich zur Rotation der Ossa coxae, wodurch der pelvisakrale Winkel vergrößert wird.

Abb. 6.8 B Anfangsphase der Rumpfbeuge
In der Anfangsphase der Rumpfbeuge, wenn die Sakrumnutation als Reaktion auf die Rumpfbeuge einsetzt, rotieren die Ossa ilia nach anterior (und symmetrisch) um die Azetabulumachse. Diese Rotation ist in der Abbildung dargestellt: Die durchgezogene Linie der Ossa ilia steht für das nach anterior rotierte rechte und linke Os ilium, die gepunktete Linie für die Position der Ossa ilia vor Beginn der Rumpfbeuge. Zusätzlich lässt sich bei Vergleich der pelvisakralen Winkel feststellen, dass die Sakrumnutation in die Richtung der Ossa ilia erfolgte und es zu einer leichten Veränderung des Winkels kommt.

Abb. 6.8 C Phase der Rumpfbeuge nach Erreichen der Einschränkung am rechten Sakroiliakalgelenk
Gegen Ende der Initialphase der Rumpfbeuge erreichen die Ossa ilia einen Punkt, ab dem sie nicht mehr symmetrisch nach anterior rotieren. Die Abbildung zeigt, was nach der Initialphase und dem Erreichen der Einschränkung am rechten sakroiliakalen/iliosakralen Gelenk passiert. Das linke Os ilium ist schattiert dargestellt. Es hat das Ende seiner normalen anterioren Rotation um die Azetabulumachse erreicht. Bei einer sakroiliakalen/iliosakralen Einschränkung rechts wird das rechte Os ilium (das am Sakrum „festhängt") bei einer Flexion über diesen Punkt hinaus weiter nach anterior rotiert als das linke, während die Sakrumnutation gegenüber dem linken Os ilium voranschreitet.

Sakrumtorsion links über die linke Schrägachse, Sakrumtorsion rechts über die linke Schrägachse, rechte sakroiliakale Atmungseinschränkung, Anteriorrotation des rechten Os coxae oder Posteriorrotation des rechten Os coxae. Auch Kombinationen von zwei oder mehr Beckendysfunktionen sind nicht außergewöhnlich. Darüber hinaus können Adaptationen des Sakrums an Dysfunktion oder Skoliose der Wirbelsäule zu einem positiven Flexionstest führen.

Aber auch wenn der Flexionstest keine definitive Diagnose ermöglicht, sollten wir doch einmal die Art und Weise betrachten, in der eine manipulierbare Beckendysfunktion den Flexionstest beeinflussen kann, um mehr über den Mechanismus und die Art der spezifischen Einschränkungsformen zu verstehen. Bei einer sakroiliakalen Dysfunktion (entweder unilateral flektiert oder torquiert) ist das Sakrum auf dem Os ilium blockiert; das Sakrum wird *gegen das Os ilium* gepresst (seine Bewegung ist osteoartikulär eingeschränkt).

Bei einem vor- oder rückwärts torquierten Sakrum existiert ein osteoartikulärer Block an dem Drehpunkt, wo der inferiore Pol der schrägen Achse das Os ilium schneidet. Diese Kompression oder Blockierung wird vom M. piriformis der Seite der stabilisierten Schrägachse unterhalten. Bei einem um die linke Schrägachse torquierten Sakrum befindet sich also die Blockade rechts, weil die linke Schrägachse vom rechten M. piriformis stabilisiert wird. Weil das Sakrum rechts blockiert ist, bewegen sich in diesem Fall die SIPS und das Tuberculum glutaeale rechts bei Rumpfbeuge superior, während die Nutation des Sakrums fortschreitet. Ebenso wird ein Sakrum, das um die rechte Schrägachse torquiert ist, links blockiert, weil der linke M. piriformis die Kompression des Sakrums auf dem Os ilium verursacht. Wie zu vermuten, erzeugt ein um die rechte Schrägachse torquiertes Sakrum ein positives Ergebnis auf der linken Seite beim Flexionstest.

Bei einem unilateral flektierten Sakrum befindet sich die Blockade auf der Seite, auf der das Sakrum flektiert ist. Der Mechanismus der intraartikulären Blockade bei der unilateralen Sakrumflexion ist wahrscheinlich die Gelenkkompression aufgrund der erhöhten Spannung in den anterioren sakroiliakalen Ligamenten. Bei einem unilateral links flektierten Sakrum befindet sich die osteoartikuläre Blockade auf der linken Seite. Wenn die Blockade links ist, erbringt der Flexionstest einen positiven Befund auf der linken Seite und umgekehrt bei einem rechts unilateral flektierten Sakrum.

Bei einem anterior oder posterior rotierten Os coxae befindet sich die Einschränkung auf derselben Seite wie die Läsion. In diesem Fall wird das Os ilium gegen das Sakrum gepresst. Da sich die Einschränkung auf der Seite der Läsion befindet, ist der Flexionstest *im Stehen* auf derselben Seite positiv; wahrscheinlich ist es auch der Flexionstest im Sitzen, aber weniger stark ausgeprägt.

Es ist wichtig darauf hinzuweisen, dass es einige mechanische Unterschiede bei der Durchführung des Flexionstests im Stehen und im Sitzen gibt.

Beim Flexionstest im Stehen kann das Os ilium, das gegen das Sakrum gepresst wird, durch Abkippen nach vorne auf den Femur dem Sakrum frei folgen und wird nur vom *M. glutaeus* und der *Fascia lata* gebremst. Im Sitzen ruhen die Ossa coxae auf der Sitzfläche und werden in den Acetabula von den horizontalen Oberschenkelknochen ein wenig umklammert. Wenn das Sakrum an einem Os coxae festhängt, rutscht das Os coxae auf dem Tuber ischiadicum nach vorne, während das Sakrum das Os ilium nach vorne und superior zieht.

Diese leichten mechanischen Unterschiede beim Flexionstest erhöhen etwas den Einfluss der iliosakralen Dysfunktion bei der Testung im Stehen und den der sakroiliakalen Dysfunktion bei der Testung im Sitzen, allerdings sind die Unterschiede gering.

Flexionstest im Stehen

Der Flexionstest im Stehen ist vornehmlich ein Test der *iliosakralen* Bewegung, d. h. wie sich das Os ilium gegenüber dem Sakrum bewegt. Jedoch kann eine *sakroiliakale* Dysfunktion auch den Flexionstest im Stehen beeinflussen, wenngleich wahrscheinlich in geringerem Ausmaß. Wegen des Überlappungseffekts werden die Ergebnisse des Flexionstests im Stehen und im Sitzen nach Möglichkeit mit „+" oder „++" angegeben. Mit anderen Tests lässt sich die *Art* der iliosakralen Läsion ermitteln, doch dieser Test zeigt die *Seite* der Läsion an. Dies sind in abnehmender Häufigkeit die iliosakralen Dysfunktionen bei einem positiven Flexionstest im Stehen:

- Anteriorrotation des rechten Os coxae
- Posteriorrotation des linken Os coxae
- Anteriorrotation des linken Os coxae
- Posteriorrotation des rechten Os coxae

Bei der Durchführung des Flexionstests im Stehen sollten die Füße des Patienten parallel und in „Azetabulumweite" auseinander stehen. Wenn der Patient sich nach vorne gebeugt hat, platzieren Sie die Daumen fest gegen die *inferiore Schräge* der *knöchernen* Vorsprünge, um die Bewegung der Cristae iliacae zu verfolgen, während der Patient sich nach vorne und hinten beugt. Ein festes Aufsetzen der Daumen an die SIPS oder Tubercula glutaealea ist wichtig, damit die Daumen nicht durch die Bewegung der gespannten Weichteile von ihren Orientierungspunkten weggezogen werden. Um den festen Kontakt zu halten, ohne den Patienten dabei aus seinem Gleichgewicht zu bringen, kann man mit den Fingerspitzen in die Masse des M. glutaeus greifen. Außerdem soll der Untersucher während oder nach der Vorbeuge nicht nach vorne drücken, sondern eher das Becken des Patienten zurückkommen lassen.

Beim ursprünglichen Flexionstest nach Mitchell sen. sollte der Untersucher die SIPS oder Tubercula glutaealea *während* des Vorbeugens aus einer aufrechten Position verfolgen. Problematisch dabei waren jedoch die häufigen überflüssigen Bewegungen und palpablen Gewebeverschiebungen, welche die initiale Phase der Rumpfbeuge begleiten und bei Erwartung eines positiven Befunds zur Fehlinterpretation verleiten.

Eine wichtige Verbesserung des Flexionstests erfolgte später durch Mitchell jr. Statt der Beobachtung der Orientierungspunkte während der Vorbeuge des Patienten, beobachtet der Untersucher dabei die Daumenbewegungen *während der ersten Grade der Aufrichtung nach vollständiger Vorbeuge*. Die *positive* Seite bewegt sich dabei allein, bevor die Bewegung der gesunden Seite einsetzt. Dieser Teil der Aktion lässt sich wiederholt beobachten, indem der Patient sich beugt und innerhalb dieses schmalen Bereichs wieder aufrichtet. Wenn der Test auch nur ein wenig positiv ist, besteht irgendwo in diesem Bewegungsbereich eine einseitige Bewegung.

Diese modifizierte Version des Tests erhöht die Sensitivität und Zuverlässigkeit so eindeutig, dass *besonders Anfänger nur auf diese Weise vorgehen sollten*. Anstatt die SIPS oder die Tubercula glutaealea während der Vorbeuge zu verfolgen, lässt man den Patienten zuerst vorbeugen und verfolgt dann die SIPS oder die Tubercula glutaealea in den ersten Augenblicken der Aufrichtung.

Paradoxe Bewegung der SIPS oder der Tubercula glutaealea

Gelegentlich kommt es bei extremer Flexion zu einer posterioren Bewegung der SIPS und Tubercula glutaealea neben oder anstatt der superioren Bewegung. Der Grund dafür liegt darin, dass es auf der nicht betroffenen Seite des Beckens am äußersten Ende der Rumpfflexion beim Sakrum zur Gegennutation des Beckens kommt, wodurch das eingeschränkte Os coxae mitgezogen wird. Diese anterior-posteriore Bewegung der Tubercula glutaealea kann als Äquivalent zu der superioren (kranialen) und inferioren (kaudalen) Bewegung eines positiven Testergebnisses angesehen werden.

Theoretisch kann eine kontralaterale Verhärtung der Hamstrings durch Zurückhaltung der Hüftgelenkbeugung zu einem falsch positiven Ergebnis führen, doch passiert dies praktisch nie. Bei der Flexion des Patienten können die Hamstrings auf eine Verhärtung hin palpiert werden. Der beste Test zur Überprüfung einer Hamstrings- Verhärtung ist das Anheben des ausgestreckten Beins in Rückenlage. Im Sitzen ist der Einfluss der Hamstrings und der Fascia lata ausgeschaltet.

Vorbereitung des Flexionstests im Stehen

Ausgleich des Beckens durch eine Unterlage. *Vor der Untersuchung des Beckens sollten stets die Höhen der Cristae iliacae im Stehen verglichen werden.* Wenn bei diesem Vergleich im Stehen und Sitzen eine anatomische Beinlängendifferenz von mehr als 1 cm zu Tage gefördert wird, sollte zur Verbesserung der Zuverlässigkeit des Flexionstests im Stehen eine ebenso dicke Unterlage unter dem zu kurzen Bein platziert werden. Notieren Sie sich die Dicke der Unterstützung. Ohne einen solchen Ausgleich befinden sich die Orientierungspunkte für die Überwachung der pelvisakralen Bewegung zu Beginn des Tests nicht in derselben Transversal- und Frontalebene. Obwohl sich unter solchen Umständen bestimmen lässt, zu welcher Seite die stärkere Bewegung erfolgt, ist die visuelle Quantifizierung der Abweichung, d. h. „+" oder „++", schwieriger.

Lokalisierung der SIPS und Tubercula glutaealea. Voraussetzung für den Flexionstest ist die Lokalisierung der SIPS oder der Tubercula glutaealea am Patienten. Beide lassen sich zur Durchführung des Tests nutzen, da es sich um Orientierungspunkte auf demselben Knochen handelt. Die optischen und stereognostischen Verfahren zur Auffindung der Tubercula glutaealea wurden bereits in Kapitel 1 beschrieben. Bei der Durchführung des Tests sollten die Daumen während des Vorbeugens und Aufrichtens einen konstanten Kontakt zu den inferioren Schrägen der Orientierungspunkte aufrechterhalten.

Vor dem Test wird die beidseitige Symmetrie dieser Vorsprünge abgeschätzt. Eine offensichtliche statische Asymmetrie könnte daran liegen, dass die Daumen an verschiedenen Punkten platziert wurden. Wenn, nachdem die Cristae durch einseitige Unterlage auf gleiche Höhe gebracht wurden und man sich der identischen Orientierungspunkte versichert hat, der Punkt auf einer Seite im Seitenvergleich inferior steht, bedeutet dies entweder eine Posteriorrotation des Os coxae auf der inferioren Seite oder eine Anteriorrotation des anderen Os coxae. Eine solche Rotation muss nicht unbedingt eine iliosakrale somatische Dysfunktion sein. Meistens liegt eine Verschiebung der Beckenknochen als Adaptation an eine sakroiliakale Dysfunktion zugrunde. Bei einer anterior-posterioren Asymmetrie besteht wahrscheinlich ein Ungleichgewicht der Hüftrotatoren, die das gesamte Becken um ein Bein rotieren lassen.

Auffinden der Tubercula glutaealea

1. Stellen oder setzen Sie sich hinter den stehenden Patienten.
2. Platzieren Sie die palmaren Seiten von drei Fingern auf das Gebiet des Rückens, wo sich die Grübchen befinden.
3. Stabilisieren Sie mit der anderen Hand das Becken von vorne. Bewegen Sie die Haut unter den Fingerkuppen kreisförmig mit festem einwärts gerichteten Druck (Abb. 6.9 und 6.10).
4. Erfühlen Sie die Knötchen und wählen Sie den härtesten und stabilsten.

Beachte: Wenn Sie mehrere Knötchen fühlen handelt es sich dabei gewöhnlich um Fibrolipome, gutartige subkutane Tumoren, die aus abgekapseltem Fettgewebe bestehen, die etwas weicher und beweglicher als Knochen sind. Sie verbinden sich manchmal fest mit dem Periost und können nicht einfach zur Seite geschoben werden.

5. Wenn Sie SIPS *und* Tubercula glutaealea erkennen, entscheiden Sie sich für den am besten fühlbaren von beiden.

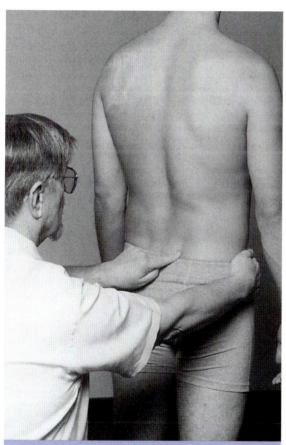

Abb. 6.9 Lokalisierung der Tubercula glutaealea
Das Michaelis-Grübchen.

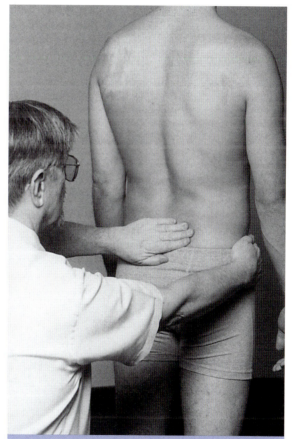

Abb. 6.10 Lokalisierung der Tubercula glutaealea
Durch kleine zirkuläre Bewegungen lokalisieren Sie stereognostisch die Tubercula glutaealea in der Tiefe des Michaelis-Grübchens, das manchmal nicht sichtbar ist. Nach vollständiger Flexion des Patienten lassen sich die Tubercula glutaealea durch dieselbe zirkuläre Bewegung auffinden.

Durchführung des Flexions-/Extensionstests im Stehen

1. Der Patient steht barfüßig aufrecht vor Ihnen. Wenn sich die Cristae iliacae nicht auf gleicher Höhe befinden, sollte vorübergehend eine Unterstützung platziert werden.
2. Die Füße stehen so weit auseinander, dass sich die Fersen direkt unter den Acetabula befinden. Die Zehenspitzen schauen gerade nach vorne. Das Körpergewicht wird gleichmäßig auf beide Füße verteilt. Die Arme hängen frei an den Seiten herunter.
3. Stellen oder setzen Sie sich direkt hinter den Patienten, so dass sich Ihre Augen oberhalb des Niveaus des Beckens befinden (Abb. 6.11).
4. Weisen Sie den Patienten an, die Knie gestreckt zu halten und sich so weit wie möglich nach vorne zu beugen, als versuche er, seine Zehen zu erreichen.
5. Suchen Sie die inferioren Schrägen der Tubercula glutaealea auf beiden Seiten auf, und platzieren Sie Ihre Daumen fest auf ihnen (Abb. 6.12).
6. Fordern Sie den Patienten auf, sich wieder etwa 30 cm aufzurichten und in dieser Position zu verharren. Achten Sie sorgsam auf jede Asymmetrie oder inferiore und/oder anteriore Bewegung der Tubercula glutaealea oder der SIPS, d. h. ob sich eine Seite bewegt und die andere nicht. Wiederholen Sie Flexion und Extension in diesem kleinen Bewegungsbereich, wenn das Ergebnis nicht eindeutig ist (Abb. 6.13).
7. Stellen Sie einen Vergleich an. Notieren Sie sich die lineare Entfernung der Bewegung auf der positiven Seite zum späteren Vergleich mit dem Flexionstest im Sitzen.

Beachte: Die neue Variante des Flexionstests im Stehen wird in den MET-Lehrgängen und Schulen seit 1985 unterrichtet. Davor musste der Untersucher versuchen, den Orientierungspunkten während der Vorbeugebewegung zu folgen. Um den Patienten nicht aus dem Gleichgewicht zu bringen, musste gleichzeitig die Muskelmasse des M. glutaeus mit den Fingern gegriffen werden, um den festen Kontakt der Daumen aufrechtzuerhalten, während sich der Patient in der Hüfte und bei gestreckten Knien ganz nach vorne beugt. Diese Methode führte oft zu Schwierigkeiten. Die erhöhte Spannung in Haut und Faszien bewirkte nicht nur, dass die Daumen leicht von den Orientierungspunkten gelöst wurden, sondern auch dass es unter Studenten häufig zu falsch positiven Befunden kam. Viele, die bei dieser Technik blieben, entwickelten jedoch eine gute Fertigkeit darin und erhielten auch trotz der Nachteile aussagekräftige und zuverlässige Ergebnisse.
Wie erwähnt, ist ein häufiger Fehler das Abrutschen der Daumen nach superior durch die Straffung von Haut und Faszien infolge der Vorbeuge. Dies geschieht am ehesten zu Beginn der Rumpfbeuge. Durch die Beibehaltung eines festen Daumenkontaktes an den inferioren Schrägen kann dies – wenn auch mit Mühe – verhindert werden. Noch problematischer ist die Neigung der Untersucher, palpable Veränderungen in den Weichteilen als lineare Bewegungen der knöchernen Orientierungspunkte zu missdeuten. Die Beachtung der Punkte 5 und 6 hilft dabei, dieses Problem zu umgehen. Es wurde überlegt, den Test „Extensionstest im Stehen" und „Extensionstest im Sitzen" zu nennen, doch befürchtete man, eher größere Verwirrung zu stiften anstatt Klarheit zu schaffen. So werden sie vorläufig als „Flexions-/Extensionstest im Stehen" bzw. „Flexions-/Extensionstest im Sitzen" bezeichnet. Wir bleiben hier jedoch bei der Bezeichnung „Flexionstests".

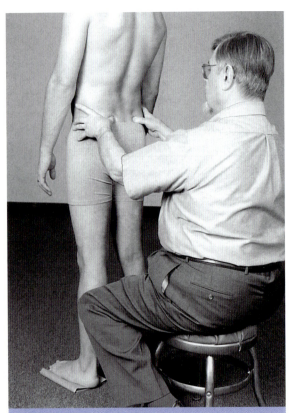

Abb. 6.11 Flexionstest im Stehen – konventionelle Ausgangsstellung
Platzierung der Daumen auf den inferioren Schrägen der Tubercula glutaealea. Achten Sie auf die Finger, die in den Glutäalmuskel greifen, um die Daumen fester gegen die Orientierungspunkte ziehen zu können, ohne den Patienten aus dem Gleichgewicht zu bringen. Die Augen befinden sich in der Höhe der Hände. Der Patient steht aufrecht.

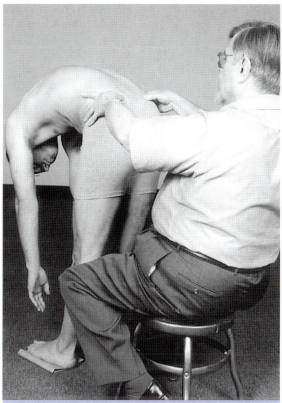

Abb. 6.12 Der neue Flexionstest – Punkt 1
Nachdem der Patient zunächst zur maximalen Flexion veranlasst wird, werden die Daumen fest auf die inferioren Schrägen der Tubercula glutaealea gesetzt. Ermöglichen Sie der Hüfte, sich während der Vorbeuge gegenüber den Füßen etwas nach posterior zu bewegen.

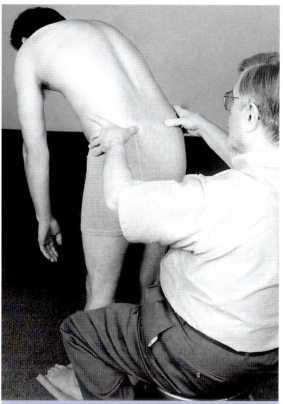

Abb. 6.13 Der neue Flexionstest – Punkt 2
Der Patient wird aufgefordert, sich etwa 30 cm aufzurichten und in dieser Position zu verbleiben. Die Daumen folgen der Bewegung der Tuberculа glutaealea. Die Augen beobachten die Daumen auf eine einseitige Bewegung, die eine eingeschränkte iliosakrale Mobilität auf der sich bewegenden Seite anzeigt. Diese Methode verbessert das Auffinden auch eher subtiler Asymmetrien.

Interpretation der Befunde

- Die Tubercula glutaealea oder SIPS sollten im Normalfall beidseits bei vollständiger Vorbeuge gleichmäßig nach superior gezogen werden. Wenn Sie mit dem „Overtake"-Phänomen vertraut sind, das an verschiedenen Orten gelehrt wird, sollten Sie besonders auf die konzeptuellen Unterschiede bei den Flexionstests achten. Einige der Initialbewegungen des Sakrums gegenüber dem Os ilium sind vermutlich recht frei. Doch nachdem die sakroiliakale Mobilität ihr Ende erreicht hat, ist das Os ilium gezwungen, dem Sakrum zu folgen. Deshalb sind einseitige Bewegungen der SIPS oder der Tubercula glutaealea *zu Beginn* der Vorbeuge selten. Wenn sie doch auftreten, bedeutet dies eine praktisch fehlende sakroiliakale Mobilität dieser Seite, was ein ungewöhnlicher Befund wäre. Eine leichte Einschränkung des Sakroiliakalgelenks zeigt sich *gegen Ende der Vorbeuge*.

- **Ein positiver Befund liegt vor, wenn eine SIPS oder ein Tuberculum glutaeale sich weiterbewegen, nachdem die Bewegung der Gegenseite geendet hat. Die Seite, welche sich weiterbewegt, ist die betroffene.** Es erscheint nur bei oberflächlicher Betrachtung paradox, dass die sich bewegende Seite die eingeschränkte Seite ist. Der Knochen bewegt sich, weil sich das Sakrum nicht frei an ihm bewegen kann. Andere Tests liefern die definitive Diagnose, während der Flexionstest im Stehen lediglich die betroffene Seite anzeigt.

- *Überlappungseffekt.* Die beiden Flexionstests im Stehen und im Sitzen trennen nicht exakt die iliosakrale von der sakroiliakalen Funktion. Die Tests im Stehen und im Sitzen überlappen sich erheblich. Nur ein *Vergleich* der Ergebnisse beider Tests kann beide Dysfunktionstypen voneinander trennen (ohne die übliche Nachuntersuchung der Orientierungspunkte des Beckens). Häufig sind die gemessenen linearen Entfernungen bei positiven Testergebnissen im Stehen und Sitzen nahezu gleich und bieten keine andere Differenzierungsmöglichkeit beider Dysfunktionstypen als die Untersuchung der anderen Orientierungspunkte des Beckens, welche ohnehin erfolgen wird, besonders wenn es Anhaltspunkte für eine Beckendysfunktion gibt.

Wenn die Orientierungspunkte des Beckens asymmetrisch sind, ohne dass die Flexionstests positiv wären, kann man annehmen, dass die Tests symmetrisch waren oder beidseits positiv. In diesem Fall wäre also die Wahrscheinlichkeit einer Läsion auch auf der Gegenseite hoch.

- **Eine Differenz superior-inferior von 1–2 cm ist ein deutlich positiver Befund, 0,5–1 cm leicht positiv.** Wenn es einen nennenswerten Unterschied zwischen dem Ergebnis im Stehen und im Sitzen gibt, ist das weniger positive Ergebnis in der Regel ein Überlappungseffekt des stärker positiven Befundes und lässt sich auf eine einzelne Dysfunktion zurückführen, sofern natürlich das positive Resultat auf der gleichen Seite auftritt. Die Ausprägung des Überlappungseffekts schwankt sehr stark, und eine einzelne Dysfunktion kann gleich große Befunde bei den Tests im Stehen und im Sitzen liefern. Bei komplexen Läsionen mit zwei oder mehreren gleichzeitigen Dysfunktionen sind beidseits positive Befunde möglich.
- *Falsch positiv:* Wenn der Unterschied zwischen der inferioren und superioren Position der SIPS im Sitzen deutlich und im Stehen nur leicht ist, handelt es sich wahrscheinlich um einen Übertragungseffekt vom Test im Sitzen (sakroiliakal) auf den Test im Stehen (iliosakral), und es liegt keine iliosakrale Läsion vor.
- *Falsch negativ:* Wenn der Unterschied zwischen der inferioren und superioren Position der SIPS im Sitzen deutlich, im Stehen aber gar nicht vorhanden ist, sollte man von einem falsch negativen Ergebnis auf der anderen Seite ausgehen. Es dürfte zu einem Übertragungseffekt vom Test im Sitzen zum Test im Stehen gekommen sein. Symmetrische Ergebnisse können eine bilaterale Läsion mit gleich restriktiven Auswirkungen überdecken. Ein beidseits positiver Befund erscheint also scheinbar negativ.
- Wenn das Tuberculum glutaeale durch das flektierte Sakrum nach superior gezogen wird, kann es gelegentlich zu einer anscheinend paradoxen posterioren Bewegung der Tubercula glutaealea kommen. Bei der neueren Version des Tests kann die Aufrichtung der Wirbelsäule aus der hyperflektierten Position zu einer *anterioren* Bewegung der Tubercula glutaealea führen. Dies ist auf die Gegennutation des Sakrums zurückzuführen, die nach dem Wechsel der Flexionsachse des Sakrums von der mittleren zur superioren Transversalsachse auftritt. Um sich mit der flektierten Wirbelsäule nach superior zu bewegen, muss die Sakrumbasis dem kurzen Arm des Sakroiliakalgelenks folgen. Dies geschieht nur einseitig, wenn die andere Seite am Sakrum festhängt. Diese paradoxen Bewegungen können als Äquivalent zu der superior-inferioren Bewegung betrachtet werden und können zu der Entfernung des Vergleichs zwischen Stehen und Sitzen addiert werden.

Dieses umgekehrte Gegennutationsphänomen ist wichtig für die Interpretation der Befunde aus den Flexionstests im Stehen und im Sitzen. Es könnte für die gelegentlich beobachtete posteriore Bewegung der SIPS oder der Tubercula glutaealea bei extremer Flexion im Sitzen oder im Stehen verantwortlich sein. Solange die Sakrumnutation parallel zur Vorbeuge der Wirbelsäule erfolgt und die Sakrumbasis durch Rotation um die mittlere Transversalachse nach vorne kippt, wird die SIPS sich auf der Seite des positiven Befundes nach anterior und kranial bewegen. Bei extremer Flexion ziehen die Mm. erectores spinae das Sakrum nach superior und die Sakrumbasis bewegt sich auf der normalen Seite nach posterior, wobei sie das Os ilium der eingeschränkten Seite nach posterior mitnimmt. Manchmal ist statt der erwarteten superioren Bewegung die posteriore Bewegung der SIPS die Hauptmanifestation des positiven Flexionstests.

- Eine iliosakrale oder sakroiliakale Dysfunktion ist meist die Ursache eines positiven Flexions-/Extensionstests. Manchmal aber auch keins von beiden, sondern eine respiratorische Einschränkung des Sakroiliakalgelenks oder sogar eine kranial induzierte Sakrumoszillation. Ein positiver Flexionstest kann auf eine sakrale Adaptation an eine primäre spinale Läsion zurückgehen, besonders bei einer Dysfunktion in der LWS. Wenn die spinale Läsion behandelt wird, korrigiert sich das Sakrum von selbst und der Flexionstest wird negativ.

Flexionstest im Sitzen

Durch die Untersuchung des Patienten im Sitzen werden asymmetrische iliosakrale Funktionen minimiert. Das Sitzen erhöht die Stabilität des Os ilium gegenüber den Beinen, da es auf dem Tuber ischiadicum ruht und durch die Femora in den Acetabula gestützt wird. Das Sakrum bewegt sich als Teil der Wirbelsäule zwischen den beiden Ossa ilia und hat im Vergleich zu diesen immer noch eine relativ große Bewegungsfreiheit. Eine solche von der Wirbelsäule ausgehende Bewegung kann man als sakroiliakal bezeichnen, um sie von der iliosakralen Bewegung abzugrenzen, bei der sich ein Os ilium gegen das andere oder gegen das Sakrum bewegt. Sakroiliakale Dysfunktionen betreffen mehr den Flexionstest im Sitzen und den Test im Stehen in etwas geringerem Maße. Umgekehrt verhält es sich bei der iliosakralen Dysfunktion, bei der der Flexionstest im Stehen stärker betroffen ist, als der Test im Sitzen. Eine LWS-Dysfunktion kann zu einem falsch positiven Flexionstest im Sitzen und im Stehen führen.

Durchführung des Flexionstests im Sitzen

1. Der Patient sitzt auf einem stabilen, niedrigen Hocker ohne Räder. Es kann auch ein Stuhl ohne Armlehnen und geneigte Sitzfläche verwendet werden, vorausgesetzt, dass er keine scharfen Ränder hat und nicht kippt. Der Patient sitzt dann so darauf, dass sich die Rückenlehne an einer Körperseite nahe der Schulter befindet. Die Knie stehen etwa in Schulterbreite auseinander und die Füße flach auf dem Boden.
2. Setzen oder knien Sie sich direkt hinter den Patienten.
3. Weisen Sie den Patienten an, sich so weit wie möglich nach vorne zu beugen: *„Setzen Sie Ihre Knie und Füße in Schulterweite auseinander. Beugen Sie sich weit nach vorne und bringen Sie Ihre Ellbogen zwischen die Füße."*
4. Platzieren Sie Ihre Daumen auf die inferioren Schrägen der Tubercula glutaealea oder der SIPS (Abb. 6.14 und 6.15).

> **Beachte**: Ein häufiger Fehler bei der Durchführung ist, dass der Patient sich nicht weit genug nach vorne beugt. *Die letzten Grade der Bewegung sind jedoch entscheidend für die erfolgreiche Durchführung des Tests,* weil dort auch die geringste Einschränkung der sakroiliakalen Mobilität noch zu einer asymmetrischen Bewegung führt. Von daher ist es am besten, *nach der vollständigen Vorbeuge* des Patienten die Tubercula glutaealea oder SIPSs erneut mit den Daumen zu lokalisieren.

5. Fordern Sie den Patienten auf, sich wieder etwa 30 cm aufzurichten und in dieser Position zu verharren.
6. Achten Sie sorgsam auf jede Asymmetrie in der Bewegung der Tubercula glutaealea oder SIPS, d.h. ob sich eine Seite bewegt und die andere nicht (Abb. 6.16).
7. Wiederholen Sie Flexion und Extension in diesem kleinen Bewegungsbereich, wenn das Ergebnis nicht eindeutig ist.

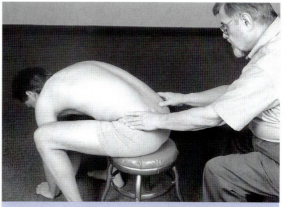

Abb. 6.14 Flexionstest im Sitzen (sakroiliakal) – Punkt 3
Der Patient ist völlig nach vorne gebeugt. Die Füße und Knie stehen weit auseinander und die Hände und Ellbogen werden zwischen die Knöchel geführt. Die umgekehrte Durchführung des Tests wird die Genauigkeit des Tests verbessern.

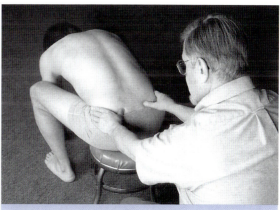

Abb. 6.15 Flexionstest im Sitzen (sakroiliakal) – Punkt 4
Aufsuchen der Tubercula glutaealea und Platzierung der Daumen auf ihren inferioren Schrägen.

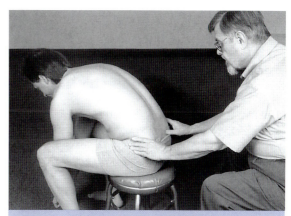

Abb. 6.16 Flexionstest im Sitzen (sakroiliakal) – Punkt 5 und 6
Während der Patient sich ein Stück weit aufrichtet, verfolgen Sie die Tubercula glutaealea. In diesem Bewegungsbereich ist eine einseitige Bewegung des Os ilium am besten zu sehen, die eine Einschränkung des Sakroiliakalgelenks auf dieser Seite anzeigt.

Tabelle 6 B Befunde der Flexionstests und wahrscheinliche Diagnose (Bestätigung durch Orientierungspunkte)

Asymmetrie der SIPS/Tubercula glutaealea		wahrscheinliche Diagnose
Flexionstest im Stehen	**Flexionstest im Sitzen**	
keine Asymmetrie	keine Asymmetrie	Normalbefund – sehr selten bilaterale Dysfunktion
keine Asymmetrie	Bewegung links 1–2 mm	Sakrumflexion links, eventuell mit Anteriorrotation des rechten Os coxae oder Subluxation des rechten Beckens oder Schambeins
keine Asymmetrie	Bewegung links 2–3 mm	Sakrumflexion links, eventuell mit Anteriorrotation des rechten Os coxae oder Subluxation des rechten Beckens oder Schambeins
Bewegung links 0–1 mm	Bewegung rechts 2–3 mm	Sakrumtorsion links über die linke Schrägachse, wahrscheinlich mit Posteriorrotation des linken Os coxae oder Subluxation des linken Beckens oder Schambeins
Bewegung rechts 1–2 mm	Bewegung rechts 2–3 mm	Sakrumtorsion links über die linke Schrägachse
Bewegung links 1–2 mm	Bewegung links 2–3 mm	Sakrumflexion links
Bewegung rechts 1–3 mm	Bewegung rechts 1–3 mm	rechts inferiore Subluxation des Os pubis oder Kombination von Sakrumflexion links und Anteriorrotation des rechten Os coxae
Bewegung rechts 1–3 mm	keine Asymmetrie	Anteriorrotation des rechten Os coxae wahrscheinlich mit Sakrumflexion links
Bewegung links 1–3 mm	Bewegung rechts 0–1 mm	Posteriorrotation des linken Os coxae wahrscheinlich mit Sakrumtorsion links über die linke Schrägachse
Bewegung rechts 2–3 mm	Bewegung rechts 1–2 mm	Anteriorrotation des rechten Os coxae

Interpretation der Befunde

- Die Tubercula glutaealea oder SIPS sollten im Normalfall beidseits bei vollständiger Vorbeuge gleichmäßig nach *superior* oder bei Extension nach *inferior* gezogen werden. Eine anteriore oder posteriore Bewegung der Orientierungspunkte sollte zu der Entfernung der superior-inferioren Bewegungen addiert werden.
- Ein positiver Befund liegt vor, wenn sich eine SIPS oder ein Tuberculum glutaeale weiterbewegt, nachdem die Bewegung der Gegenseite geendet hat. Die Seite, welche sich unter der Kontrolle Ihres Daumens weiterbewegt, ist die eingeschränkte Seite mit der Läsion. Es erscheint nur bei oberflächlicher Betrachtung paradox, dass die sich bewegende Seite die eingeschränkte Seite ist. Der Knochen bewegt sich, weil sich das Sakrum nicht frei an ihm bewegen kann.
Die Flexion im Sitzen kann zu einem mehr oder weniger positiven Ergebnis im Vergleich zur Flexion im Stehen führen. Um diesen wichtigen Unterschied zu berücksichtigen, kann man die Ergebnisse der Flexionstests im Stehen und Sitzen mit folgenden Werten belegen: 0, 1 (+), 2 oder 3 (++). Ein negativer Test, also eine völlige Symmetrie, bekommt den Wert 0. Bei einer Bewegung eines Tuberculum glutaeale von 3 mm auf einer Seite oder weniger im Vergleich zur Gegenseite, ist der Test erstgradig positiv: 1. Bei einer Bewegung zwischen 3 und 9 mm Grad 2 und darüber Grad 3.
In Tabelle 6 B ist aufgeführt, wie diese Information bei der Interpretation des Flexionstests genutzt werden kann.
- Bei einem positiven Befund liefern andere Tests die definitive Diagnose (Bestimmung der Tiefe des Sulcus sacralis und Position des Angulus lateralis inferior sowie anderer Orientierungspunkte des Beckens), z. B. einer Sakrumtorsion oder -flexion, einer Subluxation des Os pubis oder des Os ilium oder einer Anterior- oder Posteriorrotation des Os coxae.
- **Überlappungseffekt.** Wie beim Flexionstest im Stehen erwähnt, gibt es einen Überlappungseffekt zwischen dem Flexionstest im Stehen und dem Flexionstest im Sitzen. Wenn die selbe Seite im Stehen und Sitzen positiv ist, muss das Bewegungsausmaß der einseitigen Bewegung nach oben im Stehen mit dem Bewegungsausmaß im Sitzen verglichen werden, um zu entscheiden, ob der Test im Stehen stärker ausgeprägt ist, was für eine iliosakrale Dysfunktion spricht, oder im Sitzen, was eine sakroiliakale Dysfunktion anzeigt. Wenn die Distanzen im Stehen und Sitzen gleich sind, handelt es sich entweder um eine komplette Überlappung, oder um eine Kombination aus iliosakraler und sakroiliakaler Dysfunktion auf derselben Seite. Dann löst eine Untersuchung der Beckenorientierungspunkte diese Frage.

Der Flexionstest im Stehen und Sitzen zeigt, auf welcher Seite das Becken eine herabgesetzte physiologische Beweglichkeit hat. Normalerweise ist dieselbe Seite im Stehen und Sitzen positiv, wodurch eine Dysfunktion dieser Seite des Beckens angezeigt wird. Gelegentlich wechselt die positive Seite im Stehen und im Sitzen. In diesem Fall ist die positive Seite im Stehen die Seite der iliosakralen Dysfunktion und die positive Seite im Sitzen die Seite der sakroiliakalen Dysfunktion.

- Eine Kombination von zwei oder mehr Dysfunktionen ist beim Becken nichts Außergewöhnliches. Einige Dysfunktionen können in dem Sinne latent sein, dass sie erst auftauchen, wenn andere Dysfunktionen behandelt wurden. Ihr Erscheinen kann einige Sekunden dauern, besonders wenn eine sakroiliakale Dysfunktion von einer anderen überlagert wurde.
- Mögliche Komplikation: Während der Vorbeuge verspüren manche Patienten (besonders bei Adipositas) einen scharfen Brustschmerz, der auf einen interkostalen oder abdominalen Muskelspasmus zurückgeht. Es handelt sich um kein ernstes Symptom, das auch nach Wiederaufrichtung verschwindet.

Der Hauptnutzen des Flexionstests im Sitzen besteht im groben Ausschluss folgender Läsionen:
1. **Sakrumtorsion**: meist als sakroiliakale Läsion; in der nördlichen Hemisphäre sind über 90 % eine Sakrumtorsion links über die linke Schrägachse
2. **Sakrumflexion**: in der nördlichen Hemisphäre meistens als unilaterale linke Sakrumflexion.

- Wenn einige oder alle beobachteten einseitigen Bewegungen der Tubercula glutaealea oder der SIPS posterior-anterior sind anstatt superior-inferior, sollte die Amplitude dieser Bewegung visuell abgeschätzt werden, um zu entscheiden, ob das Testergebnis deutlich positiv (++) oder leicht positiv (+) ist.
Es ist wichtig, nach solchen p.-a. Bewegungen zu suchen, weil man sie leicht übersehen kann, wenn sie unerwartet auftreten, was zur Fehlinterpretation des Tests führt. Je nach Blickwinkel kann sogar der Eindruck entstehen, dass die Gegenseite positiv sei, d. h. es könnte so aussehen, als stoppe die Seite der Posteriorbewegung nach kranial und die andere Seite bewege sich ein wenig nach kranial. Eine genauere Beobachtung wird aber ergeben, dass die einseitige posteriore Bewegung die einzige Bewegung ist, die während der extremen Flexion in diesen Fällen auftritt.

Paravertebrale Kontur

Erinnern Sie sich daran, dass die Beobachtung der paravertebralen Kontur als Anzeichen einer vertebralen segmentalen Rotation auch Bestandteil des Flexionstests im Sitzen ist und mit dem Befund im Stehen verglichen werden kann. Nach Beurteilung der Bewegungssymmetrie der Tubercula glutaealea bei iliosakralen und sakroiliakalen Dysfunktionen können die Lumbalwirbel bei Hyperflexion im Stehen und Sitzen visuell überprüft werden, um eine eventuelle einseitige paravertebrale Fülle als Zeichen einer lumbalen segmentalen Dysfunktion zu entdecken. Die Flexion im Sitzen ist außerdem eine Gelegenheit zur Palpation der Wirbelsegmente im Sinne einer genaueren Diagnose bei segmentaler Dysfunktion. Diese Diagnoseverfahren wurden in den Kapiteln zur vertebralen Dysfunktion in Band 2 behandelt.

Biomechanik der Flexionstests

Beim Flexionstest im Stehen kommt es zu einigen diskreten Ereignissen, die zwar der Reihe nach ablaufen, sich jedoch auch ein Stück weit überschneiden.
1. Die Wirbelsäulenflexion bedeutet, dass jeder Wirbel auf dem inferior gelegenen gebeugt wird und L5 auf der Sakrumbasis.
2. Es kommt zur Sakrumnutation um die mittlere Transversalachse. Diese Bewegung beginnt vor der völligen Flexion der Wirbelsäule und kann den pelvisakralen Winkel auf bis zu 12 Grad erhöhen.
3. Die Ossa coxae beugen sich auf den Femora um die Azetabulumachse. Diese Bewegung erfolgt nahezu gleichzeitig mit der Sakrumnutation, verlangsamt sich aber und stoppt dann bevor die Sakrumnutation komplett ist. Die Cristae iliacae, Tubercula glutaealea und SIPS bewegen sich in einem Bogen nach anterior und superior, während das Becken um die Azetabulumachse rotiert. Die *Mm. latissimus dorsi* und *quadratus lumborum* sowie die *Fascia thoracolumbalis* sind für diese Bewegung der Ossa coxae verantwortlich und nicht der Zug des Sakrums an ihnen.
4. Das Sakrum nähert sich dem Nutationsende auf der eingeschränkten Seite schneller als auf der anderen. Wenn sich die Wirbelsäule weiter beugt und das Sakrum weiter nutiert, bewegt sich die SIPS auf der eingeschränkten Seite nach anterior und kranial, während das Os coxae der entsprechenden Seite der Sakrumnutation folgt im Gegensatz zur SIPS der Gegenseite.
5. Gelegentlich wird aus der Sakrumnutation auf der normalen Seite eine Kontranutation um die superiore Transversalachse. In diesem Fall wird die SIPS auf der eingeschränkten Seite von dem Sakrum in Kontranutation ein kurzes Stück nach posterior mitgenommen.
6. Wenn der Patient mit der Extension beginnt, bewegt sich die SIPS, die sich zuletzt bewegt hat, jetzt zuerst. Diese einseitige Bewegung kennzeichnet den positiven Befund beim Flexionstest, unabhängig von der finalen Bewegung der SIPS.
7. Die motorische Koordination der Rumpfbeugung kann individuell unterschiedlich sein und auch beim einzelnen Menschen zu verschiedenen Zeitpunkten variieren. Der Patient kann eine Flexion beginnen, indem er die Wirbelsäule von oben nach unten zusammendreht. In diesem Fall erfolgt die Extension eventuell

ebenfalls von oben nach unten. Dies kann wiederum zu einem verzögerten Beginn der Sakrumnutation oder -gegennutation führen, was der Untersucher stets im Hinterkopf behalten sollte.

> **Beachte**: Der Flexionstest im Sitzen kann in derselben Reihenfolge beobachtet werden.

Auswirkung der Schambeinsubluxation auf den Flexionstest des Beckens

Es gab große Verwirrungen im Hinblick auf Tests der Beckenbewegung (z.B. Flexionstest im Stehen und Sitzen) bei einer Subluxation des Os pubis. *Warum und wie wirkt sich die Subluxation des Os pubis auf den Flexionstest im Stehen oder Sitzen aus?* Ein Grund für die Verwirrung bezieht sich auf die Biomechanik eines positiven Flexionstests. Bei der Durchführung beugt sich die Wirbelsäule symmetrisch nach vorne. Das Sakrum folgt ihr auf gleiche Weise und beugt sich auch symmetrisch. *Der Begriff „Flexion" wird in diesem Fall nicht im kraniosakralen Sinne verwendet.* **„Sakrumflexion" meint im lokomotorischen Sinne die Nutation der Sakrumbasis**. Die Oberseite des Sakrums kippt also mit anderen Worten bei der Flexion nach vorne. Dies ist die Sakrumbewegung, welche die Vorbeuge des Rumpfes bzw. der Wirbelsäule begleitet. Die biomechanische Arthrokinematik dieser Bewegung wird in Kapitel 2 besprochen.

Eine Verwirrung der Begriffe „Flexion" und „Extension" ist auf den fehlerhaften Gebrauch der Terminologie aus der Kraniosakraltherapie zurückzuführen. Die Anteriornutation der Sakrumbasis ist in der Kraniosakraltherapie eine „Extension", wohingegen sie im Mitchell-Modell als *Sakrumflexion* bezeichnet wird. Die kraniosakrale „Extension" wurde mit der Aktion eines Hundes verglichen, der seinen Schwanz hebt.

Auch trägt die falsche Anwendung der Adaptationsregel der Wirbelsäule an eine Sakrumtorsionsläsion zu den Missverständnissen bei. Die Regel besagt eindeutig, dass wenn das Sakrum bei der Torsion rotiert, beugt und sich zur Seite neigt, die LWS am Lumbosakralgelenk das genaue Gegenteil davon vollführt. *Die Regel gilt nicht für die Rumpfbeugung, außer bei extremer Beugung, wie in Kapitel 2 dargelegt.*

Die beiden normalen Sakroiliakalgelenke ermöglichen die symmetrische Nutation des Sakrums in der Sagittalebene unabhängig von den Ossa ilia, wobei ein Winkel von 6–14° angegeben wird. Wenn die Grenze dieser unabhängigen Bewegung erreicht ist, beginnen die Ossa ilia dem Sakrum zu folgen. Wenn die Bewegung an einem Sakroiliakalgelenk eingeschränkt ist, wird die Grenze an dieser Seite eher erreicht und das Os ilium folgt dem Sakrum auf dieser Seite einseitig, während das Sakrum sich weiter am normalen Sakroiliakalgelenk des Os ilium symmetrisch beugt, ohne das Os ilium auf dieser Seite zu stören. **Die einseitige Iliakalbewegung entspricht der positiven Seite beim Flexionstest und zeigt eine eingeschränkte Sakroiliakalbewegung auf dieser Seite an.**

Wieso bewirkt eine Subluxation des Os pubis einen positiven Flexionstest, ganz gleich ob die Subluxation inferior oder superior ist?

Wenn ein Os pubis durch die Anheftungen der Abdominal- oder Oberschenkelmuskulatur aus seiner normalen Position gezogen und dort gehalten wird, gerät das Os ilium *auf dieser Seite des Sakrums* ein wenig aus seiner „Spur". Die oben beschriebene physiologische Flexionsbewegung des Sakrums muss um spezifische Achsen erfolgen, die durch genau lokalisierte Drehpunkte innerhalb des Sakroiliakalgelenks entstehen. Bei leichter Fehleinstellung des Os coxae am Sakrum werden diese Drehpunkte zerstört und es ist keine physiologische Bewegung mehr möglich.

Allerdings bleibt ein gewisses Gelenkspiel bestehen und das eingeschränkte Sakroiliakalgelenk ist nicht fest versteift. Unabhängig davon, ob das Os coxae nun durch eine superiore Subluxation des Os pubis nach hinten gerichtet ist oder durch inferiore Subluxation nach vorne, hat die Bewegungseinschränkung aufgrund der zerstörten Drehpunkte den gleichen Effekt auf den Flexionstest, der positiv auf der Seite der abnormalen Position des Os pubis ist.

Der Flexionstest im Stehen basiert darauf, dass das Sakrum bei der superioren Bewegung das Os ilium mit sich zieht, nachdem sich das Sakrum weitestmöglich mit dem Rumpf und frei gegenüber dem Os ilium gebeugt hat. Die Bewegungsfreiheit des Sakrums am Os ilium sollte auf beiden Seiten gleich sein. Ist die Mobilität auf einer Seite eingeschränkt, kann das Sakrum das Os ilium mit sich ziehen, wenn es sich an der freieren Seite weiterbewegt. Lewit (1991) spricht von einem „Überholmanöver" (overtake phenomenon), das er wie folgt beschreibt: „Im Stehen oder Sitzen steht die linke SIPS gewöhnlich tiefer, doch überholt sie die rechte bei der Beugung und wird zur weiter kranial gelegenen von den beiden... Das Sakrum muss dabei asymmetrisch zwischen den beiden Ossa ilia liegen, wobei mehr Spannung auf der linken Seite entsteht... Dadurch folgt die SIPS dem Sakrum bei der Beugung prompt, was das Überholen verursacht." Das Wort „prompt" erscheint zur Beschreibung der Ergebnisse der Flexionstests etwas unglücklich gewählt, da das „Überholen" sich am Ende der Vorbeuge ereignet und nicht am Anfang. Lewits „Überholen" erscheint angesichts der flüchtigen Erscheinung (weniger als 20 Sekunden) als zweifellos ganz anderes Phänomen. Die Ergebnisse des Flexionstests im Stehen oder Sitzen sind viel stabiler und reproduzierbar.

Andere Screeningtests der Mobilität

Storch-Test

Es gibt zahllose Tests, bei denen der Patient auf einem Bein stehen muss. Der Einbeinstand nach Trendelenburg wird klassischerweise zur Diagnose einer Parese des M. glutaeus maximus eingesetzt. Die gleiche Position wird beim Gillet-Test eingenommen, mit verschiedenen Variationen der Daumenhaltung zur Überwachung der verschiedenen pelvisakralen Orientierungspunkte: Sulcus sacralis, Crista mediana, SIPS (ein- oder beidseits). Alle Variationen des Gillet-(Storch-)Tests zielen auf die Bewegung oder Einschränkung des Sakroiliakalgelenks ab. Die hier als Fowler-Test beschriebene Version ist im Hinblick auf die Genauigkeit zwischen einzelnen Untersuchern ein viel versprechender Ansatz.

Fowler-Test

Ein Storch-Test kann zur Prüfung der sakroiliakalen Beweglichkeit herangezogen werden. Der Physiotherapeut Cliff Fowler aus Vancouver (Kanada) entwickelte diesen Test im Einbeinstand zur Prüfung der sakroiliakalen Mobilität als Alternative zum Flexionstest im Stehen.

1. Ein Daumen wird auf der Crista sacralis mediana platziert, der andere auf der SIPS oder dem Tuberculum glutaeale.
2. Der Patient steht auf einem Bein auf der nicht zu palpierenden Seite. Er hebt den Oberschenkel auf der zu testenden Seite bis zur Horizontalen (Abb. 6.17).
3. Normal ist dabei eine inferiore Bewegung der SIPS gegen das Sakrum. Eine Einschränkung wird durch eine superiore Bewegung oder durch gar keine Bewegung der Crista iliaca gegen das Sakrum angezeigt (Abb. 6.18).
4. Um das andere Sakroiliakalgelenk zu prüfen, stellt sich der Patient auf den Fuß der Gegenseite und hebt das Knie auf der zu untersuchenden Seite.
5. Der Grad der SIPS-Verlagerung wird im Seitenvergleich ermittelt, auch wenn beide Seiten sich in die gleiche Richtung bewegen. Die Seite mit der geringeren Verlagerung ist leicht eingeschränkt.

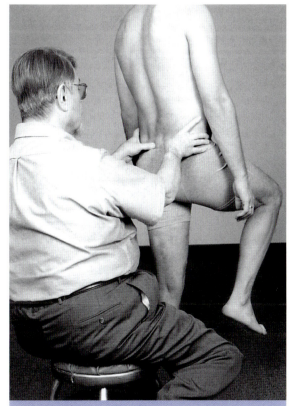

Abb. 6.17 Alternativer sakroiliakaler Mobilitätstest – Fowler-Test
Das eine Knie wird rechtwinklig angehoben. Bei normaler Mobilität drückt das angehobene Bein die SIPS nach inferior gegenüber dem Sakrum. Palpieren Sie die Crista mediana des Sakrums mit einem Daumen und die SIPS des angehobenen Beins mit dem anderen.

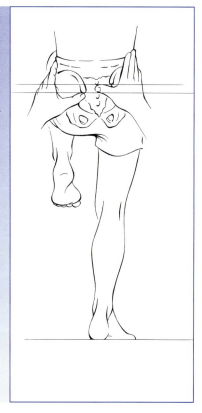

Abb. 6.18 Alternativer sakroiliakaler Mobilitätstest – Fowler-Test
Der eine Daumen liegt auf der SIPS oder dem Tuberculum glutaeale des angehobenen Beins. Der andere Daumen überwacht die Crista mediana des Sakrums etwa auf Höhe des Segments S2, das sich in der gleichen Horizontalebene befinden sollte wie die SIPS.

Hip-drop-Test

Die Symmetrie der lumbosakralen Seitneigung kann untersucht werden, wenn der Patient die Augen gerade hält und das Gleichgewicht und die Koordination nicht verliert. Französische Osteopathen bezeichnen dies als „Klatschbasenhaltung". Einige Patienten haben zunächst Schwierigkeiten mit der Koordination, doch sie bekommen es mit etwas Geduld und sorgfältiger Anleitung meistens hin. Wenn das Knie gebeugt wird, fällt das Os ilium so weit herab, wie es die Seitneigungsbewegung von L5 erlaubt. Da sich L5 von der fallenden Hüfte wegneigt, *kann eine eingeschränkte Seitneigung von L5 – in Richtung der Hüftseite, die am weitesten abfällt – nachgewiesen werden.*

Die adaptiven Wirbelsäulenkrümmungen, zunächst zur einen Seite und dann zur anderen, sollten symmetrisch sein. Sind sie es nicht, können die linken und rechten Querfortsatzspitzen über die Wirbelhöhe identifiziert werden. Diese Information kann dann zur definitiven Diagnose einer vertebralen somatischen Dysfunktion führen, indem man die Suche immer weiter einengt.

> **Anmerkung zum Hip-drop-Test und Seitneigungstest:** Es handelt sich lediglich um Screeningtests, die sich nicht als Behandlungsgrundlage eignen. Sie dienen dazu, auf einfache Weise einen Eindruck von der vertebralen segmentalen Dysfunktion – oder ihrem Fehlen – zu bekommen sowie als Indikatoren dafür, dass eine detailliertere Untersuchung erforderlich ist.

Durchführung des Hip-drop-Tests

1. Der Patient steht aufrecht und verteilt sein Körpergewicht gleichmäßig auf beide Füße. Diese stehen etwa 10 cm auseinander, die Zehen zeigen nach vorne.
2. Hocken, knien oder setzen Sie sich hinter den Patienten, so dass Ihre Augen sich in der gleichen Ebene befinden, wie Ihre Hände. Palpieren Sie die höchsten Punkte der Cristae iliacae (Abb. 6.19).
3. Weisen Sie den Patienten an, sein ganzes Gewicht auf ein Bein zu verlagern, während er das gegenüberliegende Knie beugt und gleichzeitig versucht, den Oberkörper gerade zu halten. Dies löst den „Hip-drop-Effekt" auf der Seite des gebeugten Knies aus.
4. Beobachten Sie das Ausmaß des „hip-drop" und achten Sie auf den Grad der Seitneigung. Beachten Sie auch besonders die Höhe des Apex und die Tiefe der Hautfalte, die auf dieser Seite erscheint (Abb. 6.20 bis 6.22).
5. Wiederholen Sie die Prozedur auf der anderen Seite.

Interpretation der Befunde

- **Wenn die Hip-drop-Distanzen gleich sind**, ist die Seitneigung im Lumbosakralgelenk links und rechts symmetrisch.
- **Wenn die Hip-drop-Distanzen nicht gleich sind**, ist die Seitneigung im Lumbosakralgelenk zur Seite des größeren „Hüftabfalls" eingeschränkt.
- Andere segmentale Einschränkungen der Wirbelsäule lassen sich bei Variationen des Niveaus der Krümmungsapices vermuten. Diese Variationen sind Manifestationen der häufig komplexen Adaptation. Dieser Test ersetzt nicht die spezifische segmentale Untersuchung, und man hüte sich vor einer Überinterpretation der Befunde.

Screening- und Lateralisationstests des Beckens

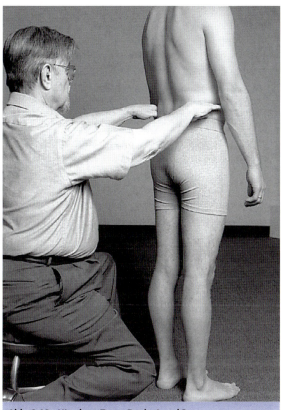

Abb. 6.19 Hip-drop-Test – Punkt 1 und 2
Platzieren Sie die Hände auf die Cristae iliacae, Ihre Augen befinden sich auf dem Niveau Ihrer Hände. Der Patient steht auf beiden, ausgestreckten Beinen.

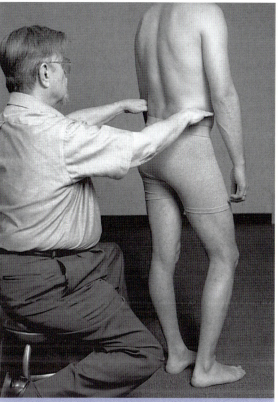

Abb. 6.20 Hip-drop-Test – Punkt 3 und 4
Der Patient beugt ein Knie und nimmt die Klatschbasenhaltung ein. Die Hände bleiben auf den Cristae iliacae. Schätzen Sie die Strecke des Hüftabfalls, ausgehend von der Ausgangsposition.

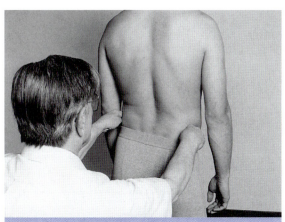

Abb. 6.21 Hip-drop-Test – Punkt 4
Beobachtung der Hand zur Abschätzung des Hüftabfalls.

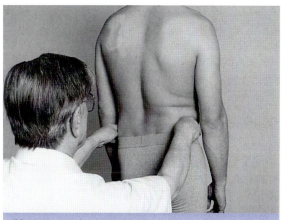

Abb. 6.22 Hip-drop-Test – Punkt 5
Beobachtung der Hand zur Abschätzung des Hüftabfalls. Vergleichen Sie mit dem 4. Punkt.

Mobilitätstests in Rückenlage

Es gibt verschiedene Möglichkeiten zur Testung der Beckenmobilität am liegenden Patienten. Verlässt man sich auf sein kinästhetisches Gespür, können Hüfte und Sakrum manuell gedrückt oder gezogen werden, um so eine Bewegung zwischen den Knochen herzustellen und dies zu erspüren. Erfahrene Praktiker können diese Methoden recht zuverlässig anwenden, doch ist die Genauigkeit zwischen einzelnen Untersuchern gering.

Es existieren verschiedene Springing-Tests: Druck auf das Sakrum, um es gegenüber dem Os ilium in verschiedene Richtungen zu verschieben oder zu rotieren, oder Druck auf das Os ilium um es am Sakrum zu rotieren. Obwohl Osteopathen dieses Tests schon seit Generationen verwenden, ist die Genauigkeit zwischen einzelnen Untersuchern kaum dokumentiert. Die Testung der dynamischen und statischen Orientierungspunkte vor und nach einer Bewegung ist, wie sie hier beschrieben wird, weniger subjektiv und damit besser reproduzierbar.

Funktionelle Beinlänge

Zahlreiche manipulierbare Störungen des Beckens erzeugen eine vorhersagbare funktionelle Beinlängenasymmetrie. Iliosakrale Dysfunktionen erzeugen in Rückenlage eine ausgeprägtere Beinlängenasymmetrie, sakroiliakale Dysfunktionen in Bauchlage. Über die funktionelle Beinlänge lässt sich eine spezifische Diagnose einer Dysfunktion oder Subluxation des Beckens stellen oder untermauern.

Man unterscheidet zwei Formen der iliosakralen Dysfunktion – die Anterior- und die Posteriorrotation des Os coxae. Wenn das Os coxae in der Anteriorrotationsposition gehalten wird, wird das Bein auf dieser Seite funktionell länger, vor allem in Rückenlage, und bei Posteriorrotation in Rückenlage kürzer.

Die Veränderung der funktionellen Beinlänge in Zusammenhang mit der Rotation des Os coxae lässt sich mit der Lokalisation der Rotationsachse des Os coxae erklären. Das Os coxae rotiert am inferioren Pol des Sakroiliakalgelenks um das Sakrum. Dieser Drehpunkt des Os coxae befindet sich posterior des Azetabulums. Somit drückt die Drehung der Crista iliaca um diesen Punkt nach anterior das Azetabulum und das Bein nach inferior. Die Posteriorrotation der Crista iliaca zieht das Azetabulum und das Bein nach superior (Abb. 6.23).

In Rückenlage ruht das Sakrum auf dem Behandlungstisch und die Ossa coxae, die an Bändern aufgehängt sind, können frei um das Sakrum rotieren. Zusätzlich wird die LWS durch die Schwerkraft und den auf die Sakrumspitze wirkenden anterioren Druck gestreckt.

In Bauchlage ruht das Becken auf den SIASs und den Ossa pubis oder auf dem Abdomen. Diese dreifache Unterstützung der Ossa coxae beschränkt deren Rotationsmöglichkeit untereinander. Die Lumballordose ist wiederhergestellt und das zwischen den Ossa ilia hängende Sakrum kann frei auf asymmetrische lumbale Belastungen reagieren (welche oft auf verhärtete lumbale Seitneiger zurückgehen). Das Bein ist auf der Seite der lumbalen Seitneigerverspannung, welche das ganze Becken auf dieser Seite hochklappt, funktionell verkürzt. Eine sakroiliakale Dysfunktion beeinflusst so die funktionelle Beinlänge mehr in Bauch- als in Rückenlage.

Eine superiore Subluxation des Os coxae führt zu einer funktionellen Beinverkürzung auf dieser Seite in Bauch- und Rückenlage.

Dynamische Beinlängentests

Manche Mobilitätstests des Beckens im Liegen hängen von der Fähigkeit der Untersucher ab, die scheinbare Beinlänge zu verändern, die durch Vergleich der Füße oder Knöchel bei geraden aneinander liegenden Beinen gemessen wird. Wie zu vermuten, gibt es verschiedene Versionen und Interpretationsmöglichkeiten dieser Tests. In manchen Versionen setzt sich der Patient zur Änderung der Beinlänge aus der Rückenlage auf oder umgekehrt, bei anderen wird eine Beinlängenveränderung

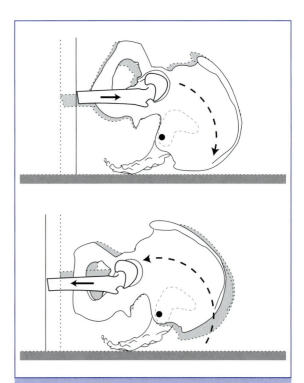

Abb. 6.23 Auswirkung der Rotation des Os coxae auf die Beinlänge
Die obere Abbildung zeigt den Effekt der Beinverkürzung bei Posteriorrotation des Os coxae (Os coxae und Femur in weiß), das ein Os coxae mit Femur überlagert, das nicht rotiert ist (Os coxae und Femur in grau). Die untere Abbildung zeigt den beinverlängernden Effekt bei Anteriorrotation.

durch eine Zirkumduktionsbewegung des Beins provoziert. Auch wenn diese Methoden gleich aussehen, können sie doch wegen der unterschiedlichen Amplitude und Geschwindigkeit zu unterschiedlichen Ergebnissen führen. Die in diesem Test empfohlene Modifikation sollte die Reliabilität und Reproduzierbarkeit verbessern.

Dynamischer Beinlängentest der symmetrischen Beckenbewegung

Dieser Test ist eine nützliche Alternative zum Flexionstest im Stehen und Sitzen, besonders wenn ein Patient nicht stehen oder sitzen kann. Obwohl eine Unterscheidung zwischen sakroiliakaler und iliosakraler Dysfunktion wie beim Flexionstest nicht möglich ist, kann er zur Bestätigung einer sakroiliakalen Hypermobilität (oder Instabilität) eingesetzt werden, welche bei Gewichtsbelastung dazu tendiert, die Beckenmobilität auf der Seite der Instabilität einzuschränken, wenn bei Testung im Liegen eine exzessive Mobilität auffällt.

Der dynamische Beinlängentest der Beckenbewegungssymmetrie verwendet die Beinlängenmessung in Rückenlage durch Vergleich der Daumenposition auf den Malleoli mediales. Weil die Beinlänge bei diesem Test das Entscheidende ist, sollte er mit großer Sorgfalt durchgeführt werden (Abb. 6.24 A–E).

Da die Seiten der Liege innerhalb Ihres Gesichtsfeldes liegen sollen, ist es wichtig, dass der Patient gerade und in der Mitte des Behandlungstisches liegt. Sie erreichen dies, indem Sie seine Knie in Rückenlage beugen, die Hüfte vom Tisch abheben und gerade wieder aufsetzen lassen. Dann ziehen Sie die Beine zum Körper gerade. Bevor die Malleoli zum Vergleich der Beinlängen eng aneinander gelegt werden, führen Sie die Beine behutsam in Innenrotation, um die Außenrotatoren der Hüfte zu entlasten. Dann werden die Malleoli miteinander verglichen, indem man vorsichtig die Daumen oder Finger an die inferioren Schrägen des Vorsprungs unterhalb der knöchernen Prominenz der Malleoli mediales legt, um identische Punkt an den Beinen einzunehmen. Während man die Beine stets in der mittleren Sagittalebene hält, wird jede Asymmetrie notiert und die Differenz in Millimetern abgeschätzt. Dies ist die Basismessung.

Der dynamische Beinlängentest basiert auf der Beinverlängerung, die durch die Drehung der Crista iliaca nach vorne infolge der Innenrotation des Beins zustande kommt. (Dies geht auf die Position des Azetabulums zurück, das sich anterior zur Rotationsachse im Sakroiliakalgelenk befindet.) Bei Außenrotation des Beins kommt es zur Drehung des Os ilium nach hinten und zur Beinverkürzung.

Um den Effekt der Beinverkürzung (Abb. 6.25 A–E) zu erzeugen, wird zunächst das Os ilium durch Hüft- und Kniebeugung von 90° nach hinten rotiert. Dann wird der Femur abduziert, indem man das Knie des entspannten Beins zur Seite fallen lässt und den Femur durch Anhebung von der Unterlage außenrotiert. Die Abduktions- und Außenrotationsposition wird behutsam gehalten, bis ein Release gefühlt wird, das eine leichte zusätzliche Außenrotation erlaubt, was angezeigt, dass das Os ilium nachgegeben und sich nach hinten gedreht hat. Wichtig ist es, geduldig auf den Release zu warten. Das Bein wird jetzt ganz ausgestreckt. Halten Sie die Außenrotation aufrecht, indem Sie weiterhin gegen das mediale Knie und den lateralen Knöchel drücken. Vermeiden Sie es, das Bein zu bewegen (und das Os ilium zu stören), nachdem es ausgestreckt auf dem Tisch liegt, indem Sie die Ferse direkt zu ihrem Platz neben dem anderen Fuß führen. Ohne die neue Position des Os ilium zu stören, werden die Malleoli miteinander verglichen. Eine Verkürzung von 3–6 mm ist normal.

Der Therapeut verlängert dann das Bein (Abb. 6.26 A–G), indem er es zunächst wieder 90° in Knie und Hüfte beugt und das Knie nach medial fallen lässt, was zur Hüftadduktion führt. Dann wird der Femur innenrotiert, wobei die Adduktions- und Innenrotationsposition behutsam gehalten wird, bis ein Release zu spüren ist, der anzeigt, *dass das Os ilium nachgegeben hat und nach vorne rotiert ist. (Denken Sie daran, auf den Release zu warten!)* Das Bein wird jetzt ganz ausgestreckt. Halten Sie die Innenrotation aufrecht, indem Sie weiterhin gegen das laterale Knie und den medialen Knöchel drücken. Erneut wird die Ferse direkt zu ihrem Platz neben dem anderen Fuß geführt, und die Malleoli werden miteinander verglichen. Notieren Sie die gesamte Differenz von Beinlängenverkürzung und -verlängerung. Sie liegt meist unter 1 cm. Bei mehr als 1,2 cm spricht dies für eine sakroiliakale Instabilität.

Dann wird die gleiche Prozedur der Verkürzung und Verlängerung am anderen Bein durchgeführt, um die gesamte Längenveränderung beider Beine miteinander vergleichen zu können. Wenn die Ergebnisse nicht gleich sind, liegt entweder eine Einschränkung im Beckengelenk oder eine Hypermobilität vor. Eine Veränderung von weniger als 6 mm spricht gewöhnlich für eine Einschränkung, von über 12 mm für eine Hypermobilität.

In den meisten Fällen stimmen die Testergebnisse mit denen des Flexionstests im Stehen oder Sitzen überein. Eine paradoxe Diskrepanz liegt normalerweise daran, dass der Flexionstest im Stehen und Sitzen keine Hypermobilität aufzeigt, dafür aber wegen der einklemmenden Wirkung der Schwerkraft auf das Gelenk auf der Seite der Hypermobilität eine Einschränkung.

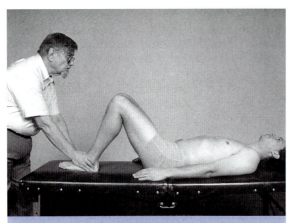

Abb. 6.24 A   Ausrichtung des Patienten zur Beinlängenbestimmung
Die Füße werden fest auf den Behandlungstisch aufgesetzt, die Knie sind gebeugt.

Durchführung des dynamischen Beinlängentests

A. Ausrichtung des Patienten

1. Der Patient liegt auf dem Rücken, Knie und Hüfte gebeugt (Abb. 6.24 A).
2. Weisen Sie den Patienten an: „Heben Sie Ihr Becken vom Tisch ab" (Abb. 6.24 B).
3. Sagen Sie dem Patienten, wie er das Becken zurück auf den Behandlungstisch setzen soll.
4. Sie stehen am Fuß des Behandlungstisches und ziehen die Beine des Patienten gerade (Abb. 6.24 C).
5. Rotieren Sie die Hüfte des Patienten nach innen, indem Sie die Zehen nach medial bewegen, wodurch die Außenrotatoren entspannt werden (Abb. 6.24 D).
6. Messen Sie die sich so darstellende Beinlänge in Rückenlage (Abb. 6.24 E).

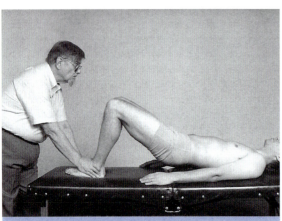

Abb. 6.24 B   Ausrichtung des Patienten zur Beinlängenbestimmung
Anheben des Beckens, um es in der Mitte des Tisches abzulegen.

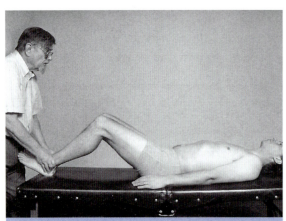

Abb. 6.24 C   Ausrichtung des Patienten zur Beinlängenbestimmung
Passive Streckung der Beine in der Mittellinie.

Screening- und Lateralisationstests des Beckens

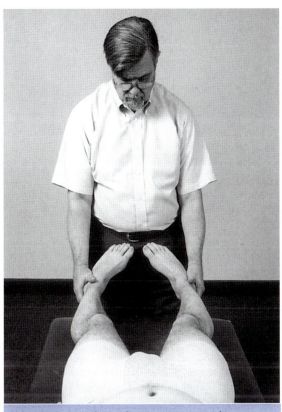

Abb. 6.24 D Ausrichtung des Patienten zur Beinlängenbestimmung
Wendung der Zehen nach medial zur Innenrotation der Femora und zur Entspannung der Außenrotatoren.

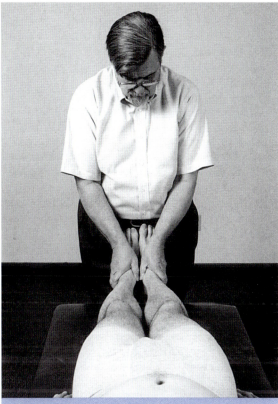

Abb. 6.24 E Bestimmung der Beinlängen in Rückenlage
Die Daumen werden auf den schrägen Vorsprüngen der Malleoli mediales aufgesetzt, um die Beinlängen zu vergleichen.

128 Teil 2: Untersuchung und Behandlung von Becken und Sakrum

B. Durchführung der Beinverkürzung

1. Vergleichen Sie die funktionelle Beinlänge in Rückenlage (Abb. 6.24 E).
2. Das eine Bein wird in Knie und Hüfte 90° gebeugt (Abb. 6.25 A).
3. Abduzieren Sie die gebeugte Hüfte (Abb. 6.25 B).
4. Rotieren Sie den Femur durch Anhebung des Fußes nach außen. Warten Sie, bis die Faszie und das Os coxae nachgeben (Abb. 6.25 B).
5. Halten Sie die Außenrotation aufrecht und strecken Sie langsam Knie und Hüfte. Platzieren Sie den Fuß neben den anderen (Abb. 6.25 C und D).
6. Prüfen Sie erneut die Beinlänge, um zu sehen, um wie viel das Bein verkürzt wurde. Schätzen Sie die Distanz ab und notieren Sie sie (Abb. 6.25 E).

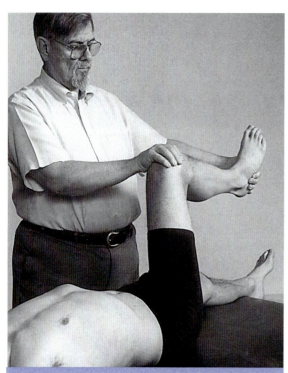

Abb. 6.25 A Dynamischer Beinlängentest – Beinverkürzung. Punkt 2:
Knie und Hüfte werden 90° gebeugt durch Führung am Knie und Sprunggelenk.

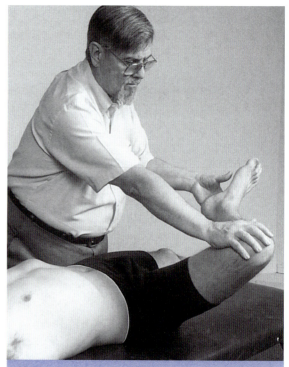

Abb. 6.25 B Dynamischer Beinlängentest – Beinverkürzung. Punkt 3:
Abduzieren Sie die gebeugte Hüfte und außenrotieren Sie den Femur bis die pelvine Faszie nachgibt.

Screening- und Lateralisationstests des Beckens

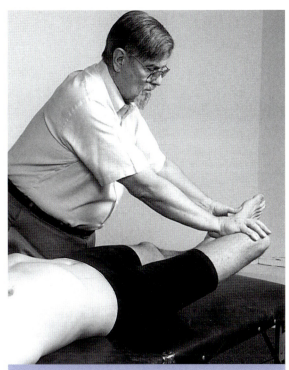

Abb. 6.25 C Dynamischer Beinlängentest – Beinverkürzung.
Punkt 4:
Beginnen Sie mit der Streckung des Beins, wobei Sie die Außenrotation und Abduktion aufrecht erhalten und führen Sie den Fuß zu seinem Platz neben dem anderen auf dem Behandlungstisch.

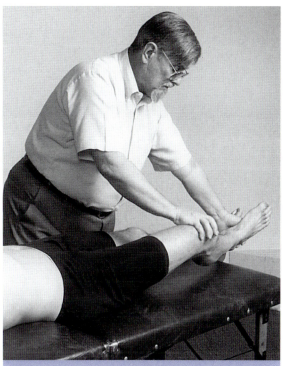

Abb. 6.25 D Dynamischer Beinlängentest – Beinverkürzung.
Punkt 5:
Setzen Sie den Fuß neben dem anderen auf dem Behandlungstisch ab.

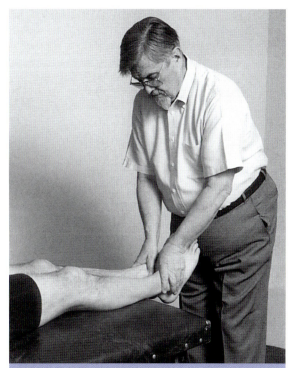

Abb. 6.25 E Dynamischer Beinlängentest – Beinverkürzung.
Punkt 6:
Prüfen Sie erneut die Beinlänge, um zu sehen, um wie viel das Bein verkürzt wurde.

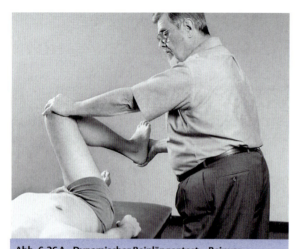

Abb. 6.26 A Dynamischer Beinlängentest – Beinverlängerung. Punkt 1 und 2:
Knie und Hüfte werden 90° gebeugt, der Femur adduziert und innenrotiert.

C. Durchführung der Beinverlängerung

1. Beginnen Sie mit einer Beugung in Knie und Hüfte von 90°.
2. Adduzieren und innenrotieren Sie den Femur (Abb. 6.26 A oder D).
3. Strecken Sie langsam Knie und Hüfte, während Sie die Adduktion und Innenrotation aufrechterhalten. Führen Sie den Fuß zu seinem Platz neben dem anderen auf dem Behandlungstisch (Abb. 6.26 B, C oder E).
4. Platzieren Sie das ausgestreckte Bein mit dem Fuß neben dem anderen (Abb. 6.26 F).
5. Prüfen Sie erneut die Beinlänge, um zu sehen, um wie viel das Bein verkürzt wurde. Die Differenz zwischen dem kürzesten und dem längsten Wert ist das Maß der Beinlängenveränderung (Abb. 6.26 G).

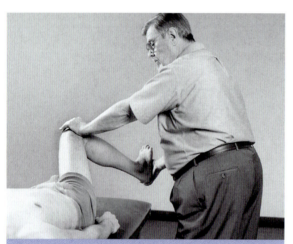

Abb. 6.26 B Dynamischer Beinlängentest – Beinverlängerung. Punkt 3:
Beginnen Sie mit der Streckung des Beins, wobei Sie die Innenrotation und Adduktion aufrechterhalten und führen Sie den Fuß zu seinem Platz neben dem anderen auf dem Behandlungstisch.

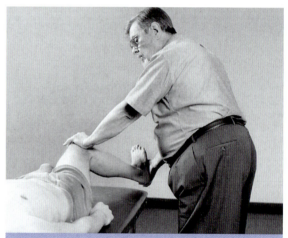

Abb. 6.26 C Dynamischer Beinlängentest – Beinverkürzung. Punkt 3:
Setzen Sie den Fuß neben dem anderen auf dem Behandlungstisch ab.

Screening- und Lateralisationstests des Beckens   131

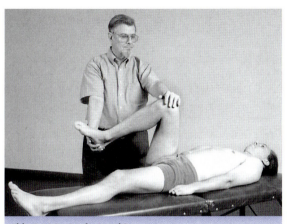

Abb. 6.26 D Punkt 1 und 2.

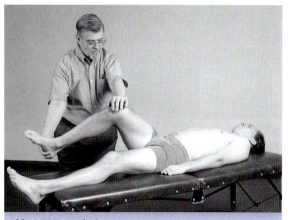

Abb. 6.26 E Punkt 3.

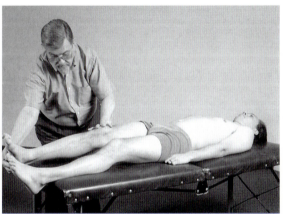

Abb. 6.26 F Punkt 4
Führen Sie den Fuß zu seinem exakten Platz neben dem anderen auf dem Behandlungstisch, damit das Bein zur Längenmessung nicht mehr bewegt werden muss.

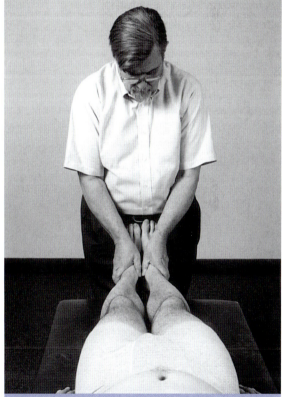

Abb. 6.26 G   Dynamischer Beinlängentest – Beinverkürzung
Prüfen Sie erneut die Beinlänge, um zu sehen, um wie viel das Bein verlängert wurde. Die Differenz zwischen dem kürzesten und dem längsten Wert ist das Maß der Beinlängenveränderung.

D. Behandlung der Gegenseite

Führen Sie die gleiche Prozedur der Verkürzung und Verlängerung am anderen Bein durch. Vergleichen Sie das Ausmaß der Beinlängenveränderung.

> **Beachte**: Einige Abbildungen auf diesen beiden Seiten sind sich sehr ähnlich. So zeigen z. B. die Abb. 6.26 A und 6.26 D oder 6.26 B und 6.26 E den gleichen Schritt aus zwei verschiedenen Perspektiven. Dadurch sollen die Handhaltungen deutlicher erkennbar werden. Abb. 6.26 F betont die Bedeutung der Fußplatzierung, damit das Bein zur Längenmessung nicht mehr bewegt werden muss. Die Hüften sollten nicht wie in Abb. 6.24 D innenrotiert werden, da dies die Beinlängenveränderung wieder aufheben kann.

Interpretation des dynamischen Beinlängentests

Dieser Lateralisationstest dauert ein wenig länger als der Flexionstest im Stehen und im Sitzen, aber er kann neben der eingeschränkten Gelenkbeweglichkeit auch eine sakroiliakale *Hypermobilität* aufzeigen. Normale Sakroiliakalgelenke weisen bei dem Test eine funktionale Beinlängenveränderung von 3–9 mm auf. Wenn sich die Länge mehr als 1 cm verändert, ist dies ein Hinweis auf eine Hypermobilität. Das Ausmaß der Beinlängenveränderung sollte beidseits gleich sein. Wenn beide Seiten im normalen Bereich von 3–9 mm liegen, aber eine Seite einen geringeren Wert aufweist, ist diese Seite aufgrund einer sakroiliakalen oder iliosakralen Dysfunktion eingeschränkt.

Untersuchung und Behandlung von Subluxationen und Dislokationen des Beckens

Die Begriffe **Dislokation** und **Luxation** sind Synonyme, die sich auf die abnorme Verlagerung von Körperteilen oder Knochen beziehen und mit Gewebezerrung oder -ruptur einhergehen. Der Begriff **Subluxation** wird hier in seinem originären orthopädischen Sinne verwendet: eine Dislokation ohne Gewebezerrung ohne spontane Selbstkorrektur. Eine Subluxation oder Dislokation eines Gelenks beeinträchtigt nicht nur die normale physiologische Gelenkbeweglichkeit, sondern es kann nach der Reposition hypermobil sein und beim nächsten Mal leichter redislozieren. Wenn dies an einem Beckengelenk geschieht, werden die anderen Beckengelenke in Mitleidenschaft gezogen und können auch dysfunktionell werden. Es sind sowohl lokale Symptomatiken möglich, die mit dem subluxierten Gewebe zusammenhängen, als auch weiter entfernte Symptome, die mit Adaptationen der Haltung und Lokomotion verbunden sind.

Jeder Medizinstudent ist mit den *Organverlagerungen* im Becken vertraut: Zystozele, Rektozele, Uterusprolaps oder Uterusretroflexion. *Knöchernen Fehlstellungen* des Beckens wird in der Medizinerausbildung nur relativ wenig Beachtung geschenkt, auch wenn klar ist, dass die Beckenknochen den festen Rahmen bieten, in dem die Organe liegen oder hängen.

Wie bereits in Kapitel 4 dargestellt, gibt es drei Formen der pelvinen Subluxation: **Dislokation (Subluxation) der Symphysis pubis, die superiore Subluxation des Os coxae** und das **Rautenbecken.** Die häufigste Subluxation des Beckens ist die **Fehlstellung des Os pubis**. In diesem Fall kommt es notwendigerweise auch zu einer gewissen *Mikro*-Fehlstellung des ipsilateralen Sakroiliakalgelenks, welche bereits die physiologische Sakroiliakalbewegung stört und zu einem positiven Flexionstest führt oder andere Einschränkungen der Beckenbewegung verursacht.

Echte sakroiliakale Subluxationen (superiore Subluxation des Os coxae und Rautenbecken) sind *Makro*-Fehlstellungen des Sakroiliakalgelenks. Am häufigsten ist die **superiore Subluxation des Os coxae**, eine Scherung des Sakroiliakalgelenks, die zu einer deutlichen vertikalen Verlagerung von Sakrum und Os ilium führen kann. Zusätzlich findet man gelegentlich ein **Rautenbecken**, bei dem die SIAS auf einer Seite nach lateral verlagert ist, was auf eine bogenförmige Verlagerung des Os ilium in der Transversalebene um ein (seltenes) konvexes Sakrum zurückgeht.

In diesem Kapitel:

- Subluxation des Os pubis
- Superiore Subluxation des Os coxae
- Rautenbecken
- Inflare
- Outflare

Wenn bei den Screenings und Lateralisationstests Hinweise auf eine Dysfunktion im Beckenmechanismus gefunden werden, ist es entweder eine Subluxation, eine sakroiliakale Dysfunktion oder eine iliosakrale Dysfunktion, die den positiven Befund verursacht. Vorausgesetzt, dass nichtneutrale lumbale Dysfunktionen ausgeschlossen oder behandelt wurden, ist das vorrangige Bestreben, Dysfunktionen aufgrund von Subluxationen auszuschließen bzw. zu behandeln. Dies ist so wichtig, damit die anatomischen Verhältnisse für die physiologischen Bewegungsachsen wiederhergestellt werden können. Subluxationen zerstören diese Achsen. Ihre Integrität ist jedoch für die korrekte Interpretation der knöchernen Orientierungspunkte notwendig, von denen die korrekte Diagnose und eine erfolgreiche Behandlung der Dysfunktion abhängt (siehe auch Kapitel 4).

Subluxationen der Symphysis pubis

Prüfung auf asymmetrische Höhe der Crista pubica

Dieses Verfahren wird zur Überprüfung einer superioren oder inferioren Subluxation des Os pubis auf der linken oder rechten Seite eingesetzt. Das Ausmaß der Verlagerung schwankt zwischen 1 und 8 mm, typischerweise aber 3–5 mm. Natürlich ist 1 mm Abweichung visuell schwer zu beurteilen. Man kann an eine solche „okkulte" pubische Subluxation denken, wenn sich keine andere Erklärung für einen positiven Flexionstest im Stehen findet.

Die normale physiologische Bewegung im Schambeingelenk erfolgt um die Transversalachse der Symphysis pubis, d. h. es handelt sich um eine Rotationsbewegung in der Sagittalebene. Dies ermöglicht dem normalen Os ilium beim Gehen die Rotation nach vorne und hinten. Dadurch entsteht beim Gehen keine pubische Subluxation.

Das Schambeingelenk wird nur im geringen Maße von Ligamenten verstärkt, und seine normale Ausrichtung hängt vornehmlich von der ausgewogenen Spannung der Abdominal- und der Oberschenkelmuskulatur ab. Die Abdominalmuskulatur (besonders der *M. rectus abdominis*) hält jedes Os pubis oben und verhindert eine Subluxation nach inferior. Die Oberschenkelmuskulatur (besonders die *Adduktoren*) halten jedes Os pubis unten und verhindern eine Subluxation nach superior.

Das Os pubis ist häufig entweder nach inferior oder superior subluxiert. **Wenn eine Seite subluxiert ist, behindert dies die iliosakrale Bewegung auf dieser Seite, was zu einem positiven Flexionstest führt.** Solche Bewegungsinterferenzen gelten als Ursache für das Verschwinden von physiologischen Achsen der Sakroiliakalbewegung im Sakroiliakalgelenk. Wenn diese Achsen „zerstört" sind, kann keine physiologische Bewegung ablaufen.

Testung der Höhe der Crista pubica

Lokalisieren Sie stereognostisch mit dem Handballen Ihrer dominanten Hand und der Handfläche flach auf der Mittellinie des unteren Abdomens die Crista pubica. Platzieren Sie die Zeigefingerkuppen auf der anterioren Seite des Os pubis und gleiten Sie bei minimalem Druck mit den Fingern hoch in das Abdomen, wo die Finger auf der superioren Seite jeder Crista pubica liegen bleiben. Die Finger müssen nicht tief in das Abdomen gedrückt werden, sondern gerade eben so weit, dass der Kontakt zu den Punkten auf den Cristae pubicae hergestellt wird. Leichte seitliche Bewegungen der Fingerspitzen helfen bei der genauen Lokalisierung.

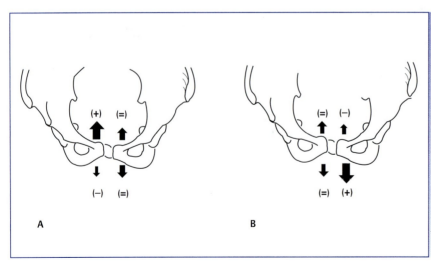

Abb. 7.1 Eine **pubische Subluxation** kann nach superior (**A**) oder inferior (**B**) erfolgen, was von der Seite des muskulären Ungleichgewichts abhängt. Die Größe der nach oben und unten gerichteten Pfeile zeigt das muskuläre Un-/Gleichgewicht an (gleiche Größe: „="; ungleiche Größe: „+" oder „-"). Bei der anfänglichen Untersuchung kann die Unterscheidung zwischen einer Scherung des Os pubis nach superior auf der einen Seite und der Scherung nach inferior auf der anderen sehr schwierig sein, weil beides am Körper zunächst einmal gleich aussieht.

Untersuchung und Behandlung von Subluxationen und Dislokationen des Beckens

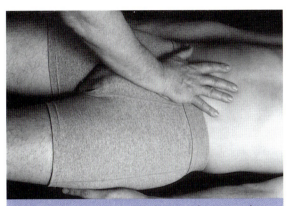

Abb. 7.2 Stereognostische Lokalisierung der Crista pubica
Beginnen Sie mit der Handfläche in der Mitte des unteren Abdomens unterhalb des Nabels. Bewegen Sie die Hand nach kaudal, bis der Handballen oder das Handgelenk an den superioren Rand des Os pubis stößt.

Durchführung des Höhentests der Crista pubica

1. Der Patient liegt auf dem Rücken.
2. Sie stehen an einer Seite, wobei sich Ihr dominantes Auge näher am Tisch befindet.
3. Platzieren Sie Ihre Handflächen in der Mittellinie des unteren Abdomens zwischen dem Bauchnabel und der Symphyse (Abb. 7.2). (Dieses Vorgehen verhindert, dass Sie oder der Patient in Verlegenheit geraten, wenn Sie den Zugang über die Leisten mit Ihren Fingerspitzen wählen.)
4. Wenn die Symphyse lokalisiert ist, legen Sie Ihre Zeigefingerspitzen nebeneinander an das anteriore Zentrum des Mons pubis (Abb. 7.3). Dann lassen Sie Ihre Finger behutsam nach superior gleiten und drücken das Fettgewebe zur Seite, so dass beidseits ein Kontakt zur superioren Oberfläche der Cristae hergestellt werden kann. Gleiten Sie dann mit den Fingern seitlich vor und zurück, um im Vergleich sicherzustellen, dass Sie

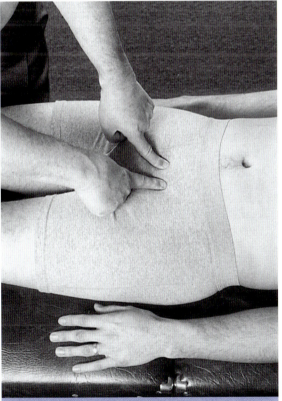

Abb. 7.3 Palpieren Sie zunächst mit den Zeigefingerkuppen direkt inferior der Cristae pubicae auf der anterioren Seite der Ossa pubicae.

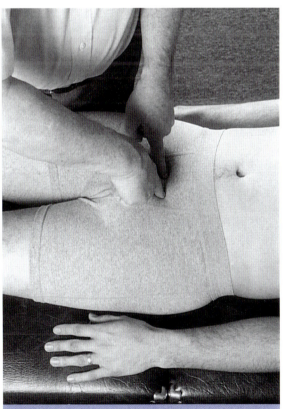

Abb. 7.4 Drücken Sie die Weichteile mit den Zeigefingern nach superior, bis sie ein kleines Stück in das Abdomen hineinrutschen, was Ihnen zeigt, dass Sie nun auf der Spitze der Ossa pubicae sind.

die identischen Punkte auf den Cristae aufgesucht haben (Abb. 7.4). Die Finger werden dabei parallel gehalten und an den Spitzen etwa 1,5 cm auseinander. In diesem Abstand sollten die Finger auf den Cristae pubicae zu liegen kommen.
5. Schauen Sie von vertikal auf Ihre Fingerspitzen und vergleichen Sie die Höhenstände (Abb. 7.5).

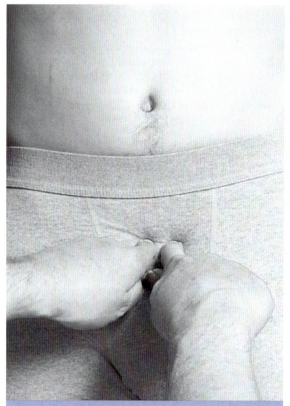

Abb. 7.5 Halten Sie die Fingerkuppen auf dem Oberrand der Ossa pubicae dicht beisammen und gleiten Sie mit ihnen seitlich hin und her, bis die Vorsprünge der Cristae pubicae auf jeder Seite der Mittellinie identifiziert sind. Beachten Sie in der Abbildung die Asymmetrie von 2–3 mm.

Interpretation der Ergebnisse

- Wenn die **Höhen der Cristae pubicae gleich sind**, liegt keine Subluxation vor.
- Wenn die **Crista pubica einer Seite höher** ist, liegt eine Subluxation vor. Ob eine Subluxation auf der einen Seite nach superior oder auf der anderen Seite nach inferior vorliegt, kann über den Flexionstest im Stehen und/oder Sitzen entschieden werden, welcher die abnormale Seite durch einen positiven Befund auf der Einschränkungsseite anzeigt.

Beachte: Studenten, die diese Technik erlernen, werden dazu angehalten, ganz bewusst zunächst die falsche Seite zu behandeln. Nichts will gelingen. Man erzeugt damit keine Läsion, und die Asymmetrie bleibt bestehen, bis die korrekte Seite behandelt wurde. Dies bietet aber die Möglichkeit, beide Behandlungsprozeduren einzuüben. Es dient außerdem der Validitätskontrolle der Technik beim Flexionstest im Stehen oder Sitzen. Allerdings können einige Kombinationen von Beckendysfunktionen unvorhersehbare Auswirkungen auf den Flexionstest haben. Nehmen Sie die Validitätsprüfung nicht zu genau.
Beispiel: Sie haben die Höhen der Cristae pubicae getestet und gesehen, dass die rechte höher steht. Diese Information sagt Ihnen noch nicht, ob es sich um eine superiore Subluxation rechts oder um eine inferiore Subluxation links handelt. Wenn der Flexionstest eine rechtsseitige Läsion anzeigt, ist die vorläufige Diagnose eine superiore Subluxation rechts. Wenn die sorgfältige Behandlung der rechten Seite nicht zum Verschwinden der Subluxation führt, liegen wahrscheinlich mehrere Dysfunktionen vor. Behandeln Sie die linke Seite und prüfen Sie dann erneut die Orientierungspunkte.

- Die Behandlung einer pubischen Subluxation erfolgt gleich nach der Diagnose. Wenn die Asymmetrie auch nach korrekter Behandlungsdurchführung nicht verschwunden ist, hat der Flexionstest Sie in die Irre geführt und es wurde die falsche Seite behandelt.

Eine **rezidivierende pubische Subluxation** geht gewöhnlich auf neuronale Bahnung oder Hemmung der Innervierung des M. rectus abdominis und/oder der medialen Oberschenkelmuskulatur zurück (M. gracilis, M. pectineus und Adduktoren). Hier ist eine äußerst sorgfältige Untersuchung der unteren BWS und oberen LWS indiziert, von wo die Nerven der Oberschenkel- und Bauchmuskulatur ihren Ursprung nehmen (N. obturatorius, L1–L3 bzw. abdominelle Muskulatur Th10–Th12). Auch wenn in diesen Gebieten keine eigentliche Dysfunktion gefunden wird, kann doch eine adaptive Skoliose als Kompensation einer tiefer oder höher gelegenen Dysfunktion anzutreffen sein.

Behandlung bei superiorer Subluxation des Os pubis

Die Diagnose einer Subluxation des Os pubis nach superior ergibt sich aus der nach superior verlagerten Crista pubica und einem gleichzeitig positiven Flexionstest im Stehen auf derselben Seite.

Durchführung

1. Der Patient liegt auf dem Rücken.
2. Sie stehen auf der Seite der Läsion neben den Füßen und wenden dem Patienten das Gesicht zu.
3. Bitten Sie den Patienten, die Hüften so weit zu Ihrer Seite hin zu bewegen, dass der Oberschenkel zum Boden hin vom Behandlungstisch herabhängen kann. Der Patient soll sich am gegenseitigen Rand des Tisches festhalten, um nicht vom Tisch herunterzurollen.
4. Das Bein muss frei herabhängen, sein Gewicht muss aber gleichzeitig unterstützt werden, um den Grad der Hüftextension kontrollieren zu können. Dies kann geschehen, indem Sie Ihre Ferse unter den Knöchel des Patienten haken, während Sie auf dem anderen Fuß stehen (Abb. 7.6).
5. Beobachten Sie die SIAS der Gegenseite mit der Hand, um zu beurteilen, wie weit das Bein abgesenkt werden kann. Wenn sich die SIAS bewegt, ist das Bein ein wenig zu weit abgesenkt. Heben Sie dann das Bein mit Ihrer Ferse wieder ein wenig an.
6. Setzen Sie mit Ihrer Hand auf dem Oberschenkel des Patienten gleich oberhalb des Knies einen unnachgiebigen Widerstand, und fordern Sie den Patienten auf, die Hüfte zu beugen, während Sie dagegenhalten:
„Heben Sie Ihren Fuß kräftig hoch." Warten Sie 2 Sekunden. „Und entspannen." Die Anweisung zum Anheben des Fußes ist günstiger als zum Anheben des Knies, weil der natürliche Impuls des Patienten beim Anheben des Knies darin besteht, den Knöchel nach unten gegen Ihre unterstützende Ferse zu drücken. Das Ziel ist die gleichzeitige kräftige Kontraktion von *M. abdominis*, *M. psoas* und *M. rectus femoris*. Die Wiederherstellung des muskulären Gleichgewichts in diesem System geht wahrscheinlich auf diese Co-Kontraktion und die postisometrische Relaxation zurück (Abb. 7.7).
7. Während der postisometrischen Relaxation gehen Sie durch Absenkung des Beins mit Ihrer unterstützenden Ferse bis zur Bewegung der SIAS der Gegenseite. Lassen Sie dann den Patienten die Kontraktion wiederholen.
8. Etwa drei Wiederholungen sind gewöhnlich zur Korrektur erforderlich.
9. Testen Sie den Patienten erneut.

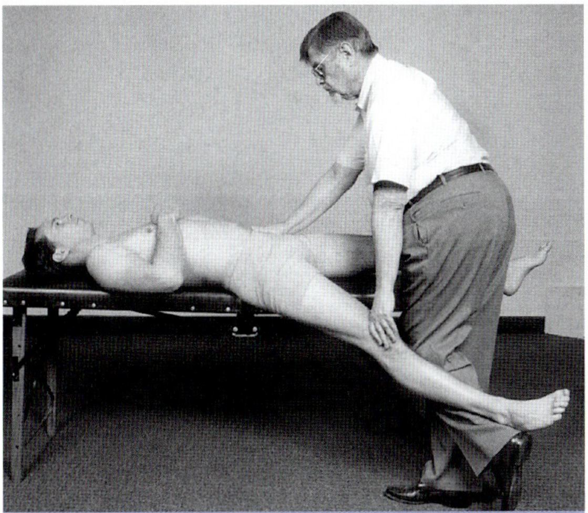

Anmerkung: Wir empfehlen gewöhnlich, wenn indiziert, die Behandlung nach dem Abschluss der Behandlungsprozedur zu wiederholen. In diesem Fall ist die Behandlungsprozedur jedoch so zuverlässig, dass sie immer wirkt, auch wenn die Technik von einem Anfänger mit nicht ganz so viel Erfahrung durchgeführt wird. Wenn die Behandlung laut Nachtestung fehlgeschlagen ist, wurde wahrscheinlich die falsche Seite behandelt. Die alternative Erklärung ist, dass die Behandlungssequenz unangemessen war. Das hört sich vernünftig an, doch auch wenn die neuronale Bahnung oder Hemmung der beteiligten Muskeln fortdauert, lässt sich die Subluxation des Os pubis immer erfolgreich behandeln, selbst wenn es nur vorübergehend ist. Die Beseitigung der Subluxation ermöglicht die Korrektur anderer Dysfunktionen des Beckens und kann möglicherweise die Belastung der unteren BWS und oberen LWS senken, welche die Innervationsprobleme erzeugt, die anfänglich für die Subluxation des Os pubis verantwortlich waren.

Abb. 7.6 Behandlung bei superioren Subluxation des Os pubis rechts
Das hängende Bein wird mit der Ferse des Behandlers gestützt, um eine übermäßige Hüftextension zu vermeiden.

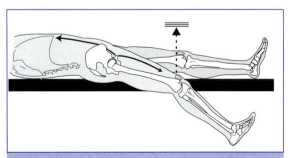

Abb. 7.7 Behandlung bei superioren Subluxation des Os pubis rechts
Die gleichzeitige isometrische Co-Kontraktion von Abdominalmuskulatur und Adduktoren bewirkt eine reflektorische Re-Integration ihrer motorischen Kontrollen. Bei Entspannung streben sie wieder ihre normale ausgeglichene Beziehung an.

Behandlung bei inferiorer Subluxation des Os pubis

Die Diagnose einer Subluxation des Os pubis nach superior ergibt sich aus der nach inferior verlagerten Crista pubica und einem gleichzeitig positiven Flexionstest im Stehen auf derselben Seite.

Nachdem der Behandler das Hüftgelenk auf der Seite der Subluxation bis zum Erreichen eines ersten Widerstandes gebeugt (und dadurch den M. glutaeus maximus angespannt hat) und nach fester Kontaktaufnahme zum Tuber ischiadicum mit dem Handgelenk oder der Rückseite der Hand teilt sich die Behandlung der inferioren Subluxation in zwei Hauptabschnitte: 1. Isometrische Kontraktion des M. glutaeus maximus zur Hemmung der Abdominalmuskulatur und der Adduktoren (was zur reflektorischen Re-Integration ihrer motorischen Kontrollen führt); 2. Verstärkung der Hüftflexion während der Entspannungsphase, wobei der Behandler gleichzeitig am Tuber ischiadicum nach superior drückt (Abb. 7.8).

Durchführung

1. Der Patient liegt auf dem Rücken.
2. Sie stehen auf einer Seite des Behandlungstisches.
3. Beugen Sie die Hüfte auf der betroffenen Seite, indem Sie das Knie so weit zur Brust führen, ohne dass es für den Patienten unangenehm wird. Patienten mit einer Hüftgelenkserkrankung können die Hüfte vielleicht nicht so weit beugen. Das spielt jedoch keine Rolle, denn das Verfahren wirkt dennoch.
4. Üben Sie einen gerade nach kranial gerichteten Druck von etwa 5 kg auf das Tuber ischiadicum der Seite der Läsion aus. Dieser Druck muss während der Prozedur aufrechterhalten werden. Setzen Sie die Knöchel Ihrer Faust wie einen Hebelpunkt auf den Behandlungstisch, wodurch Sie leicht den notwendigen Druck aufbringen können, indem Sie die Vorder- oder Rückseite Ihrer Faust gegen das Tuber ischiadicum halten (Abb. 7.9).

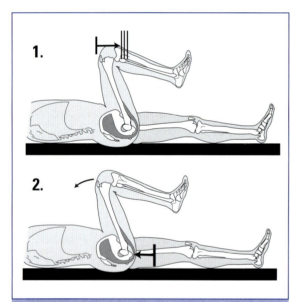

Abb. 7.8 Zwei Hauptabschnitte der Behandlung bei inferiorer Subluxation des Os pubis
Im ersten Teil (1) hemmt die zweisekündige isometrische Kontraktion des M. glutaeus maximus die Abdominalmuskulatur und die Adduktoren, was das Spannungsgleichgewicht zwischen den beiden Muskelgruppen wiederherstellt. Im zweiten Teil (2) wird nach der völligen Entspannung des Patienten durch Erhöhung der Hüftflexion und gleichzeitigen Druck am Tuber ischiadicum nach superior an die nächste Barriere gegangen.

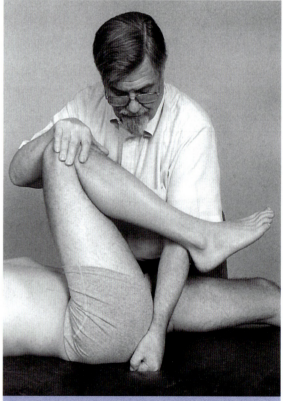

Abb. 7.9 Behandlung bei inferiorer Subluxation des Os pubis rechts
Der Behandler drückt seine Faust fest auf den Behandlungstisch hinter das Gesäß des Patienten. Das Handgelenk des Behandlers hat einen festen Kontakt zum Tuber ischiadicum.

5. Fordern Sie den Patienten auf, die Hüfte zu extendieren, während Sie mit Ihrer freien Hand einen unnachgiebigen Widerstand auf dem Knie des Patienten setzen: *„Drücken Sie Ihr Knie mit etwa 2 kg Kraft zum Fußende des Behandlungstisches hin."* Warten Sie 2 Sekunden. *„Und entspannen"* (Abb. 7.10). Kräftigere Kontraktionen sind wahrscheinlich nicht erforderlich. Das Ziel ist die gleichzeitige und gleichseitige Kontraktion von *M. glutaeus und M. quadratus lumborum*.
6. Während der postisometrischen Relaxation gehen Sie durch Erhöhung der Hüftflexion und des kranialwärts gerichteten Druckes gegen das Tuber ischiadicum an die nächste Barriere. Lassen Sie dann den Patienten die isometrische Kontraktion wiederholen (Abb. 7.11).
7. Gewöhnlich sind zur Korrektur etwa drei Wiederholungen erforderlich.
9. Testen Sie den Patienten erneut. Beachten Sie die Anmerkung.

Beachte: Es ist nicht erforderlich, während der Prozedur irgendeinen Teil des Beckens auf seine Bewegung hin im Auge zu behalten. Das Gefühl des Nachgebens von Femur und Tuber ischiadicum bei der Hüftbeugung ist ausreichend.

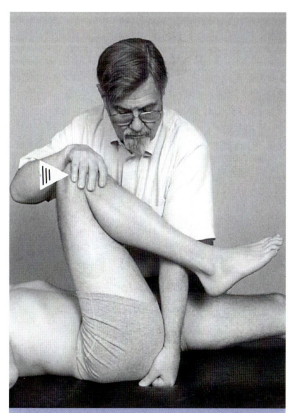

Abb. 7.10 Behandlung bei inferiorer Subluxation des Os pubis rechts
Der Behandler setzt am Knie einen Widerstand gegen die Hüftextension. Mit dem Handgelenk wird ein stetiger kranialwärts gerichteter Druck gegen das Tuber ischiadicum ausgeübt.

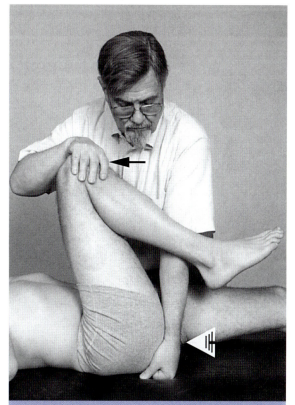

Abb. 7.11 Behandlung bei inferiorer Subluxation des Os pubis rechts
Während der postisometrischen Entspannung wird die Hüfte passiv weitergeführt und der Druck gegen das Tuber ischiadicum erhöht.

Kombinierte Behandlung bei superiorer oder inferiorer Subluxation des Os pubis

Teil: Knie zusammen

1. Der Patient liegt auf dem Rücken.
2. Sie stehen auf einer Seite des Behandlungstisches.
3. In der Ausgangsposition beugt der Patient Knie und Hüfte, hält die Knie zusammen und stellt die Füße auf den Behandlungstisch (Abb. 7.12).
4. Halten Sie die Knie zusammen, aber seien Sie vorsichtig dabei. Legen Sie nicht Ihren Brustkorb gegen die Knie, ein kräftiger Patient kann Ihnen eine Rippendislokation oder einen Rippenbruch bescheren.
5. Fordern Sie den Patienten zur Abduktion der Beine auf, während Sie der Bewegung entgegenwirken: *„Versuchen Sie die Knie auseinander zu drücken."* Warten Sie 2 Sekunden. *„Und entspannen."*
6. Wiederholen Sie dies dreimal und gehen Sie dann zum nächsten Abschnitt über – *Knie auseinander*.

Teil: Knie auseinander

1. Knie und Hüften sind weiterhin gebeugt und die Füße stehen zusammen. Lassen Sie nun den Patienten die Knie so weit, wie es noch nicht unangenehm ist, auseinander drücken.
2. Setzen Sie Ihre Hand, den Unterarm und den Ellbogen wie eine Strebe zwischen die Knie des Patienten, um der Hüftadduktion entgegenzuwirken (Abb. 7.13).
3. Weisen Sie den Patienten darauf hin, dass es im folgenden Schritt zu einem – absolut harmlosen – „Plopp"-Geräusch kommen kann.
4. Fordern Sie den Patienten zur Adduktion der Beine auf, während Sie der Bewegung entgegenwirken: *„Versuchen Sie die Knie zusammen zu drücken."* Warten Sie 2 Sekunden. *„Und entspannen."*
5. Wiederholen Sie dies dreimal.
6. Testen Sie erneut. Wenn die Behandlung nicht effektiv war, wenden Sie eine der oben aufgeführten spezifischeren Methoden an.

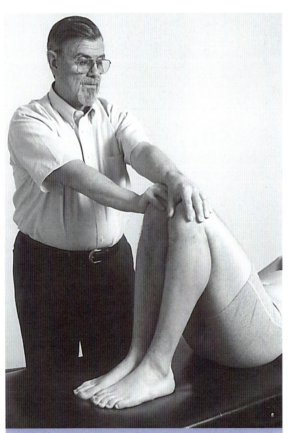

Abb. 7.12 Kombinierte Behandlung bei superiorer oder inferiorer Subluxation des Os pubis – Knie des Patienten zusammen.

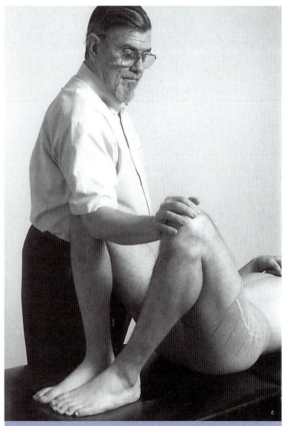

Abb. 7.13 Kombinierte Behandlung bei superiorer oder inferiorer Subluxation des Os pubis – Knie des Patienten auseinander.

Beachte: Diese unspezifische Methode zur Behandlung der Subluxation des Os pubis ist beinahe so effektiv wie die oben aufgeführten Techniken und geht ein wenig schneller. Vorteilhaft ist auch, dass er dem Patienten eine Möglichkeit zur Selbstbehandlung bei rezidivierenden Subluxationen des Os pubis bietet, indem er einen Gürtel um die Knie legt und/oder ein Sofakissen zwischen die Knie klemmt. Nachteilig ist, dass nach der Korrektur der Subluxation die Seite der Läsion unbekannt bleibt. Wenn komplexe Beckenläsionen vorliegen, kann diese Information hilfreich sein, um einen positiven Flexionstest und die Befunde an den Orientierungspunkten des Beckens zu erklären.

Die superiore Subluxation des Os coxae

Dislokation und Subluxation sind beinahe synonyme Begriffe. Der Unterschied besteht darin, dass bei der Dislokation Ligamente gerissen sind, nicht so bei der Subluxation. Bei der superioren Subluxation des Os coxae kann beides der Fall sein (siehe Kapitel 4, S. 73).

Auf der betroffenen Seite sind die beiden Enden des Lig. sacrotuberale einander angenähert, wodurch das Ligament schlaffer wird. Im Stehen befindet sich das Sakrum zu tief gegenüber dem Os ilium. Der Abstand vom Boden zur Crista iliaca ist nicht verändert. In Bauchlage steht das Os coxae auf der betroffenen Seite jedoch superior im Vergleich zur Gegenseite (Abb. 7.14 und 7.15).

Diese Läsion wurde in der osteopathischen Literatur von Clark beschrieben (1906). Neben anderen Ursachen führte er es zurück „... auf einen Abfall im Stehen, bei dem das darüberliegende Körpergewicht das Sakrum nach

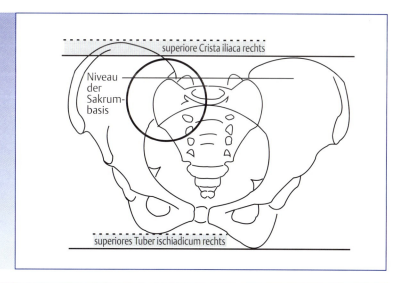

Abb. 7.14 Superiore Subluxation des Os coxae rechts – Ansicht von anterior in Rückenlage.

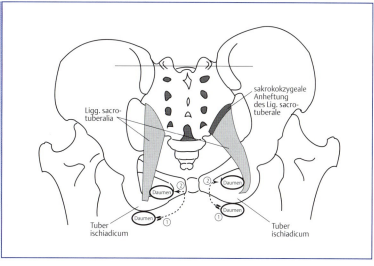

Abb. 7.15 Superiore Subluxation des Os coxae rechts – Ansicht von posterior in Bauchlage.

unten treibt..." Fryettes Begriff des „upslipped innominate" (= superiore Subluxation des Os coxae) (1914) wurde von Schwab (1933) abgelehnt, der lieber von einem „downward moved sacrum" sprach, als wäre es möglich, objektiv oder subjektiv zwischen einem gegenüber dem Os coxae nach inferior verlagerten Sakrum und einem gegenüber dem Sakrum nach superior verlagerten Os coxae zu unterscheiden. Unter Berufung auf die Trägheitsgesetze sagte Schwab:

> „Beim Springen kann das Gewicht des Rumpfes zusammen mit der Trägheit der sakralen Belastung eine Absenkung des Sakrums gegenüber einem oder beiden Ossa coxae verursachen. Im aufrechten Stand oder bei entsprechender radiologischen Untersuchung sieht man die beiden Beckenhälften auf gleicher Höhe stehen, doch das Sakrum ist nach unten subluxiert."

Dass Schwab glaubte, dass ein „nach unten bewegtes Sakrum" häufiger sei, als ein „upslipped innominate", scheint eine ungeklärte semantische Frage zu sein. Er glaubte außerdem, dass, auch wenn das „downslipped innominate" (= inferiore Subluxation des Os coxae) weitaus seltener sei als das „downward moved sacrum", es immer noch häufiger sei, als das „upslipped innominate", trotz des offensichtlichen autokorrektiven Potenzials der Schwerkraft.

Weitere begriffliche Verwirrung stiftete Greenmans Beschreibung einer „inferior sacral shear":

> „Wenn die Beziehung zwischen den beiden Ossa coxae an der Symphyse aufrechterhalten wird und das Tuber ischiadicum auf beiden Seiten in der Horizontalebene auf gleicher Höhe ist und das Sakrum dann inferior gegenüber den Ossa coxae steht, dann liegt eine inferiore Abscherung des Sakrums vor (= inferior sacral shear)."

Man kann davon ausgehen, dass sich diese Beschreibung auf einen Patienten in Bauchlage bezieht. In diesem Falle beschreibt der Absatz eher eine sakroiliakale Dysfunktion, die bei uns als „einseitig flektiertes Sakrum" und nicht als Subluxation bezeichnet wird. Schwab legte seine Kriterien nicht so genau dar wie Greenman, so dass wir nicht sicher wissen, ob sein „downward moved sacrum" eigentlich ein „einseitig flektiertes Sakrum" ist. Dies würde Schwabs statistischen Bias gegenüber dem „seltenen" „upslipped innominate" erklären.

Die frühen Osteopathen in der Tradition der alten „Knocheneinrenker" neigten zu der Auffassung, dass die Manipulation des Beckens das Zurechtrücken der Knochen bedeute. Die Unterscheidung zwischen Dislokation und Dysfunktion war meist schwammig. Fryette (1914) stellte sich vier Variationen der superioren Subluxation des Os coxae vor, da er nicht zwischen der vertikalen Scherung des Sakroiliakalgelenks als Dislokation und der anterioren und posterioren Rotation des Os coxae unterschied, welche sakroiliakale Dysfunktionen sind.

Häufigkeit der superioren Subluxation des Os coxae

Die traumatische Scherungsdislokation des Sakroiliakalgelenks findet sich bei etwa 10% der Bevölkerung mit oder ohne Symptome. Die Häufigkeit der sakroiliakalen Dislokation ist bei Patienten mit stark einschränkenden Schmerzen der unteren LWS mit 10–15% etwas höher (Kidd 1988). Zweifellos kann die hohe Inzidenz dieser Läsion darauf zurückgeführt werden, dass sie nur selten angemessen behandelt wird. Die meisten Opfer begeben sich nicht gleich nach dem Ausrutschen mit Sturz auf das Gesäß in Behandlung (Abb. 7.16). Tatsächlich sind sie sich oft nicht der Schwere des Schadens der sakroiliakalen Ligamente bewusst und bedenken nicht die langfristigen Konsequenzen, die ein zu einer Seite inkliniertes Sakrum im weiteren Leben haben kann. So ein Sturz auf das Gesäß ist oft eher mit Verlegenheit als mit Schmerzen verbunden. Eine Verletzung wird nur erkannt, wenn danach gesucht wird. Selten sind es Beschwerden, die dazu Anlass bieten. Offenbar sind viele Personen mit superiorer Subluxation des Os coxae asymptomatisch oder die Beschwerden sind zumindest nicht so gravierend, als dass dazu ein Arzt konsultiert würde. Manche Ärzte suchen danach, aber die meisten wissen nicht wie.

Die Forschung zeigt auf (Kidd 1988), dass die höchste Inzidenz in der vierten Lebensdekade besteht, so dass über 30 Jahre bleiben, um einen Sturz auf das Gesäß zu erleiden (Tabelle 7 A). Das legt den Gedanken nah, dass einige Patienten 10 oder 20 Jahre lang erfolgreich an die

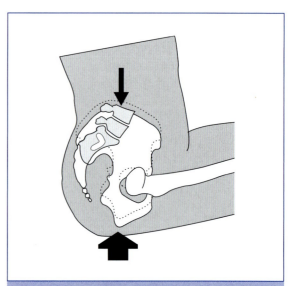

Abb. 7.16 Sturz auf das Gesäß als Ursache einer superioren Subluxation des Os coxae
Typischerweise kommt dieser Unfall durch Ausrutschen und Sturz auf das Gesäß zu Stande, wobei das Opfer etwa in sitzender Position landet, wie etwa beim Gehen über Eis oder beim Skating.

sakrale Asymmetrie angepasst waren, bevor es zur Dekompensation kam.

Nach meiner Erfahrung bleibt die inferiore Subluxation des Os coxae eine theoretische Möglichkeit. Mehrere Fallgeschichten mit bizarren Anamnesen sind bekannt. Wenn allerdings der Flexionstest im Stehen die Grundlage für die Seitenbestimmung der Läsion war, ist die Diagnose fraglich. Mobilitätstests in Rückenlage würden die Diagnose glaubwürdiger machen. Es gibt immer noch Schwierigkeiten zu erklären, wie eine solche Läsion beim Stehen und Gehen Bestand haben könnte.

Diagnosekriterien für die superiore Subluxation des Os coxae

Eine superiore Subluxation des Os coxae lässt sich durch körperliche Untersuchung rasch diagnostizieren. Bildgebende oder technische Messverfahren sind nicht erforderlich. Im Röntgenbild kann sich die Läsion eventuell zeigen, was jedoch von der Höhe und dem Strahlungswinkel abhängt. Obwohl auch andere Orientierungspunkte vorgeschlagen wurden, sind **zur Diagnose der superioren Subluxation des Os coxae nur zwei Kriterien zu erfüllen**:

- superiore Verlagerung eines Tuber ischiadicum in Bauchlage
- Lockerung des Lig. sacrotuberale auf derselben Seite. Das Ligament der Gegenseite ist recht straff.

Für eine recht sichere Diagnose müssen beide Kriterien erfüllt sein, was meist vom Ausmaß der Asymmetrie abhängig ist. Die Anamnese kann wichtig sein. Intermittierende wandernde Kreuz- und Beckenschmerzen sind ein häufiges Merkmal der superioren Subluxation des Os coxae. Die Erinnerung an einen Sturz auf das Gesäß kann den entscheidenden Hinweis geben. Bei einem noch schwereren Trauma wie etwa einem Autounfall sollten die oben erwähnten Befunde den Verdacht auf eine Beckenfraktur lenken. Ein Beinlängentest in Bauchlage und die Höhenbestimmung der Cristae iliacae gegenüber der Horizontalebene können der Kriterienliste hinzugefügt werden, doch unterliegen letztere einem größeren Messfehler als das Tuber ischiadicum, und die Beinlänge wird durch die Variationen der Wirbelsäulenhaltung beeinflusst.

Die Unterscheidung zwischen Luxation und Subluxation des Sakroiliakalgelenks ist willkürlich. Wir können nicht wissen, ob es zu Ligamentrupturen gekommen ist (d. h. sakroiliakale Zerrung mit oder ohne Dislokation oder Subluxation) oder den Grad des ligamentären Schadens kennen, ohne eine Autopsie durchzuführen. Dislokationen mit hoher Rezidivneigung (instabiles Sakroiliakalgelenk) sind wahrscheinlich Luxationen oder Dislokationen. Eine Verlagerung von mehr als 5 mm könnte eine Subluxation sein. Wenn die Verlagerung weniger als

Tabelle 7 A Alters- und Geschlechtsverteilung von Patienten mit diagnostizierter superiorer Subluxation des Os coxae (n = 63/600) (Kidd 1988)

Alter	Frauen	Männer	Anzahl	Prozent
20–30	7	4	11	17
30–40	13	6	19	30
40–50	4	8	12	19
50–60	4	2	6	10
60–70	6	3	9	14
>70	4	2	6	10
gesamt	38	25	63	100

3 mm beträgt und möglicherweise auch auf einen Messfehler zurückgeht, sollte man mit der Diagnose vorsichtig sein.

Die Grenze von 5 mm berücksichtigt den Standardmessfehler, d. h. die Fehlermöglichkeit, die auch bei korrekt durchgeführter Messtechnik gegeben ist. Die Beobachtung der Cristae iliacae in Bauch- und Rückenlage kann der Bestätigung dienen, doch ist hier der Standardfehler größer. Der Vergleich der Beinlängen dient ebenfalls der Bestätigung der Diagnose, kann jedoch auch eine reflektorische Beckenasymmetrie in anderen Ebenen oder auch eine Lumbalskoliose zur Ursache haben. Eine sakrokokzygeale Empfindlichkeit ist in weniger als der Hälfte der Fälle vorhanden.

Wenn die Dislokation beidseits auftritt, können die Orientierungspunkte symmetrisch sein. Um dies auszuschließen, muss eine Seite versuchsweise behandelt werden. Danach werden die Orientierungspunkte erneut untersucht. Diese Prozedur sollte routinemäßig in die allgemeine körperliche Untersuchung integriert werden. In den Kursen sollten die Studenten die Behandlung an vermeintlich „normalen" Kommilitonen einüben, um eine bilaterale Dislokation auszuschließen. Bei behutsamem Krafteinsatz ist die Behandlung atraumatisch. Es besteht keine Gefahr, eine inferiore Subluxation des Os coxae zu erzeugen.

Bei einer superioren Subluxation des Os coxae kann eine Subluxation des Os pubis vorliegen oder auch nicht. Sie kann auf der gleichen oder der Gegenseite auftreten. Ihre Ätiologie ist jedoch gänzlich verschieden von der traumatischen Ätiologie der superioren Subluxation des Os coxae. Eine Subluxation des Os pubis wird durch ein Ungleichgewicht in der Abdominal- und Oberschenkelmuskulatur erzeugt.

Ein Manualtherapeut glaubte anfänglich, dass die superiore Subluxation des Os coxae ein nicht diagnostizierbarer Zustand sein, nachdem er eine Reihe von Patienten geröntgt hatte, während seine Daumen beidseits auf dem Tuber ischiadicum lagen. Es zeigte sich dann, dass ein technischer Fehler dazu führte, dass die Daumen manchmal bis zu 2 cm von der inferioren Seite des Os ilium platziert worden waren. Der Autor, der die

Durchführung der Technik beobachtete, bemerkte, dass die inferioren Seiten des Os ilium nicht durch palmare Stereognosie lokalisiert worden waren. Dieser häufige Fehler unterläuft auch noch den erfahrensten Klinikern. Stattdessen wurden die Daumen einfach in die inferiore Gluäalfalte gelegt.

Studenten sollten dazu angehalten werden, zunächst die inferiore Gluäalfalte mit den Handflächen zu palpieren, welche in kleinen kreisenden Bewegungen bewegt werden, bis die inferiore Seite des Tuber ischiadicum genau lokalisiert ist. Die Daumen können dann präzise auf eine inferiore Seite gesetzt werden. Beim Aufsetzen der Daumen muss behutsam vorgegangen werden, damit die Daumen nicht gegen die gespannte Haut andrücken. Ein vermehrtes Spiel in der Haut erzeugen Sie, indem Sie die Gluäalhaut mit den Daumen nach unten ziehen. Die zu bevorzugende Methode zur Untersuchung der Spannung des Lig. sacrotuberale hängt auch davon ab, ob die genauen Positionen der Flächen des Tuber ischiadicum beidseits bekannt sind.

Verwendung des Mobilitätstests zur Seitenbestimmung und Diagnosebestätigung bei superiorer Subluxation des Os coxae

Die Kombination von Flexionstest und dynamischen Beinlängentest in Rückenlage kann in fraglichen Fällen zusätzliche Hinweise auf die Diagnose liefern. Wenn eine Mobilitätseinschränkung im Stehen und eine ipsilaterale Hypermobilität in Rückenlage vorliegen, sind dies überzeugende Beweise für eine sakroiliakale Subluxation. Die Testung der Beinlängenveränderung in Rückenlage ist eine zuverlässige Methode zur Testung der nichtbelasteten sakroiliakalen Mobilität (siehe auch Kapitel 6, Abb. 6.23 A bis 6.25 G).

Bei der Testung der dynamischen Benlänge in nichtbelasteter Rückenlage unterliegt jede Seite der Kontrolle durch Zirkumduktionsbewegungen in der Hüfte. Diese Zirkumduktion lässt sich zur Beinverkürzung (bei Flexion, Abduktion und Außenrotation der Hüfte) oder zur Beinverlängerung einsetzen (bei Flexion, Adduktion und Innenrotation der Hüfte).

Das Ausmaß der Beinlängenveränderung auf jeder Seite wird verglichen. Bei den dynamischen Beinlängentests in Rückenlage, erlaubt ein normales Becken eine Beinlängenveränderung von 6–12 mm. Bei einer Subluxation des Sakroiliakalgelenks sind mehr als 12 mm möglich, da es unter nichtbelasteten Bedingungen hypermobiler ist. Im Gegensatz dazu führt eine Dysfunktion aufgrund einer Einschränkung (d.h. sakroiliakale oder iliosakrale Dysfunktion) zu einer Veränderung unter 6 mm bei diesen Tests. Somit kann also der dynamische Beinlängentest in Rückenlage zusätzliche Beweise für eine vorhandene Subluxation liefern, indem der Hypermobilitätsgrad auf der betroffenen Seite deutlicher herauskommt.

> **Beachte**: Vor der Messung der Beinlänge in Rückenlage ist es üblich. die Beine nach innen zu rotieren, *außer wenn die Beinlänge der Diagnose einer asymmetrischen Mobilität des Beckens dient*. Theoretisch sollten auch die Storch-Tests eine Hypermobilität auf der dislozierten Seite aufzeigen, doch wurde dies bisher noch nicht experimentell untersucht. Natürlich erwartet man auf der Seite der superioren Subluxation des Os coxae eine Beinlängenverkürzung in Rückenlage. Die Veränderung der Beinlänge in Bauchlage, vor und nach einer Behandlung, dient als Indikator des Behandlungserfolges und als ein Maß für die Schwere der Läsion.

Paradoxerweise zeigt der Flexionstest im Stehen und Sitzen zur Beckenmobilität nahezu immer eine eingeschränkte Mobilität der subluxierten Seite, auch wenn ein subluxiertes Gelenk hypermobiler ist und mehr zur Instabilität neigt. Die wahrscheinlichste Erklärung für diese paradoxe Erscheinung ist, dass das zu tragende Gewicht auf dem dislozierten Gelenk das Sakrum am Os ilium festklemmt oder einkeilt. Es gibt jedoch auch Ausnahmen, doch lassen diese sich gewöhnlich auf begleitende Dysfunktionen auf der anderen Beckenseite zurückführen (wobei es sich auch um Sekundärläsionen zur Kompensation der Dislokation handeln kann).

Manchmal schränkt die Einkeilung des belasteten hypermobilen Sakroiliakalgelenks die Mobilität nicht so weit ein, dass es zu einem Effekt auf den Flexionstest kommt. Mit anderen Worten: Die Hypermobilität kann sich im Stehen und in Rückenlage zeigen. In diesem Fall sind die Flexionstests nicht zuverlässig, um die Entscheidung zwischen einer superioren Subluxation des Os coxae auf der einen Seite und einer inferioren Subluxation des Os coxae auf der anderen Seite zu unterscheiden. Hier sollte man davon ausgehen, dass es sich bei dem nach unten verlagerten Os coxae um ein erfundenes Konstrukt handelt und das superiore Os coxae behandeln.

Testung auf superiore Subluxation oder Dislokation des Os coxae

Die Testung erfolgt in zwei Abschnitten in Bauchlage des Patienten:
- Höhentestung des Tuber ischiadicum beidseits
- Spannungsprüfung des Lig. sacrotuberale.

Höhentestung des Tuber ischiadicum beidseits (bei superiorer Subluxation)

1. Der Patient liegt auf dem Bauch. Es ist wichtig, dass er eine Position parallel zu den Rändern des Behandlungstisches einnimmt, welche sich innerhalb Ihres Blickfeldes befinden und bei der räumlichen Beurteilung hilfreich sind.
2. Sie stehen auf einer Seite. Platzieren Sie zunächst die Handflächen über die beiden Tubera ischiadica (Abb. 7.17). Die Hände nehmen Kontakt zum Patienten an der inferioren Glutäalfalte auf und zeigen nach anterior und superior, um die Tubera ischiadica zu lokalisieren. Mit kleinen kreisförmigen Bewegungen der Hände werden die inferioren Flächen der Tubera ischiadica stereognostisch mit den Handflächen und den Handballen identifiziert. Anfänger sollten Seite für Seite vorgehen.
3. Nach Lokalisation der inferioren Flächen der Tubera ischiadica suchen Sie die am weitesten inferior gelegnen Seiten der Tubera ischiadica mit den Daumen auf (Abb. 7.18). Ziehen Sie ein wenig Haut von der Glutäalregion nach unten, um etwas an Spannung beim Hineindrücken mit den Daumen aus ihr herauszunehmen.
4. Vergleichen Sie die Höhen, indem Sie von oben auf Ihre Daumen blicken. Sie müssen sich eventuell ein kleines Stück in Richtung Fußende bewegen, um Ihre Daumen auf diese Weise sehen zu können. Behalten Sie diese Daumenposition für den nächsten Untersuchungsabschnitt (Spannungsprüfung des Lig. sacrotuberale) bei. Eine superiore Verlagerung der Tubera ischiadica > 5 mm spricht für eine superiore Subluxation des Os coxae, doch ist für die Diagnose noch der Nachweis des gelockerten Lig. sacrotuberale auf derselben Seite erforderlich.

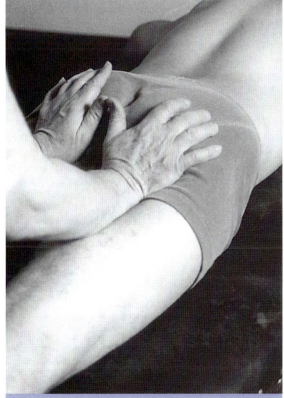

Abb. 7.17 Stereognostische Palpation der Tubera ischiadica zur Untersuchung einer superioren Subluxation des Os coxae in Bauchlage.

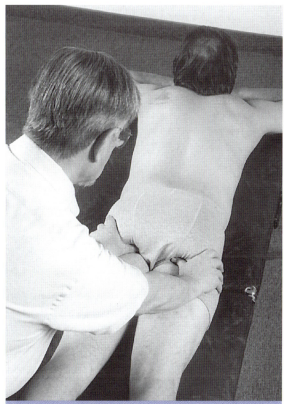

Abb. 7.18 Die Daumen sind auf den inferioren Flächen der Tubera ischiadica platziert.

Spannungsprüfung des Lig. sacrotuberale

1. In Fortsetzung von Punkt 4, Teil A, verschieben Sie die Daumen nun von den inferioren Kontaktpunkten auf den Tubera ischiadica nach medial und superior unter Beibehaltung des lateralen Daumendrucks gegen den Knochen (Abb. 7.19). Wenn das Lig. sacrotuberale auf einer Seite locker ist, kann der Daumen sich auf dieser Seite weiter bewegen, bevor er von dem Ligament gestoppt wird.

> **Beachte**: Die Spannung der Ligg. sacrotuberalia lässt sich auch prüfen, indem man behutsam und intermittierend auf das Ligament in der Mitte zwischen dem Tuber ischiadicum und der sakrokokzygealen Verbindung drückt, und dabei die Strecke vergleicht, die der Daumen auf jeder Seite zurücklegt, bis ihn das Ligament bremst. Die Entfernungsmethode ist jedoch besser reproduzierbar.

2. Vergleichen Sie die Spannung des Lig. sacrotuberale auf beiden Seiten.

> **Beachte**: Die Entstehung der Lockerung des Ligaments ist in Abb. 7.15 schematisch dargestellt.

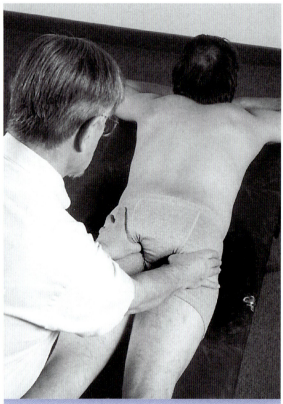

Abb. 7.19 Palpation der Spannung des Lig. sacrotuberale.

Interpretation der Befunde

- Wenn die **Tubera ischiadica auf gleicher Höhe** stehen, liegt keine Luxation oder Subluxation vor oder die Dislokation ist beidseits symmetrisch.
- Wenn ein **Tuber ischiadicum einer Seite superior** steht, liegt vermutlich eine superiore Dislokation auf dieser Seite vor. Gewöhnlich stimmt dies mit den Befunden aus dem Flexionstest im Stehen überein.
- Die **Bestätigung der Diagnose erfolgt durch die Beurteilung der Spannung des Lig. sacrotuberale**. Die Seite der verminderten Spannung muss mit der Seite des superior stehenden Tuber ischiadicum übereinstimmen. Ein im Vergleich superior stehendes Tuber ischiadicum ohne lockeres Lig. sacrotuberale könnte auf eine Beckenfraktur oder pelvine Dysgenesie zurückgehen.
- Die Bestimmung der Beinlänge in Bauchlage unter Berücksichtigung möglicher anatomischer Beinlängendifferenzen kann eine nützliche diagnostische Ergänzung sein. Die Durchführung wird auf Seite 147 beschrieben.
- Schwierig ist die Diagnosestellung bei geringen Unterschieden in den Messergebnissen. Die Frage, ob eine Differenz von 3 mm behandelt werden soll, muss klinisch entschieden werden, da dieses Maß noch innerhalb der Fehlerbreite der Technik liegt. Eine kurzfristige Behandlung mit Zug am Bein bei gleichzeitigem Husten des Patienten ist leicht und sicher und kann eine beidseitige Dislokation bestätigen oder ausschließen. Der Zug am Bein kann außerdem das Ungleichgewicht für einige Tage oder auch länger korrigieren und stabilisieren, und möglicherweise sogar lang genug, um die Ausheilung und/oder Festigung des Ligaments zu gewährleisten (6–10 Wochen). Die langfristige Behandlung der sakroiliakalen Instabilität mit einem Hackett-Gürtel (Beckengürtel) ist für den Patienten eine ziemliche Quälerei, was bei der Entscheidung berücksichtigt werden sollte.

Beinlängenbestimmung in Bauchlage

Der Patient soll gerade mit dem Bauch auf dem Behandlungstisch liegen, wobei seine Füße über das Fußende herausragen. Sie Stehen am Fußende des Behandlungstisches und legen die Fersen des Patienten in der mittleren Sagittalebene aneinander. Dazu müssen Sie am Körper hochschauen, um zu sehen, ob die Beine auch gerade zum Körper liegen und der Körper gerade zum Behandlungstisch. Vergewissern Sie sich, dass die Sprunggelenke gleich ausgerichtet sind und vergleichen Sie die Positionen der plantaren Fersenflächen, welche in Bauchlage die geeigneteren Orientierungspunkte sind im Vergleich zu den Malleoli mediales.

Diese Methode wird auch zur Bestimmung einer funktionellen Beinlängendifferenz bei sakroiliakalen Läsionen eingesetzt. Der Mechanismus der funktionellen Beinlängenverkürzung bei einer sakroiliakalen Läsion kommt dadurch zustande, dass sich die lumbalen spinalen Segmente in umgekehrter Richtung an die asymmetrische Stellung des Sakrums durch das Abkippen der Sakrumbasis anpassen. Wenn diese Anpassung eine lumbale Seitneigung nach links erforderlich macht, wird sich das linke Bein in Bauchlage verkürzen. Folgende sakroiliakale Dysfunktionen erfordern eine adaptive lumbale Seitneigung mit konsekutiver Beinverkürzung:

1. Sakrumtorsion nach vorne auf derselben Seite
2. Sakrumtorsion nach hinten auf derselben Seite
3. unilaterale Sakrumflexion auf der anderen Seite.

Im Falle einer Sakrumtorsion kann die lumbale Seitkrümmung als asymmetrische Last auf der Sakrumbasis betrachtet werden, welche das Sakrum zur Seitneigung und Rotation zwingt. Mit anderen Worten, die lumbale Krümmung ist die primäre Ursache.

Andererseits kann das unilateral flektierte Sakrum mit einer sekundären Adaptationskrümmung der LWS die primäre Läsion sein. Ob sich beim flektierten Sakrum eine funktionelle Beinlängenverkürzung entwickelt, hängt von der Fähigkeit der lumbalen Krümmung ab, sich an die abgekippte Sakrumbasis anzupassen.

Eine lumbale Adaptation ist auch bei superiorer Subluxation des Os coxae erforderlich, aber nur wenn der Patient steht. Die lumbale Adaptation an eine superiore Subluxation des Os coxae wird selten als stabile Skoliose fixiert. Deshalb spiegelt die Beinlänge in Bauchlage gewöhnlich das Ausmaß der superioren Verlagerung einer superioren Subluxation des Os coxae genau wider.

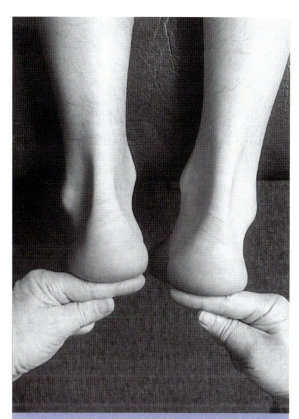

Abb. 7.20 Beinlängenbestimmung in Bauchlage
Das linke Bein ist offenbar um 1 cm kürzer. Die Beurteilung der Höhe der Cristae iliacae im Stehen kann eine anatomische Beinverkürzung von 1 cm ausschließen. In diesem Fall zeigt die Beinlänge in Bauchlage eine manipulierbare Störung des Beckens an, da die Cristae iliacae im Stehen auf gleicher Höhe sind.

Durchführung der Beinlängenbestimmung in Bauchlage

1. Der Patient liegt gerade auf dem Bauch, parallel zu den Rändern des Behandlungstisches. Die Füße und Knöchel ragen über das Ende des Tisches hinaus.
2. Führen Sie die Fersen des Patienten in der mittleren Sagittalebene zusammen.
3. Vergewissern Sie sich, dass beide Sprunggelenke im gleichen Winkel gebeugt sind.
4. Vergleichen Sie die Sohlen der Fersen durch direkten Blick von oben (Abb. 7.20).

Interpretation der Befunde

- Jede anatomische Beinlängendifferenz muss in die Beurteilung miteinfließen, bevor eine abnorme Beinlängenverkürzung festgestellt werden kann.
- Eine deutliche Beinlängenverkürzung kann auf ein superior subluxiertes Os coxae, eine sakroiliakale Dysfunktion oder auch auf ein nach posterior rotiertes Os coxae (iliosakrale Dysfunktion) zurückgehen, bei dem die Beinverkürzung wahrscheinlich in Rückenlage deutlicher hervortritt.

Behandlung einer superioren Dislokation des Os coxae

1. Der Patient liegt auf dem Bauch. Die Füße und Knöchel ragen über das Fußende des Behandlungstisches hinaus. Der Kopf kann zur Entlastung des Halses zur Seite gewendet werden.
2. Sie stehen am Fußende des Behandlungstisches.
3. Versuchen Sie nun die Gleitebene des Sakroiliakalgelenks zu finden. Dazu ist die Abduktion des Beins von 10–15° auf der zu behandelnden Seite erforderlich (Abb. 7.21).
4. Je präziser die Abduktionsposition des Beins ist, desto effektiver ist die Behandlung. Um die Präzision zu vergrößern, beginnen Sie, am distalen Bein behutsam und intermittierend zu ziehen, wobei Sie die Lumbalregion des Patienten im Auge behalten. Wenn Sie den Abduktionswinkel gefunden haben, in dem der Zug den geringsten Effekt auf die Lumbalregion hat, befinden Sie sich in der Gleitebene des Sakroiliakalgelenks.
5. Sagen Sie dem Patienten nun, wann er wie husten soll: „Ich werde bis vier zählen, und möchte, dass Sie auf 4 husten. Husten Sie mit einem Stoß sehr stark." (Demonstrieren Sie es dem Patienten.)
6. Halten Sie das Bein gleich oberhalb des Knöchels und innenrotieren Sie es so weit, dass die Hüftgelenkkapsel angespannt ist und üben Sie einen langsamen, stetigen Zug auf das Bein in der Gleitebene aus, um das Gelenkspiel aus der Hüfte und dem Knie zu beseitigen. Die aufzuwendende Kraft liegt gewöhnlich unter 1 Pfund. Wenn sich dabei die Lumbalregion bewegt, wurde zu viel Kraft aufgebracht, und Sie sollten den Zug vorsichtig zurücknehmen und dann aufrechterhalten.
7. Jetzt sagen Sie: „Fertig! Eins, zwei, drei, husten!"
8. Mit dem Husten führen Sie gleichzeitig einen raschen, plötzlichen Distraktionsruck in Zugrichtung des Beins aus. Es ist wichtig, dass Sie bis zu diesem Zeitpunkt auch den Zug in der erreichten Position ausüben. Die Geschwindigkeit ist wichtig. Kraft und Amplitude sollten *minimal* sein. Im Idealfall ist der Ruck nicht notwendig. Wenn der lokalisierte und anhaltende Zug präzise gehalten wird, sollte das Husten alleine ausreichen, um die Dislokation zu beseitigen.
9. Testen Sie erneut und wiederholen Sie die Behandlung, falls erforderlich.
10. Wenn die Symmetrie einmal erreicht und die Dislokation beseitigt wurde, müssen Sie herausfinden, ob die Beseitigung auch stabil ist und das Gewicht des Patienten tragen kann. Eine Möglichkeit dies festzustellen, besteht darin, den Patienten aufstehen und um den Behandlungstisch herumgehen zu lassen, wobei wenigstens einmal die Richtung gewechselt wird. Die Drehungen fordern die Stabilität mehr als das gerade Gehen.
11. Nach zwei oder drei Runden um den Tisch, soll sich der Patient für eine neuerliche Testung wieder auf den Bauch legen.

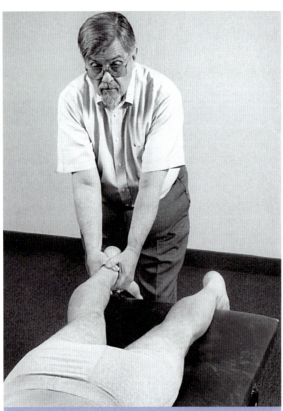

Abb. 7.21 Manuelle Reposition einer superioren Subluxation des Os coxae beim Husten
Der Beinzug wird rasch und mit niedriger Amplitude durchgeführt, nachdem er durch vorsichtigen initialen Zug eingestellt worden ist.

Signifikanz der Ergebnisse

- **Wenn die Symmetrie andauert und die Reposition auch unter Belastung stabil bleibt**, ist eine weitere Behandlung wahrscheinlich nicht erforderlich, vorausgesetzt der Patient verhält sich angemessen vorsichtig. Gewisse Aktivitäten sollten für etwa 8 Wochen unterlassen werden: Laufen, Springen, Tanzen, Staubsaugen, Kehren, Harken oder das Tragen schwerer Lasten, besonders nicht in Verbindung mit Treppensteigen. Trainingsformen mit geringem Krafteinsatz wie Spazierengehen, Hatha Yoga, Tai Chi usw. sind wahrscheinlich möglich. Wöchentlich oder zweiwöchentlich sollten Kontrolluntersuchungen erfolgen.
- **Wenn Gewichtsbelastungen zum Rezidiv der Dislokation führen**, lautet die Diagnose „instabiles Sakroiliakalgelenk". Die Handhabung dieses Problems ist komplexer als bei der stabilen Reposition einer Subluxation. Die rupturierten Ligamente werden wie ein gebrochener Knochen behandelt, nur vorsichtiger in dem Sinne, dass die Reposition präziser sein muss. Zunächst muss die Dislokation perfekt reponiert sein, und dann in der reponierten Position für 8 Wochen immobilisiert und stabilisiert werden, damit die Ligamente ausheilen können.
- In etwa zwei Drittel der Fälle ist die einmalige Reposition einer superioren Subluxation des Os coxae von Dauer. Bei Rezidiven muss der Knochen durch einen festen, elastischen und kompressiven Gürtel so lange gehalten werden, dass die Ligamente ausheilen können, was 8–12 Wochen dauern kann. Der Gürtel muss immer getragen werden, außer im Liegen. Es muss auch ein zweiter Gürtel vorhanden sein, um einen nassen nach dem Baden oder Duschen zu ersetzen. Vorzugsweise nimmt man einen Hackett-Gürtel, doch sind auch andere elastische Gürtel möglich.
- Anhänger der Prolotherapie würden sich vielleicht für eine Sklerotherapie entscheiden, wobei eine sklerosierende Substanz in die sakroiliakalen Ligamente injiziert wird, unter der Vorstellung, dass das Gelenk dadurch gestärkt wird. Wenn dies gemacht wird, muss das Gelenk allerdings zunächst reponiert und für 8 Wochen *immobilisiert* werden. Unseres Wissens sind über die Erfolge keine vergleichenden Untersuchungen gemacht worden, jedoch gehen wir davon aus, dass es da keinen Unterschied mit oder ohne Injektion gibt. Die Heilung stellt sich gewöhnlich auf natürlichem Wege ohne Sklerosierung des Gelenks ein, vorausgesetzt die richtige Gelenkposition wird lange genug eingehalten.
- Bei Patienten mit Kollagenosen, wie z. B. dem Marfan- oder Ehlers-Danlos-Syndrom, benötigt die Heilung länger. Die häufigste Ursache für ein Fehlschlagen der Behandlung ist die ungenügende Immobilisation. Weil für die Heilung von Ligamenten die Entzündung erforderlich ist, sollten Acetylsalicylsäure oder nichtsteroidale Antiphlogistika nach Möglichkeit nicht eingenommen werden. Das neuerliche Einsetzen von lokalen sakroiliakalen Beschwerden kann ein Zeichen einer Heilung sein.
- Bei der Behandlung bilateraler superiorer Subluxationen des Os coxae ist es nicht ratsam, bei jeder Untersuchung an dem Bein zu ziehen, um ein bilaterales Rezidiv auszuschließen. Dies könnte ein hypermobiles Gelenk durch weitere Ligamentschädigungen zusätzlich destabilisieren. Rezidivierende Subluxationen treten in aller Regel nur einseitig auf. Dass bilaterale superiore Subluxationen des Os coxae in den wenigen Stunden zwischen den Untersuchungen rezidivieren, ist extrem selten. Ein Stellvertreter kann in die Reposition der superioren Subluxation des Os coxae eingewiesen werden, damit während der Phase der Heilung mithilfe des Gürtels der Besuch einer anderen Praxis vermieden werden kann. Je öfter dies nötig ist, desto gefährlicher ist es für die sakroiliakalen Ligamente. Das Risiko einer weiteren Schädigung dieser Bänder durch wiederholte Repositionen, d. h. Beinzüge, sollte auf ein Minimum beschränkt bleiben.

Der Beckengürtel

Die Compliance der Patienten ist relativ gering, wenn es darum geht, einen sakroiliakalen Gürtel wie vorgeschrieben zu tragen. Folgende Hinweise können die Compliance verbessern:

- Erklären Sie dem Patienten die Art und den Mechanismus der Läsion und setzen Sie dazu auch visuelle Hilfsmittel ein.
- Überreichen Sie dem Patienten schriftliches Informationsmaterial (siehe Anhang).
- Vereinbaren Sie einen separaten Termin, zu dem der Patient einen Freund oder Verwandten mitbringt, der als Ihr Ersatz einspringen kann, um am besten zweimal täglich das oben aufgeführte diagnostische Prozedere durchzuführen, während der Patient den Gürtel trägt. Die Einweisung eines Laien dauert etwa 10 Minuten, so dass dieser dann einen zuverlässigen Befund erheben kann. Die zu Hause zu überprüfenden Orientierungspunkte sind die Tubera ischiadica, die Ligg. sacrotuberales und die Fersen zur Bestimmung der Beinlänge. Der Patient muss dazu auf dem Bauch liegen, vorzugsweise auf dem Bett.
- Ein Ersatzuntersucher ist wichtig. Wenn es zu einer Beckendislokation während des Tragens des Gurtes kommt, lernt der Patient umso besser, welche Aktivität er vermeiden muss, je früher die Dislokation erkannt wird. Die Subluxation muss reponiert und der Gürtel gestrafft werden, es müssen geeignete Maßnahmen zur Vermeidung eines weiteren Rezidivs getroffen werden, und *die 8-Wochen-Frist beginnt von neuem.*
- Dem Patienten müssen zwei Gürtel in passender Größe zur Verfügung gestellt werden.

- Es ist ein geeigneter Hautschutz erforderlich. Nach dem Baden und während des Wechsels zwischen dem nassen und dem neuen Gürtel sollte die Haut gründlich mit Alkohol oder mit Wasser und Seife gereinigt werden. Vor dem Anlegen des trockenen Gürtels muss die Haut trocken sein. Es kann eine Lotion auf Lanolin- oder Aloebasis aufgetragen werden. An den am stärksten gereizten Stellen können zusätzliche Polster erforderlich werden, gewöhnlich im Gebiet der SIAS.

Um die schwächenden Folgen einer längeren Inaktivität infolge der Immobilisierung zu verhindern, eignet sich ein elastischer sakroiliakaler Gürtel. Ein solcher Gürtel muss sehr tief um das Becken gelegt werden und bedeckt das Gebiet unterhalb der SIAS und oberhalb des Trochanter major des Femurs. Er sollte auch am Gesäß tief sitzen. Selbst wenn er so tief getragen wird, neigt der Gürtel noch dazu, im Sitzen hochzurutschen. In diesem Fall sollte er noch tiefer am Gesäß platziert werden. Er muss so fest sitzen, wie es gerade eben noch auszuhalten ist. Bei ausgeprägter Instabilität können mehrere elastische Gürtel angelegt werden, um die elastische Kompression des Beckens zu erhöhen und zu verhindern, dass das Gelenk disloziert. Zwanzig bis dreißig Minuten nach dem Anlegen des Gürtels lässt seine Spannkraft merklich nach, da die Gewebeflüssigkeit weggedrückt wird, so dass der Gürtel nachgezogen werden muss (Abb. 7.22).

Es müssen nun auch Verhaltensregeln vermittelt werden, um vertikale Scherkräfte zu vermeiden. Dies betrifft Springen, Tanzen, Stufen herabspringen, das Heben oder Tragen von Gewichten sowie Drehbewegungen wie beim Kehren oder Staubsaugen. Oft dauert es zwei Wochen bis die Lebensgewohnheiten angepasst sind und der Patient gelernt hat, welche Aktivitäten erlaubt sind und welche vermieden werden sollten.

Der Gürtel muss stets an seinem Platz sein, wenn der Patient auf den Beinen ist – beim Sitzen, Stehen oder Gehen. Nur beim flachen Liegen kann er gelockert oder abgelegt werden. Auch während des Badens oder Duschens muss er getragen werden. Ein zweiter trockener Gürtel muss zur Verfügung stehen, um den nassen auswechseln zu können. Der Wechsel des Gürtels muss im Liegen erfolgen.

Leider ist das Tragen des Gürtels kein absoluter Schutz gegen eine rezidivierende Dislokation. Wenn es während der Heilungsphase zur Dislokation kommt, verlängert sich nach der Reposition des Gelenks die Zeitspanne, in der der Gürtel getragen werden muss, wiederum auf 8 Wochen. Dies muss dem Patienten bereits im Voraus erklärt werden.

Der Gürtel ist mäßig bis extrem unbequem, was vom Grad der elastischen Kompression abhängt. Niemand will den Gürtel länger tragen als absolut notwendig. Wenn eine Dislokation auftritt, sollte sie so früh wie möglich entdeckt werden, um somit besser feststellen zu können, wodurch diese verursacht wurde, und dies beim nächsten Mal eher vermeiden zu können. Der Patient muss die Möglichkeit haben, dass die Orientierungspunkte wenigstens einmal täglich geprüft werden, am besten aber öfters. Dies in der Arztpraxis zu erledigen, ist sehr aufwändig und teuer.

Der Patient muss sehr stark motiviert werden, um einen sakroiliakalen Gürtel zu tragen. Ohne Motivation ist seine Compliance höchst zweifelhaft. Die Bedeutung dieser Prozedur muss dem Patienten detailliert dargelegt werden, und dazu muss der Kliniker selbst von der Notwendigkeit überzeugt sein. Eine Asymmetrie der Tubera ischiadica von 5–6 mm kann zu wenig sein, um sich der Diagnose absolut sicher sein zu können. Aber auch wenn die Diagnose sicher ist – wie sicher kann man sich sein, dass ein bestimmtes Symptom oder ein Zustand auch dadurch ausgelöst wird? Im Allgemeinen ist es ein Fehler, wenn man verspricht, dass ein bestimmtes Symptom durch das Tragen des Gürtels verschwindet. Vorhersagen sind da zwangsläufig vage. Niemand kann genau sagen, wie der Körper des Patienten auf die veränderte Sakrumposition reagieren wird, besonders wenn es sich um eine bereits langwährende Dislokation handelt. Sie und der Patient müssen daran glauben, dass die gerade Ausrichtung der Sakrumbasis wahrscheinlich in einer gewissen Weise zu einer Verbesserung der Lebensqualität führen wird.

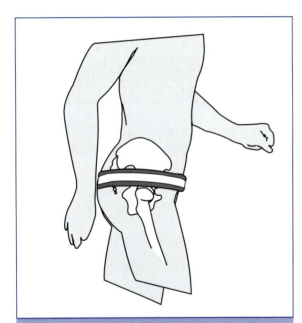

Abb. 7.22 Platzierung des sakroiliakalen Gürtels
Der Gürtel muss zwingend unter der Kleidung auf der Haut getragen werden. Der Hacket-Gürtel ist ein elastischer Gürtel zur Stabilisierung eines dislozierten Beckens und dient damit der Ausheilung der Ligamente. Die Ausheilung dauert 2–3 Monate. Damit der Gürtel nicht nach oben gleitet, muss er tief am Becken getragen werden, und zwar zwischen der SIAS und dem Trochanter major des Femurs. Da er direkt der Haut aufsitzt, muss er auch für den Toilettengang nicht entfernt werden. Der rückwärtige Teil des Gürtels sollte tief genug über das Gesäß verlaufen, damit er im Sitzen nicht hochrutschen kann.

Beachte: Im Anhang finden Sie ein Merkblatt für Patienten, das Informationen zum Tragen eines sakroiliakalen Gürtels beinhaltet. Sie können den Text gerne kopieren und in Ihrer Praxis verwenden.

Üben, üben, üben! Bei der Anwendung der Maßnahmen zum Syndrom der superioren Subluxation des Os coxae sollten verschiedene verwandte Tests zusammengefasst werden. Wenigstens zwei Methoden zur Untersuchung der bilateralen Beckenmobilität sollten angewandt werden, d. h. der Flexionstest im Stehen und/oder der Storch-Test und/oder die Beinlängenverkürzung und -verlängerung. Wenn Sie andere Tests zur Beckenmobilität beherrschen, wie z. B. den Rocking-Test, können Sie diese anwenden, um zu sehen, ob Sie damit die gleichen Ergebnisse über die Seite der Bewegungseinschränkung erzielen. Untersuchen Sie die Tubera ischiadica, die Ligg. sacrotuberales und die Beinlänge in Bauchlage im Hinblick auf eine superiore Subluxation des Os coxae. Üben Sie seine Reposition an „normalen" Becken. Vielleicht entdecken Sie dabei ja unerwarteterweise eine bilaterale Form.

Das Rautenbecken

Testung des Inflares und Outflares
(siehe Kapitel 4, S. 78 ff.)

Die Flare-Subluxationen, von Fryette (1914) als „dished in" oder „dished out" bezeichnet, sind relativ selten. Aus anatomischer Sicht sind sie nur bei einer bestimmten topologischen Konfiguration des Sakroiliakalgelenks möglich: Eine konvexe, vorgewölbte Facies auricularis des Sakrums artikuliert mit einer konkaven Gelenkfläche des Os ilium, was eine gewisse Beweglichkeit in der Transversalebene ermöglicht. Eine solche Gelenkkonfiguration ist ungewöhnlich. Die anderen Sakroiliakalgelenke verfügen nur über winzigste Bewegungsfreiheiten in der Transversalebene. Auch wenn es sich um Subluxationen handelt, werden Flare-Läsionen nach den Rotationen des Os coxae behandelt, welche den Flares ähneln. Im Idealfall werden Subluxationen vor allen anderen Beckenläsionen behandelt werden. Solange die Rotationen des Os coxae nicht behandelt sind, ist die mediale oder laterale Verlagerung der SIAS kein geeigneter Indikator für ein Flare des Os ilium.

Während das Os coxae auf der konvexen sakralen aurikulären Oberfläche in der Transversalebene gleitet, kommt es zu einer anterioren oder posterioren Verlagerung des Os pubis auf dieser Seite gegenüber dem Os pubis der Gegenseite. **Eine laterale Os-coxae-Rotation verlagert das Os pubis nach anterior, eine mediale nach posterior.** Diese a.-p. Scherung der Symphysis pubis ist Bestandteil der medial/lateralen Os-coxae-Rotation. Allerdings ist diese Verlagerung sehr klein und palpatorisch kaum zu entdecken. Dennoch sollte bei Behandlung eines Inflares eine Hand zur Überwachung auf die SIAS des gegenüberliegenden Os coxae platziert werden, wenn die Einstellungspositionierung des betroffenen Os coxae die pathologische Barriere erreicht hat. Diese Einstellungsbewegung wird wahrscheinlich eher über die Symphysis pubis als über das Sakrum übertragen.

Vermutlich kann dieselbe Überwachung bei der Behandlung eines Outflares erfolgen. Wir bevorzugen es, einen Finger zur Überwachung in den ipsilateralen Sulcus sacralis zu legen, was etwas weniger unangenehm ist.

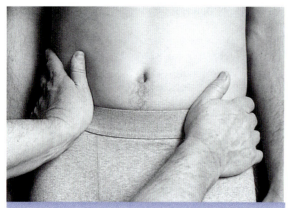

Abb. 7.23 Stereognostische Lokalisation der SIAS in Rückenlage.

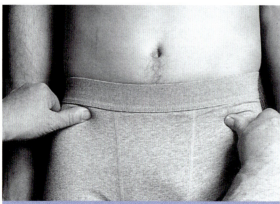

Abb. 7.24 Inferiore Schrägen der SIAS
Zusätzliche Anmerkungen finden sich bei Abb. 8.40 A.

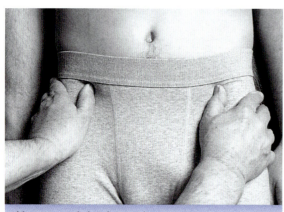

Abb. 7.25 Mediale Schrägen der SIAS.

Testung des SIAS-Flares

1. Der Patient liegt auf dem Rücken mit freiliegendem Bauchnabel und Unterbauch. Die gerade Ausrichtung des Patienten auf dem Behandlungstisch ist wichtig.
2. Lokalisieren Sie zunächst mit Ihrer Handfläche stereognostisch die SIAS (Abb. 7.23).
3. Palpieren Sie dann mit den Daumen die medialen Schrägen der SIAS gleich neben den inferioren Schrägen (Abb. 7.24 und 7.25).
4. Ihr Blick sollte direkt über der Mittellinie stehen, wenn Sie nun den Abstand SIAS – Nabel (oder anderer Orientierungspunkte in der Mittellinie) auf beiden Seiten vergleichen.

Beachte: Gewöhnlich ist der Nabel ein zuverlässiger Orientierungspunkt in der Mittellinie. Allerdings kann er durch Narben oder Deformierungen auch aus seiner Mittelposition verlagert werden. Der Processus xiphoideus ist aber ebenfalls ein geeigneter Bezugspunkt in der Mittellinie.

Ergebnisse der Testung

- **Wenn die Entfernungen zwischen SIAS und Nabel gleich sind**, liegt keine Flare-Läsion vor.
- Wenn eine Entfernung zwischen SIAS und Nabel größer als die andere ist, kann dies für einen Outflare auf der einen Seite oder einen Inflare auf der anderen sprechen. Die Seite kann meist durch den Flexionstest im Stehen bestimmt werden. Wie bei der Subluxation des Os pubis hat die Behandlung der falschen Seite keinen positiven oder negativen Effekt.

Wenn z. B. der Flexionstest im Stehen eine rechtsseitige Läsion anzeigt und Sie finden nun einen größeren Abstand zwischen SIAS und Nabel auf der rechten Seite, handelt es sich wahrscheinlich um ein rechtsseitiges Outflare und nicht um ein linksseitiges Inflare.

Untersuchung und Behandlung von Subluxationen und Dislokationen des Beckens

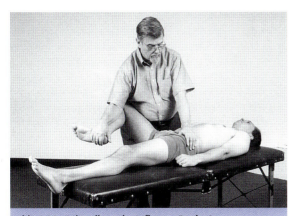

Abb. 7.26 Behandlung des Inflares – Punkt 4
Überwachen Sie die linke Beckenhälfte zur Einstellung. Achten Sie auf die Haltung des Ellbogens am Knie des Patienten.

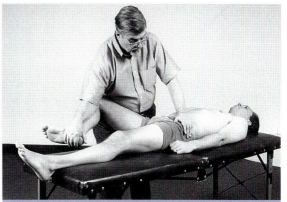

Abb. 7.27 Behandlung des Inflares – Punkt 5
Während des Ausstreckens des Beins wird die Abduktion und Außenrotation aufrechterhalten.

Behandlung der Flare-Läsionen

Behandlung der Inflare-Läsion

1. Der Patient liegt auf dem Rücken.
2. Sie stehen auf der Seite der Läsion.
3. Legen Sie eine Hand zur Überwachung und Unterstützung auf die SIAS der Gegenseite. Die Überwachung dient der Registrierung von Bewegungen des kontralateralen Os coxae, die anzeigt, wenn die Einstellung zur Behandlung die Barriere der Läsion überschritten hat. Wenn Sie diese Bewegung feststellen, müssen Sie wieder ein Stück zurückgehen, um erneut die betroffenen Gelenke einzustellen – Sakroiliakalgelenk und Symphysis pubis.
4. Ihre andere Hand fasst den Knöchel des Patienten auf der zu behandelnden Seite. Die Hüfte wird auf dieser Seite gebeugt, danach abduziert und dann außenrotiert, bis man mit der anderen Hand an der kontralateralen SIAS die Grenze fühlt (Abb. 7.26).
5. Abb. 7.27 zeigt die Ausrichtung des Unterarms auf dem Bein des Patienten, so dass der Ellbogen auf der medialen Seite des Knies zu liegen kommt. Diese Position ist wichtig, um der folgenden isometrischen Femuradduktion einen Widerstand entgegensetzen zu können.
6. In dieser Position fordern Sie den Patienten zur Hüftadduktion auf, während Sie mit dem Ellbogen am Knie einen Widerstand entgegensetzen. Die Adduktion kann mit oder ohne Innenrotation des Femurs erfolgen. Bei zusätzlicher Innenrotation müssen Sie mit der Hand der Lateralbewegung des Knöchels entgegenwirken.
7. Wenn sich der Patient wieder entspannt, gehen Sie an die durch die Kontraktion entstandene neue Barriere. Abduktion und Außenrotation in der Hüfte lassen sich etwas weiterführen. Lassen Sie den Patienten nun die isometrische Kontraktion wiederholen.

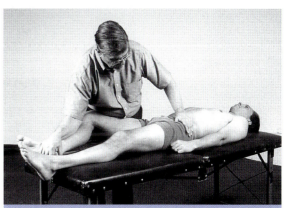

Abb. 7.28 Behandlung des Inflares – Punkt 9
Der Fuß wird zu seiner Ruheposition neben dem anderen Fuß geführt.

8. Normalerweise sind drei Wiederholungen der Punkte 6 und 7 für die Korrektur erforderlich. Manchmal tritt die ganze Korrektur erst ein, nachdem das Bein völlig ausgestreckt wurde.
9. Zum Abschluss dieser Maßnahme halten Sie die Abduktion und Außenrotation der Hüfte aufrecht, während Sie das Bein ausstrecken (Abb. 7.28). Bringen Sie das Bein schließlich in die Neutralstellung zurück.
10. Wiederholen Sie die Testung und ggf. auch die Behandlung.

Beachte: Gelegentlich kann eine Anteriorrotation des Os coxae wie ein Outflare aussehen und eine Posteriorrotation wie ein Inflare. Man könnte erwarten, dass die unangemessene Behandlung eines rotierten Os coxae, das eine vermeintliche Flare-Läsion ist, das Os coxae in die falsche Richtung bewegen würde. Überraschenderweise führt jedoch eine solche unangemessene Behandlung regelmäßig zur Korrektur eines rotierten Os coxae, was wahrscheinlich auf indirekte Positional-Release-Effekte zurückgeht.

Behandlung einer Outflare-Läsion

1. Der Patient liegt auf dem Rücken.
2. Sie stehen auf der Seite der Läsion.
3. Führen Sie eine Hand in supinierter Unterarmstellung unter das Gesäß des Patienten, bis Ihre Fingerkuppen im Sulcus sacralis Ihrer Seite liegen. (Dies ermöglicht sowohl die Palpation der Einstellung als auch die Durchführung einer leichten lateralen Traktion an der SIPS in Ihre Richtung.)
4. Ihre andere Hand fasst den Knöchel des Patienten auf der zu behandelnden Seite und hält die mediale plantare Seite des Fußes (Abb. 7.29).
5. Die Hüfte wird auf dieser Seite gebeugt, danach adduziert und dann innenrotiert, bis man mit den Fingern im Sulcus sacralis die Barriere fühlt (Abb. 7.30).
6. Abb. 7.31 zeigt die Position der Schulter am Knie des Patienten. Sie kann so der isometrischen Femurabduktion einen Widerstand entgegensetzen.
7. In dieser Stellung fordern Sie den Patienten zur Hüftabduktion gegen Ihre Schulter auf, während Sie den Fuß unter Beibehaltung der Innenrotation des Femur stabilisieren und mit der Schulter einen unnachgiebigen Widerstand setzen. Die Abduktion kann mit oder ohne Außenrotation des Femurs erfolgen. Mit zusätzlicher Außenrotation müssen Sie mit der Hand der Medialbewegung des Knöchels entgegenwirken.
8. Wenn sich der Patient wieder entspannt, gehen Sie an die durch die Kontraktion entstandene neue Barriere. Adduktion und Innenrotation in der Hüfte lassen sich etwas weiterführen. Noch wichtiger ist aber, dass das betroffene Os coxae wieder an seinen Platz am Sakrum gleitet. Dann lassen Sie den Patienten die isometrische Kontraktion wiederholen.
9. Normalerweise sind drei Wiederholungen der Punkte 7 und 8 zur Korrektur erforderlich.
10. Zum Abschluss halten Sie die Adduktion und Innenrotation der Hüfte aufrecht, während Sie das Bein ausstrecken (Abb. 7.32).
11. Wiederholen Sie die Testung und ggf. auch die Behandlung. Im Gegensatz zum Vorgehen bei der pubischen Subluxation toleriert die Behandlung der Flares

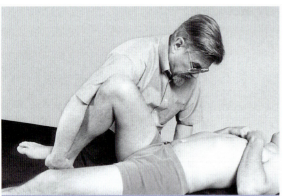

Abb. 7.29 Behandlung des Outflares rechts
Die überwachende Hand des Therapeuten befindet sich unter dem Patienten und palpiert im Sulcus sacralis die Lokalisation. Die Adduktion wird durch die Schulter des Behandlers aufrechterhalten.

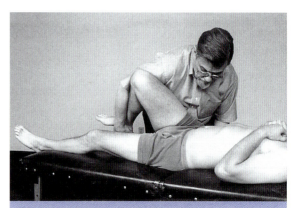

Abb. 7.30 Behandlung des Outflares rechts
Während des Ausstreckens des Beins wird die Adduktion und Innenrotation aufrechterhalten.

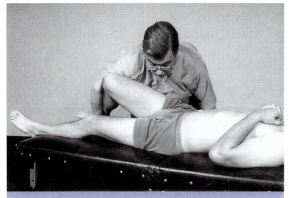

Abb. 7.31 Die Schulter drückt das Knie nach medial, während die Hand den Fuß nach lateral zieht.

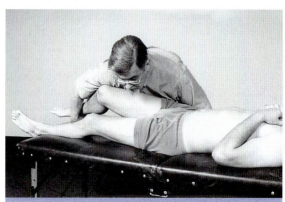

Abb. 7.32 Während die Adduktion und Innenrotation beibehalten wird, führt der Behandler den Fuß an seinen Ruheplatz neben den anderen Fuß.

keine Ungenauigkeiten. Somit bedeutet auch ein ausbleibender Behandlungserfolg nicht automatisch, dass der Flexionstest Sie die falsche (normale) Seite behandeln ließ.

Zusammenfassung der Beckensubluxationen

Der Student sollte unbedingt die Diagnostik und Behandlung der pubischen Subluxation und der superioren Subluxation des Os coxae beherrschen, weil diese manipulierbaren Störungen ungeachtet aller Spezialfälle im klinischen Alltag sehr häufig sind.

Die häufigste Form ist die pubische Subluxation, die zu Beginn der Manualtherapie des Beckens behandelt werden sollte, damit die Orientierungspunkte des Beckens auch zuverlässige Indikatoren einer spezifischen Dysfunktion des Beckens sein können. Sogar die Tubera ischiadica werden zu zuverlässigeren Indikatoren der superioren Subluxation des Os coxae.

Der Grund für die starke Auswirkung einer pubischen Subluxation auf die Zuverlässigkeit der Orientierungspunkte besteht darin, dass die Verlagerung des Os pubis auf einer Seite wegen der Fehlausrichtung der normalen sakralen Bewegungsachsen zu unphysiologischen Bewegungen im ipsilateralen Sakroiliakalgelenk führt.

Eine superiore Subluxation des Os coxae stört in ähnlicher Weise die physiologische Achse des Sakroiliakalgelenks. Ihre Häufigkeit ist in der asymptomatischen Normalbevölkerung beinahe so hoch, wie bei Patienten mit Rückenschmerzen (10–20%) (siehe auch Kapitel 4).

Untersuchung und Behandlung von Beckengelenksdysfunktionen

In Kapitel 2 und 3 wurden die normalen physiologischen Bewegungen des Sakrums gegenüber den Ossa ilia und der Wirbelsäule beschrieben sowie die Bewegungen der Ossa coxae gegenüber dem Sakrum und gegeneinander. Zu sakroiliakalen und iliosakralen Dysfunktionen kommt es, wenn sich entweder das Sakrum oder die Ossa coxae an irgendeinem Punkt ihres physiologischen Bewegungsbereiches nicht weiter bewegen und dadurch die normale Bewegung oder Funktion des Gelenks einschränken. Ziel dieses Kapitels ist es, aufzuzeigen, wie spezifische Dysfunktionen des Beckens, welche die zuvor beschriebenen normalen Bewegungen des Beckens einschränken, identifiziert und behandelt werden können. Außerdem werden noch die kokzygealen Dysfunktionen besprochen.

In Kapitel 4 wurden die sakroiliakalen und iliosakralen Dysfunktionen folgendermaßen klassifiziert:
- **Sakroiliakale Dysfunktionen** – aufgrund von spinalen Kräften von oberhalb, welche die ligamentär-artikuläre Mobilität des Sakrums verändern:
  - Unilateral flektiertes Sakrum (unterteilt in links oder rechts nach der Seite der Dysfunktion – oder auch bilateral)
  - Torquiertes Sakrum (unterteilt in links oder rechts torquiert um die linke oder rechte Schrägachse)
- **Iliosakrale Dysfunktionen** – aufgrund von abnormalen Bewegungen der Beine, welche die ossär-artikuläre Mobilität eines Os ilium verändern:
  - Anteriorrotation (unterteilt in links oder rechts nach der Seite der Dysfunktion)
  - Posteriorrotation (unterteilt in links oder rechts nach der Seite der Dysfunktion)
- **Eingeschränkte sakroiliakale Atembeweglichkeit** – aufgrund eines Beckenödems oder einer Kompression des Sakroiliakalgelenks:
  - Sakroiliakale Atmungseinschränkung (unterteilt in links oder rechts nach der Seite der Dysfunktion – oder auch bilateral).

Die stichhaltige Interpretation asymmetrischer Orientierungspunkte erfordert einen strukturierten Untersuchungs- und Behandlungsablauf. Die Asymmetrie von Orientierungspunkten kann durch Subluxation, sakroiliakale Dysfunktion oder iliosakrale Dysfunktion erzeugt werden. Orientierungspunkte können außerdem durch Adaptation „verlagert" sein und dann mit verschiedenen Dysfunktionen, die ähnliche Verlagerungen der Orientierungspunkte erzeugen, verwechselt werden. Um die Möglichkeit einer Fehldiagnose oder einer unnötigen Behandlung der Adaptationsfolgen möglichst gering zu halten, sollten Untersuchung und Behandlung einem rationalen Schema folgen (siehe Tabelle 8A). Zu viele oder unnötige Behandlungen belasten den Patienten und verschwenden nur die Zeit des Arztes.

Die sakroiliakale Dysfunktion

Das Sakrum bewegt sich adaptiv als Reaktion auf die durch die Bewegungen der Wirbelsäule entstehenden Kräfte und auf sich verändernde Kräfte innerhalb des Beckens. Zu den Adaptationsbewegungen des Sakrums gehören die Nutation und Gegennutation, die unilaterale Flexion und die Kopplung von Seitneigung und Rotation, also die Torsion. **Nach dem Mitchell-Modell erfordern diese Variationen der sakroiliakalen Bewegung multiple Achsen – wenigstens zwei Transversal- und zwei Schrägachsen – und die nötigen knöchernen Beziehungen, damit diese Achsen auch genutzt werden können.** Ziel der Behandlung ist die Wiederherstellung der für den vollen artikulären Bewegungsbereich des Beckengelenks erforderlichen Bedingungen.

Man unterschiedet drei Formen der sakroiliakalen Dysfunktion: das unilateral flektierte Sakrum (gelegentlich auch bilateral), das torquierte Sakrum (entweder nach vorne oder nach hinten um eine Schrägachse) und die Atmungseinschränkung des Sakrums. Sowohl die Sakrumtorsionsdysfunktionen als auch das einseitig flektierte Sakrum kommen häufig vor und sind klinischer Alltag. Das Verhältnis der Torsions- zur Flexionshäufigkeit beträgt etwa 3:2.

Torsionsdysfunktionen des Sakrums

Unter normalen Umständen erzeugt eine balancierte spinale Seitneigung normalerweise eine Sakrumtorsion, wie etwa beim Gehen. Gelegentlich kann das Sakrum aber torquiert sein, d. h. es bleibt in einer Torsionsposition stecken. Am häufigsten ist die Torsionsdysfunktion nach links über die linke Schrägachse (für eine detaillierte Beschreibung der sakroiliakalen Dysfunktionsmechanik siehe auch Kapitel 4). Die hohe Inzidenz der linken Vorwärtstorsion des Sakrums über die linke Schrägachse legt den Gedanken an eine allgegenwärtige Ätiologie nahe. Kombiniert man das normale Kompensationsmuster (Common compensatory pattern, CCP) nach Zink (Mitchell jr. 1984) und das Phänomen der Verspannungsneigung bestimmter Muskeln (Janda 1983), so bietet sich ein möglicher ätiologischer Erklärungsansatz für die Torsionsdysfunktion des Sakrums nach links über links. Die normalerweise während der Standbeinphase des Gangzyklus beteiligten und zur Verspannung neigenden Muskelgruppen (rechte Hüftaußenrotatoren und linke Mm. latissimus dorsi und quadratus lumborum) können bei einer Störung ihrer normalen gekreuzten reflektorischen Beziehung für die häufigen Torsionsläsionen des Sakrums ohne vorheriges entsprechendes Sturztrauma verantwortlich sein. Bei einer Vorwärtstorsion des Sakrums schafft eine Rückbeuge der Wirbelsäule (oder sogar eine normale Lordosekrümmung in der LWS) zusammen mit dem oben erwähnten gekreuzten Reflexmustern die Voraussetzungen, welche zur Bevorzugung der Vorwärtstorsion führen. Bei einer Rückwärtstorsion des Sakrums (z. B. links torquiert über die rechte Schrägachse) kommt es zur Verspannung der linken Außenrotatoren der Hüfte mit ipsilateraler Verspannung der M. latissimus dorsi und M. quadratus lumborum, wahrscheinlich bei einer Vorbeugehaltung des Patienten.

Flexionsdysfunktionen des Sakrums

Eine gewisse unilaterale Sakrumflexion kann physiologisch sein, ist aber wahrscheinlich eine abnorme Sakrumbewegung aufgrund der Seitneigung einer dysfunktionellen Wirbelsäule. So lange wie sich sakrale Adaptationen an spinale Bewegungen spontan zurückbilden, sind die Bewegungen physiologisch. Typischerweise entsteht das unilateral flektierte Sakrum durch eine traumatische Kraft, die das Sakrum beidseits stark beugt. In der Folge eines solchen Traumas kann nur eine Seite des Sakrums frei extendieren, während die andere Seite eingekeilt bleibt.

Das unilateral flektierte Sakrum ist wesentlich häufiger als das beidseitige, und findet sich – zumindest in der nördlichen Hemisphäre – in den meisten Fällen in der linken Körperhälfte. Zu den diagnostischen Parametern des einseitig flektierten Sakrum links gehören:

Tabelle 8A Empfohlener Behandlungsablauf bei Dysfunktionen des Beckens

Dieser Ablauf ermöglicht zu unterscheiden, ob eine Asymmetrie der Orientierungspunkte des Beckens Folge einer Adaptation ist oder aufgrund einer Subluxation oder Dysfunktion zu Stande gekommen ist.
1. Behandlung von nichtneutralen Dysfunktionen der BWS/LWS. *Begründung*: Das Sakrum passt sich an die Kräfte an, die bei Bewegung der Wirbelsäule auf es einwirken. So verursacht z. B. die balancierte oder unbalancierte Seitneigung der LWS das Abkippen des Sakrums zur Seite. Wenn eine nichtneutrale Dysfunktion der LWS eine adaptive lumbale Krümmung erzeugt, kann die Auswirkung dieser Krümmung auf das Sakrum als sakroiliakale Dysfunktion fehlinterpretiert werden.
2. Behandlung einer Subluxation von Os pubis oder Os coxae. *Begründung*: Wenn irgendwo im Becken eine Subluxation oder Dislokation vorliegt, sind die Achsen, um welche die normalen physiologischen Bewegungen ablaufen, zerstört. Deshalb muss man sich zunächst um die Subluxationen kümmern, bevor eine sorgfältige Evaluation der sakroiliakalen und iliosakralen Dysfunktionen vorgenommen werden kann. Manchmal können sakroiliakale und iliosakrale Dysfunktionen nicht erfolgreich behandelt werden, solange die entsprechenden physiologischen Achsen nicht wieder hergestellt wurden.
3. Behandlung einer sakroiliakalen Dysfunktion und einer Atmungseinschränkung. *Begründung*: Die knöchernen Bestandteile des Beckens beeinflussen einander, so dass bei einer Dysfunktion des einen die anderen beiden zur Adaptation gezwungen sind. Die Ligamente sind die Verbindungen, welche die Einflüsse von einem Knochen auf den anderen übertragen. Torsionsdysfunktionen des Sakrums verursachen gewöhnlich große adaptive Verschiebungen an den Orientierungspunkten des Os coxae, welche dann als iliosakrale Dysfunktion fehlgedeutet werden können. Aus diesem Grunde führt das Einhalten der richtigen Behandlungsreihenfolge zu den besten Ergebnissen.
4. Behandlung einer iliosakralen Dysfunktion; erneute Prüfung der sakralen ALIs und der sakroiliakalen Atembewegung *Begründung*: Nach der Behandlung der iliosakralen Dysfunktion empfiehlt sich die neuerliche Prüfung der ALIs und der sakralen Atembewegungen, um sicherzustellen, dass sich hinter der iliosakralen Dysfunktion keine sakroiliakale Dysfunktion versteckt hält. Wenn ein Os coxae gegenüber dem anderen rotiert oder sich verlagert, muss das Sakrum seine Position ändern, um die Spannungen der sakroiliakalen und sakrotuberalen Ligamente auszugleichen. Das sakrokokzygeale Gebiet ist über die beiden Ligg. sacrotuberalia sehr fest mit dem Os ischii verbunden. Diese Ligamente sind sehr unelastisch und die Spannung zwischen beiden bleibt meist gleich, außer bei einer vertikalen Scherung (superiore Subluxation des Os coxae).
Beachte: In Kapitel 6 haben wir gezeigt, wie man die Seite bei einer Beckendysfunktion bestimmt. Dieses Verfahren kann auch nach den detaillierteren Untersuchungen aus diesem Kapitel angewendet werden, um die Ergebnisse dieser spezifischeren Tests zu bestätigen oder zu sichern. Dies kann zu jedem Zeitpunkt des hier aufgeführten Ablaufs geschehen.

- Verlagerung des linken ALI nach inferior und etwas posterior
- Vertiefung des linken Sulcus sacralis
- Verkürzung des rechten Beins in Bauchlage
- positiver Flexionstest im Sitzen links
- leichte oder gar keine Besserung der sakralen Asymmetrie bei Testung in der Sphinx-Position.

Wie bereits in Kapitel 3 beschrieben, ist die paradoxe Sakrumbewegung mit der Hyperflexion oder -extension der Wirbelsäule verknüpft: Das Sakrum kehrt die Richtung der Transversalachsenrotation um, während die Wirbelsäulenflexion sich dem Ende nähert. Bei extremer Lordose und plötzlicher Zunahme des Gewichts auf dem Lumbosakralgelenk kann die Sakrumnutation so ausgeprägt sein, dass eine spontane Wiedererlangung der anterioren Nutation gar nicht möglich ist. Diese Einschränkung der sakroiliakalen Funktion wird, recht willkürlich, als sakroiliakale somatische Dysfunktion eingestuft, auch wenn sie in mancher Hinsicht eher als Subluxation erscheint, vorausgesetzt das Sakrum überschreitet den physiologischen Bewegungsbereich in dem Bogen der iliakalen auriculären Fläche. Diese Dysfunktion wird als **bilaterale sakrale Flexion** bezeichnet. Wenn das Sakrum symmetrisch flektiert ist, wird die Diagnosestellung schwieriger als bei asymmetrischer Sakrumflexion. Die Diagnose einer symmetrischen bilateralen Sakrumflexion ist bei geringem SIPS-Abstand und übermäßiger Lumballordose zweifelhaft. Sie kann aber durch die Behandlung einer Seite und neuerliche Untersuchung der Orientierungspunkte vor Behandlung der anderen Seite gesichert werden. Bei einer asymmetrischen bilateralen Flexionsdysfunktion des Sakrums würden natürlich beide Seiten behandelt werden; zunächst die stärker betroffene Seite, was zur Entdeckung der weniger betroffenen führt. Eine beidseitige Flexionsdysfunktion des Sakrums ist sehr selten, was wahrscheinlich daran liegt, dass die beiden sakroiliakalen Gelenkflächen keine parallelen Ebenen darstellen. Meistens führt die Behandlung einer Seite zur Wiederherstellung der Symmetrie der Sakrumposition und seiner Funktion.

Respiratorische Sakrumdysfunktion. Die Atembewegungen des Sakrums sind ebenfalls Nutationsbewegungen. Manche Kliniker halten die superiore Transversalachse für die respiratorische Achse der sakralen Schaukelbewegung zwischen den Ossa coxae. Eine radiologische Untersuchung konnte jedoch zeigen, dass es die **mittlere Transversalachse** ist (Mitchell jr. und Pruzzo 1979). Sie verläuft durch den inferioren Aspekt der L-förmigen auriculären Fläche des Sakrums auf Höhe des Segments S2 und ist die **normale respiratorische Achse des Beckens**. Bei tiefer Atmung verändert sich durch die Schaukelbewegungen des Sakrums der pelvisakrale Winkel zwischen Ein- und Ausatmung um durchschnittlich 1,8°. Das Schaukeln des Sakrums um die Achse wird durch die respiratorische Bewegung der LWS erzeugt.

Wegen der Lokalisation der Achse müssen die langen und kurzen Arme des Sakroiliakalgelenks eine gewisse translatorische a.-p. Scherung zulassen. Wenn dieses Gelenkspiel eingeschränkt ist, muss das Sakrum das ganze Os coxae während der Atembewegung mitführen, was die Atemarbeit erheblich vergrößert. Gelegentlich macht sich eine Atmungseinschränkung des Sakroiliakalgelenks auch beim Flexionstest im Stehen und Sitzen bemerkbar. Hier setzt dann die asymmetrische Bewegung der Tubercula glutaealea oder SIPS früher als üblich bei der Vorbeuge ein.

Evaluation der sakroiliakalen Dysfunktion

Eine sakroiliakale Dysfunktion lässt sich über die ALIs, die Sulkustiefe, die Beinlänge in Bauchlage, die Flexionstests und über die Testung in Sphinx- und Hyper-Sphinx-Position untersuchen. Allerdings **liefern allein die ALIs häufig bereits genügend Informationen, um die Entscheidung zwischen einer Torsions- und einer Flexionsdysfunktion zu treffen**. Bei der Torsion, die mehr eine *Rotation* des Sakrums ist, wird der ALI hauptsächlich nach posterior und nur leicht nach inferior verlagert (d. h. 1 cm nach posterior und 0,3 cm nach inferior). Bei der Flexion, die mehr eine *Seitneigung* des Sakrums ist, wird der ALI hauptsächlich nach inferior und nur leicht nach posterior verlagert (d. h. 0,3 cm nach posterior und 1,5 cm nach inferior). Wenn der Vergleich der Posterior- und Inferiorpositionen nicht eindeutig ist, werden andere Orientierungspunkte und Tests herangezogen (Sulkus, Beinlänge, Flexionstest). Denken Sie daran, dass **der tiefere Sulkus und der prominente ALI beim einseitig flektierten Sakrum auf derselben Seite sind, beim torquierten Sakrum auf entgegengesetzten Seiten**. Bei der sakralen Flexionsdysfunktion ist der Flexionstest im Sitzen auf der Seite der Läsion positiv, bei der Torsionsdysfunktion ist der Flexionstest auf der zur beteiligten Schrägachse gegenüberliegenden Seite positiv, d. h. linke Schrägachse, positiver Flexionstest rechts.

Die Indikatorfunktion der Beinlänge kommt bei der sakroiliakalen Dysfunktion durch die Seitneigungsadaptation der LWS zu Stande. Das verkürzte Bein befindet sich auf der Seite der verkürzten Seitneigungsmuskulatur der Wirbelsäule. Die Beinlänge kann bei der Differenzierung zwischen Torsions- und Flexionsdysfunktion hilfreich sein. Die Linkstorsion um irgendeine Achse verkürzt das linke Bein, wohingegen die Linksflexion anscheinend das linke Bein verlängert (eigentlich wird das rechte Bein verkürzt), eine normale Funktion des Lumbosakralgelenks vorausgesetzt. ***Deshalb sollte bei der Linksflexion ein (neutraler) linksrotierter L5 anzutreffen sein und bei Linkstorsion ein rechtsrotierter L5***. Denken Sie daran, dass L5 im Verhältnis zur Sakrumbasis rotiert, nicht die Cristae iliacae. Er muss nur soweit rotieren, dass er die Sakrumrotation kompensieren kann. Deshalb kann sein Querfortsatz auch im Verhältnis zu den Cristae iliacae symmetrisch erscheinen, auch wenn er auf dem Sakrum rotiert ist.

Ohne die ALIs des Sakrums ist keine sakroiliakale Diagnose möglich. Wenn sie symmetrisch sind, liegt weder ein Torsionsdysfunktion noch eine einseitige Flexionsdysfunktion des Sakrums vor. Allerdings schließt eine Symmetrie andere sakroiliakale Dysfunktionen nicht gänzlich aus. Symmetrische ALI-Positionen finden sich beim beidseitig flektierten Sakrum oder bei der sakroiliakalen Atmungseinschränkung.

Testung der sakroiliakalen Dysfunktion

Testung der ALI-Positionen in Bauchlage und Sphinx-Position

1. Der Patient liegt auf dem Bauch. Zur Entlastung des Halses kann der Kopf zur Seite gewendet werden.
2. Stellen Sie sich so an die Seite des Behandlungstisches, dass Ihr dominantes Auge näher an den Füßen des Patienten ist.
3. Suchen Sie die posterioren Seiten der ALIs auf, indem Sie der Crista mediana des Sakrums bis zu ihrer Bifurkation am Hiatus sacralis folgen (Abb. 8.2). Bewegen Sie dann Ihre palpierenden Daumen hinter die Cornua (Abb. 8.3). Sie können auch durch palmare Stereognosie mit Ihrer dominanten Hand den am weitesten posterior gelegenen Abschnitt des Sakrums (S5) palpieren

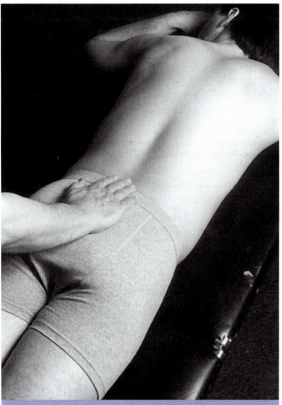

Abb. 8.1 Aufsuchen der ALIs durch palmare Stereognosie
Die ALIs befinden sich auf Höhe des am weitesten posterior gelegenen Sakrumteils. Mit den Handflächen kann diese posteriore Prominenz rasch aufgefunden werden.

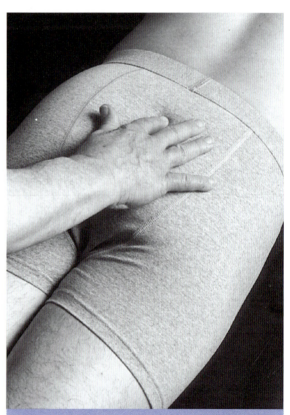

Abb. 8.2 Aufsuchen des Hiatus sacralis durch Palpation der Crista mediana des Sakrums
Die Crista mediana besteht aus der Aufreihung teilweise miteinander verschmolzener Dornfortsätze. Mit leichten Seitbewegungen der Fingerkuppen erfühlen Sie den Kamm. Wenn an beiden Seiten des Fingers Knochen gefühlt wird, hat man den Hiatus sacralis erreicht, der seitlich von den Cornua begrenzt wird.

und gleich lateral dazu mit den Daumen die Cornua aufsuchen (Abb. 8.1). Die Cornua bilden den superioren und lateralen Rand des Hiatus sacralis, der Vertiefung gleich zwischen den Cornua. Sie sind der zweigeteilte Dornfortsatz von S5. Die ALIs sind die Analoga der Querfortsätze von S5 (Abb. 8.4).

4. Beugen Sie Ihren Körper nach vorne, um das dominante Auge über der Mittellinie des Patienten zu haben. Um den Blick über Ihre Daumennägel auszurichten, senken Sie den Kopf zu einem mehr horizontalen Blickwinkel (Abb. 8.5).
5. Vergleichen Sie die beiden ALIs, welche sich auf dem Niveau der Koronarebene befinden sollten. Jede a.-p. Asymmetrie ist signifikant. Eine a.-p. Asymmetrie von über 5 mm ist nicht ungewöhnlich. Lassen Sie Ihre Daumen wenigstens 10 Sekunden lang auf dieser Stelle und achten Sie auf eine langsam oszillatorische Asymmetrie von vergleichbarer Größe.

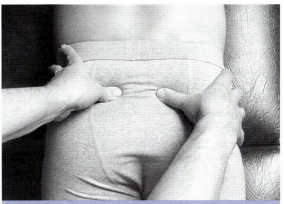

Abb. 8.4 Daumen auf den posterioren Seiten der ALIs
Die Cornua befinden sich medial der Daumen. Üben Sie einen leichten Druck aus, um die Härte des Sakrums zu prüfen und sicherzustellen, dass die Daumen nicht seitlich vom Sakrum abgerutscht sind.

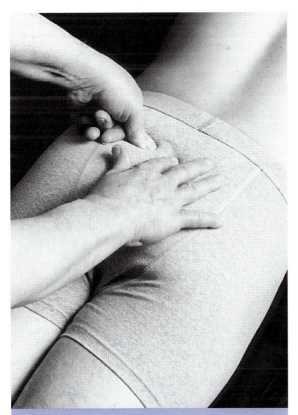

Abb. 8.3 Aufsuchen der posterioren Seiten des ALI gleich lateral des Hiatus sacralis
Der Finger befindet sich im Hiatus auf Höhe von S 5. Auch wenn sich der Hiatus etwas höher, z. B. auf Höhe von S4 öffnet, ist das versehentliche Palpieren der Alae sacrales von S4 kein ernster Fehler. Die Sakrumrotation wird auch so erkannt. Die ALIs befinden sich lateral der beiden Cornua, welche unterschiedlich groß sein können.

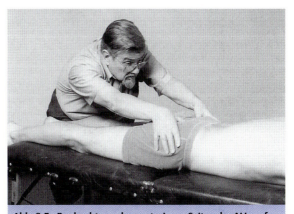

Abb. 8.5 Beobachtung der posterioren Seiten der ALIs auf a.-p.-Symmetrie in Bauchlage
Je horizontaler der Blickwinkel, desto besser lassen sich Rotationspositionen des Sakrums entdecken.

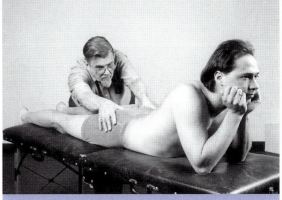

Abb. 8.6 Beobachtung der posterioren Seiten der ALIs auf a.-p.-Symmetrie in der Sphinx-Position
Der Humerus des Patienten sollte im Hinblick auf den Extensionseffekt nahezu vertikal unter der Schulter stehen.

6. Heben Sie Ihren Kopf und gleiten Sie mit Ihren Daumen nach unten, fort vom inferioren Rand des Sakrums. Manchmal können Sie dabei etwas Haut über den Rand des Sakrums mitnehmen. Achten Sie darauf, mit den Daumen nicht auf das Os coccygis zu geraten. Die inferioren Ränder des Sakrums befinden sich gleich inferior der posterioren Seite der ALIs (Abb. 8.8).
7. Die Daumen sind jetzt mit kranialwärts gerichteten Kuppen auf den entsprechenden Positionen links und rechts am inferioren Rand des Sakrums. Bringen Sie Ihre Augen direkt über die Daumen und achten Sie auf eine superior-inferiore Asymmetrie der ALIs. Eine inferior-superiore Asymmetrie von über 5 mm ist nicht ungewöhnlich. Die Asymmetrie kann 20 mm betragen. Halten Sie Ihre Daumen wegen möglicher Sakrumoszillationen wieder für wenigstens 10 Sekunden lang auf dieser Stelle (Abb. 8.9).
8. Nach Beobachtung der ALI-Positionen in Bauchlage fordern Sie den Patienten auf: *„Heben Sie Ihre Schultern nun vom Behandlungstisch hoch und stützen Sie Ihr Kinn in die Hände."* Die Ellbogen sollten gleich unter den Schultern stehen. Der Humerus steht möglichst senkrecht (Abb. 8.6).
9. Beobachten Sie die ALIs (wie in Punkt 1–7 beschrieben). Auch wenn sich keine Veränderung der ALI-Positionen zeigt, ist es so oder so erforderlich, dass der Patient den Rücken weiter extendiert, was in Hyper-Sphinx-Position erfolgt. Beim nach hinten torquierten Sakrum bleibt die Asymmetrie bestehen, beim nach vorne torquierten verschwindet sie (Abb. 8.7).

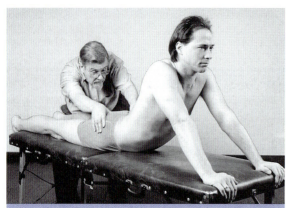

Abb. 8.7 Beobachtung der posterioren Seiten der ALIs auf a.-p. Symmetrie in der Hyper-Sphinx-Position
Bei sehr beweglichen Patienten wird in dieser Position die maximale Extension erreicht.

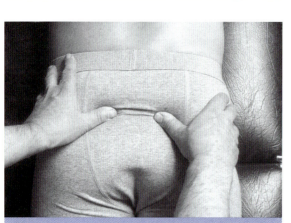

Abb. 8.8 Daumen auf den inferioren Seiten der ALIs
Die inferioren Flächen der ALI werden nach Untersuchung der posterioren kontaktiert, um eine Verwechslung mit den kokzygealen Querfortsätzen zu vermeiden. Gleiten Sie von den posterioren Seiten mit den Daumen nach inferior auf das Sakrum.

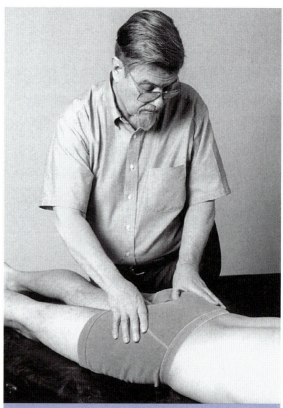

Abb. 8.9 Beobachtung der inferioren Seiten der ALIs auf superior-inferiore Symmetrie in Bauchlage
Der vertikale Blickwinkel macht eine Seitneigungsposition des Sakrums leicht erkennbar.

Testung der Tiefe des Sulcus sacralis

1. Der Patient liegt auf dem Rücken. Zur Entlastung des Halses kann der Kopf zur Seite gewendet werden.
2. Suchen Sie durch zirkuläre Stereognosie die Tubercula glutaealea auf (Abb. 8.11) und platzieren Sie die Daumenkuppe auf deren posteriorer Seite mit Ausrichtung nach medial (Abb. 8.12).
3. Knicken Sie die Daumenkuppen nach medial zu den Cristae iliacae und nach anterior in Richtung Sakrum ab, wobei diese den Kontakt zu den Cristae iliacae beibehalten (Abb. 8.13 und 8.14). Üben Sie mit den Daumenspitzen einen gleichmäßigen Druck nach anterior aus. Zu große Daumenbewegungen können sich irreführend auswirken.
4. Die Größe des Daumenkuppenkontakts auf der Crista iliaca entspricht der *palpablen* Sulkustiefe. Versuchen

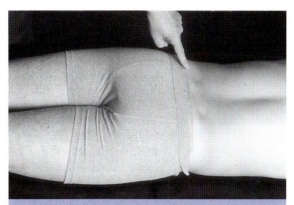

Abb. 8.10 Das Michaelis-Grübchen befindet sich dort, wo die Haut fester mit der Crista iliaca am Tuberculum glutaeale verbunden ist. Dort treffen auch die Fascia lumbodorsalis und die Fascia glutaealis aufeinander. Oft ist dieser Orientierungspunkte gut sichtbar.

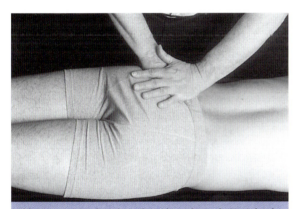

Abb. 8.11 Aufsuchen des Tuberculum glutaeale (PIP) durch zirkuläre Stereognosie
Wenn das Grübchen nicht gut sichtbar ist, kann die PIP auch palpatorisch aufgesucht werden. Dazu werden die Fingerkuppen mit der anderen Hand passiv in kleinen Kreisen bewegt. Die PIP ist der am weitesten vorstehende harte Punkt nahe dem Grübchen.

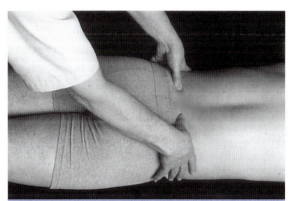

Abb. 8.12 Die Daumenkuppen werden flach auf die Tubercula glutaealea aufgesetzt
Jede PIP ist ein Kontaktpunkt zum Vergleich der Sulkustiefen (Höhe S 1).

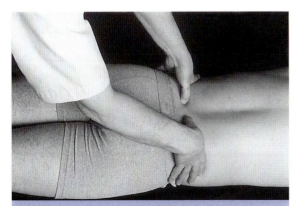

Abb. 8.13 Abschätzung der Sulkustiefe – Seitenansicht
Die Daumenkuppen bleiben mit den Cristae iliacae in Kontakt, während die Daumenspitzen nach medial und anterior bewegt werden.

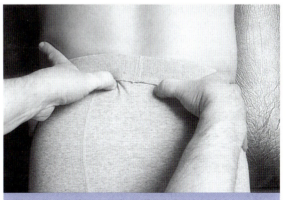

Abb. 8.14 Abschätzung der Sulkustiefe – Ansicht von posterior
Die Daumen können in dieser Region auf Fibrolipome treffen, die nicht mit Knochen verwechselt werden dürfen. Drücken Sie sie zur Seite, wenn sie beweglich sind, oder umgehen Sie diese. Wenn die Anteriorbewegung der Daumen durch das Gewebe gestoppt wird, sind es immer noch über 2,5 cm bis zur Sakrumbasis. Um die Position der Sakrumbasis mit den PIP vergleichen zu können, muss man von einer gleich großen Komprimierbarkeit der Weichteile ausgehen.

Sie nicht, dies visuell zu bestätigen. Jeder Sulkus wird von einem unabhängigen Punkt der Crista iliaca aus gemessen.

> **Beachte**: Die häufig anzutreffenden Fibrolipome oder andere Weichteilphänomene in der postsakralen Faszie stellen mitunter eine sehr große Herausforderung für die Diagnostik dar. Zum Glück kann die Position der Sakrumbasis auch von anderen, zuverlässigeren Untersuchungsergebnissen unter Verwendung des Mitchell-Modells abgeleitet werden.
> Da es weniger überlagerndes Gewebe gibt und sie oberflächlicher liegen, erfolgt die Abschätzung der relativen ALI-Positionen eher visuell als palpatorisch. Die ALI-Positionen sind sichtbar und werden zur Koronarebene in Relation gesetzt. Sie sind dort, wo sie gleich unter der Haut liegen, durch entsprechende Platzierung der Daumen leicht sichtbar zu machen. Die posterioren und inferioren Seiten der ALIs (Alae sacrales von S2) werden mit den Hauptebenen des Körpers verglichen.
> Die zuverlässigste Methode zur Einschätzung des Bewegungsbereiches ist, wie bereits in Band 2 beschrieben, die Untersuchung der statischen Position der Orientierungspunkte vor Beginn der Bewegung und nach Beendigung der Bewegung. Die Beobachtung der statischen sakralen Orientierungspunkte vor und nach einer Behandlung folgt denselben Kriterien zur Intra- oder Inter-Rater-Reliabilität.

Interpretation der Ergebnisse der Testung der ALI-Position und der Sulkustiefe

- **Wenn die ALIs symmetrisch sind und auch für 10 Sekunden bleiben, liegt keine Torsions- oder unilaterale Flexionsdysfunktion des Sakrums vor.** Respiratorische oder bilaterale Flexionsdysfunktionen sind gleichwohl immer noch möglich. Die Untersuchung der respiratorischen Dysfunktion folgt der Behandlung der iliosakralen Dysfunktion. Eine beidseitige Sakrumflexion wird Seite für Seite behandelt. Die Behandlung einer Seite kann eine solche nach neuerlicher Untersuchung bestätigen oder ausschließen.
- **Wenn das Sakrum oszilliert, spricht dies für eine Dysfunktion in den kranialen Mechanismen, gewöhnlich in der hinteren Schädelgrube oder mit Beteiligung des Os temporale.** Ein vollständiger Oszillationszyklus dauert etwa 10 Sekunden. Jedwede sichtbare Bewegungsasymmetrie ist signifikant. Die Bewegungen können mit 5–10 mm deutlich größer als erwartet sein. Sie ereignen sich normalerweise in der Transversalebene, manchmal aber auch in der Frontalebene. Die weitere Untersuchung des Beckens sollte bis zur Behebung der kranialen Dysfunktion aufgeschoben werden. Das Fehlen einer Oszillation schließt eine kraniale Dysfunktion nicht aus.
- **Es können Kombinationen der Dysfunktionen vorkommen.** Allerdings gilt die Regel, dass immer nur eine Dysfunktion gefunden und diagnostiziert wird, auch wenn mehrere vorliegen. Die Diagnose weiterer Dysfunktionen schließt sich an die Nachuntersuchung nach Behandlung der ersten an. Häufig vergehen mehrere Sekunden, bis die latenten Zeichen einer zweiten Dysfunktion nach Behandlung der ersten auftauchen.
- **Eine stabile, nichtoszillierende Asymmetrie der ALIs zeigt eine Sakrumtorsion oder eine unilaterale Sakrumflexion an.** Wenn die Asymmetrie überwiegend inferior ist, handelt es sich wahrscheinlich um eine unilaterale Sakrumflexion auf der Seite des inferioren ALI. Wenn die posteriore und inferiore Asymmetrie in etwa gleich sind, sind weitere Tests oder Orientierungspunkte zur Bestätigung der Diagnose erforderlich. **Zur Bestätigung der Diagnose eines links unilateral flektierten Sakrums ist eine funktionelle Beinverkürzung rechts in Bauchlage zu fordern. Der Flexionstest im Sitzen sollte links positiv oder der Sulkus links tiefer sein. Wenn eines dieser Kriterien erfüllt ist, bestätigt dies die auf der ALI-Position basierende Diagnose.**
- **Wenn die Asymmetrie überwiegend posterior ist, handelt es sich wahrscheinlich um eine Sakrumtorsion in Richtung der Seite der posterioren ALIs.** Wenn die Diagnose Sakrumtorsion gestellt wurde, muss der Sphinx-Test durchgeführt werden, um zu bestimmen, ob es sich um eine Vorwärts- oder Rückwärtstorsion handelt. Bei der **Rückwärtstorsion** (nach links um die rechte Schrägachse oder nach rechts um die linke Schrägachse) ist die Asymmetrie in der Sphinx-Position am größten. Bei der **Vorwärtstorsion** (nach links um die linke Schrägachse oder nach rechts um die rechte Schrägachse) kommt es zur Symmetrie in der Hyper-Sphinx-Position. Das **unilateral flektierte Sakrum** verändert seine Position gewöhnlich in der Sphinx-Position nur wenig, kann sich jedoch in der Hyper-Sphinx-Position gerade machen, indem wahrscheinlich die normale Seite nach unten geführt wird, wo sie die abnormale Seite trifft.
  Die Diagnose der Vorwärtstorsion (nach links über links) wird durch eine funktionelle Beinverkürzung links in Bauchlage bestätigt. Der Flexionstest im Sitzen sollte rechts positiv oder der Sulcus sacralis rechts tiefer sein. In der Hyper-Sphinx-Position stehen die ALIs gleich.
  Die Diagnose der Rückwärtstorsion (nach links über rechts) wird durch eine funktionelle Beinverkürzung links in Bauchlage bestätigt. Der Flexionstest im Sitzen sollte links positiv oder der Sulcus sacralis rechts tiefer sein (d. h. er ist eigentlich flacher auf der linken Seite). In der Hyper-Sphinx-Position stehen die ALIs stärker asymmetrisch.
- **Wenn der Sulcus sacralis auf einer Seite tiefer und der sakrale ALI derselben Seite mehr inferior und posterior steht als auf der Gegenseite, liegt auf die-**

ser Seite ein unilateral flektiertes Sakrum vor, auch wenn die inferiore Verlagerung der ALIs so groß ist wie die posteriore oder etwas geringer. Allerdings kann man wegen ihrer Zweideutigkeit auf die Messung der Sulkustiefe nicht so vertrauen, wie auf eine offensichtliche Ungleichheit der inferioren gegenüber der posterioren ALI-Verlagerung.

- **Wenn der Sulkus auf einer Seite vertieft und der ALI auf der Gegenseite prominent ist, liegt eine Sakrumtorsion in Richtung des prominenten ALI vor.** Die Achse muss durch den Sphinx-Test bestimmt werden. Ein tiefer Sulkus auf der einen Seite lässt sich nicht von einem flachen Sulkus auf der Gegenseite unterscheiden, genau so, wie auch ein posteriorer ALI auf der einen Seite aussieht wie ein anteriorer ALI auf der Gegenseite.
- **Wenn die Sulkustiefe zu subtil ist, um eine klare Aussage zu ermöglichen, sind andere Tests zur Bestätigung der Diagnose erforderlich (Beinlängen- oder Flexionstest in Bauchlage oder andere Tests zur sakroiliakalen Mobilität).**

Der lumbale Federtest

Dieses Verfahren wurde von Mitchell sen. zur Differenzierung zwischen einer Vorwärts- und Rückwärtstorsion des Sakrums eingesetzt. Die Vorwärtstorsion erhöht etwas die normale Lumballordose. Deshalb widersteht die Wirbelsäule keinem Druck gegen den Rücken nach anterior, der die Lordose in Bauchlage erhöht. Die Rückwärtstorsion streckt etwas die Lumballordose und führt dazu, dass die Wirbelsäule gegenüber dem Druck nach anterior sehr rigide ist. Selbst erfahrene Kliniker wussten nicht, wie sich die normale Rigidität der LWS anfühlte. So wurde dieser Test von den meisten Klinikern auch nicht weiter angewendet und durch den Sphinx-Test ersetzt.

Durchführung des lumbalen Federtests

1. Der Patient liegt auf dem Bauch.
2. Sie stehen auf einer Seite.
3. Platzieren Sie Ihren Handballen über die Dornfortsätze der LWS.
4. Drücken Sie mehrmals direkt nach unten, mit festen und raschen Bewegungen.
5. Beachten Sie die Reaktion: Ist der Widerstand federnd oder unnachgiebig?

Beispiel: Bei der Testung der Sulkustiefe und der ALI-Positionen wird eine Torsion nach links entdeckt, d. h. die Vorderseite des Sakrums ist nach links gedreht. Wenn das die einzige Information ist, die Ihnen zur Verfügung steht, kann es sich noch um eine Vorwärtstorsion links über links oder um eine Rückwärtstorsion links über rechts handeln. Wenn Sie jedoch jetzt den lumbalen Federtest durchgeführt haben und dieser negativ ausgefallen ist (d. h. die LWS ist federnd, was eine Lordose anzeigt), können Sie daraus folgern, dass es sich um eine Vorwärtstorsion nach links über die linke Schrägachse handelt.

Die lumbale Komponente der sakroiliakalen Dysfunktion und der Sphinx-Test

Jede lumbale Drehskoliose, bei der es sich um kein Adaptationsmuster auf eine sakroiliakale Dysfunktion handelt, sollte nach Möglichkeit korrigiert werden, bevor das sakroiliakale Problem angegangen wird. Dazu gehören naturgemäß sämtliche segmentalen Flexions- oder Extensionseinschränkungen, weil es sich dabei nicht um spontan reversible Adaptationsvorgänge handelt. Wenn nicht in dieser Reihenfolge behandelt wird, kommt es gelegentlich zu Muskelspasmen im unteren Rücken, die manchmal auch ausgeprägt auftreten können.

Die normale lumbale Adaptation an eine sakroiliakale Läsion ist die neutrale (Gruppen-)Drehskoliose mit leichter Rotation in Richtung des tieferen Sulcus sacralis. Die Konvexität der Skoliose weist zur selben Seite (mit anderen Worten: die Lateralflexion ist entgegengesetzt der Rotation).

Beachten Sie, dass zur lumbalen Adaptation an eine sakroiliakale Läsion auch die moderate Flexions- oder Extensionsveränderung der Lumballordose gehört. Ein ein- oder beidseitig flektiertes Sakrum erhöht die Lumballordose, was auch bei der sog. Vorwärtstorsion des Sakrums geschieht. Die Rückwärtstorsion des Sakrums vermindert die Lumballordose und versteift die Wirbelsäule im lumbalen Federtest, der ursprünglich von Mitchell Sr. als Möglichkeit zur Identifizierung einer Rückwärtstorsion erdacht worden war. Jedoch erzeugen diese lumbalen Adaptationen keine *segmentalen* Einschränkungen in Flexion oder Extension. Alle spinalen Adaptationen finden innerhalb des „neutralen" Bereichs der Wirbelsäulenbewegung statt (d. h. mit so geringer Flexion oder Extension, dass keine Zwischenwirbelgelenke als Drehpunkt beteiligt werden).

Diese Zu- und Abnahme der Lumballordose spielt sich innerhalb des neutralen Bereichs der lumbalen Positionen ab und ist deshalb nicht von Fryettes zweitem Gesetz der physiologischen Wirbelsäulenbewegung betroffen, welches sich auf die hyperflektierten und hyperextendierten Positionen einzelner Segmente bezieht. Die Veränderungen erzeugen nicht direkt eine nichtneutrale segmentale Dysfunktion. Die Veränderungen erhöhen die Vulnerabilität der Wirbelsäule gegenüber Traumata, die eine segmentale Einschränkung (Dysfunktion) hervorrufen können.

Die sakroiliakale Läsion und ihre assoziierte lumbale Adaptationskomponente werden am besten als ein einheitlicher Mechanismus betrachtet, der aus einem Komplex von Bewegungseinschränkungen besteht. Deshalb sind diagnostische Positionsänderungen bei Vorwärtstorsion oder flektiertem Sakrum am deutlichsten, wenn die Vorbeuge in der LWS versucht wird. Ganz ähnlich betont die Rückbeuge der LWS die diagnostische Positionsveränderung bei Rückwärtstorsion. Da bietet sich zur Differenzierung zwischen Vorwärts- und Rückwärtstorsion der Sphinx-Test als Alternative zum lumbalen Federtest an, dessen Zuverlässigkeit sehr von der Subjektivität beeinflusst wird und hier auch nur aus historischen Gründen und der Vollständigkeit halber aufgeführt wird. Die Rumpfbeuge nach vorne begradigt die Rückwärtstorsion.

Bei der Torsion nach links über die rechte Schrägachse wird die linke Sakrumbasis durch das lumbosakrale Gewicht posterior gehalten und die rechte Sakrumbasis wird am superioren Pol der rechten Schrägachse stabilisiert. Wird das Gewicht wie bei der Sphinx-Position weiter nach posterior verlagert, bewegt sich die linke Sakrumbasis weiter nach posterior und erhöht die Rotationsasymmetrie der ALIs.

L5 ist bereits auf dem Sakrum vorgebeugt und auch gegenüber dem Sakrum rotiert und seitgeneigt. Bei der Torsionsläsion des Sakrums nach vorne oder hinten kann man sich das Lumbosakralgelenk fest zusammengedrückt vorstellen. Unter diesen Umständen folgt das Sakrum jeder Positionsänderung von L5.

Der Mechanismus des Sphinx-Tests wird im Allgemeinen falsch verstanden. Grund dafür ist die dogmatische Behauptung, dass sich das Sakrum und L5 *immer* in entgegengesetzte Richtungen bewegen. Um diese Behauptung zu unterstützen, wird der negative Effekt der Sphinx-Position auf das rückwärts torquierte Sakrum (links torquiert über die rechte Schrägachse) mit der zusätzlichen Vorwärtsverlagerung der anterioren Sakrumbasis erklärt.

Obwohl in sich nicht logisch, fand diese Vorstellung weite Verbreitung. Eine solche Verlagerung der anterioren Seite der Basis ossis sacri bei einer Torsion links über links, würde eine Überlagerung der Linkstorsion über die linke Schrägachse, während die rechte Schrägachse immer noch genutzt und stabilisiert wird, erforderlich machen, was natürlich unmöglich ist. Eine gleichzeitige Bewegung um beide schrägen Achsen ist in diesem Universum schlechterdings unmöglich.

Wenngleich ein solches Experiment bis heute noch nicht durchgeführt wurde, so sollte es doch technisch möglich sein zu bestimmen, welche Seite der Sakrumbasis sich beim Sphinx-Test mehr bewegt. Die körperlichen Untersuchungsmethoden, die gegenwärtig verwendet werden, können Veränderungen der statischen Positionen von Orientierungspunkten (ALIs oder Sulci) zwischen der flachen Bauchlage und der extendierten Sphinx-Position zuverlässig anzeigen. Denen gegenüber, die glauben, eine Bewegung der Sakrumbasis spüren zu können, sollte betont werden, dass die palpatorische Bestimmung einer Knochenbewegung, während sie stattfindet, aufgrund der variablen Weichteilbewegungen, welche die Illusion einer Knochenbewegung erzeugen können, mit enormen Fehlermöglichkeiten behaftet ist. Bei der mangelnden Einigkeit über den Mechanismus des Sphinx-Tests geht es nicht um die statischen Positionen der Orientierungspunkte, sondern darum, wie sie dorthin gelangen. Jede Erklärung, die nicht Mitchells theoretisches Modell der schrägen Achsen berücksichtigt, sollte entweder mit Vorsicht genossen oder zu einem alternativen Modell mit überprüfbaren Hypothesen weiterentwickelt werden.

Ein fehlerhaftes Konzept kann diese unlogische Vorstellung einer Bewegung der rechten Sakrumbasis trotz der rechten schrägen Achse stützen. Die Annahme, dass die Rotationsposition des dysfunktionalen Sakrum von *intrinsischen* sakroiliakalen Faktoren unterhalten wird, ist falsch! Das Sakrum wird von lumbalen Kräften rotiert gehalten. Im Becken können sich die Sakrumteile, die nicht Teil der schrägen Momentandrehachse sind, frei um die schräge Achse bewegen.

Behandlung des unilateral flektierten Sakrums in Bauchlage

Um ein unilateral flektiertes Sakrum zu behandeln, muss der Patient auf dem Bauch liegen. Sie stehen an der betroffenen Seite. Palpieren Sie mit dem kopfwärtigen Zeigefinger den Sulcus sacralis der betroffenen Seite, während die kaudale Hand das Bein des Patienten auf der betroffenen Seite abduziert und adduziert, um die lockere Position das Sakroiliakalgelenks zu finden. Wenn das geglückt ist, wird das Bein in diesem Winkel auf den Behandlungstisch zurück gelegt (meist in etwa 15° Abduktion). Der palpierende Finger kann, wenn der superiore oder inferiore Abschnitt des Sakroiliakalgelenks verriegelt ist, dies fühlen. Um sich davon zu überzeugen, führen Sie das Bein in extremere Abduktion und Adduktion, und fühlen Sie das Öffnen und Schließen des Gelenks ober- und unterhalb Ihres Fingers. Sie müssen dann nur noch die optimale Position zwischen diesen Extremen finden. In dieser Position verursacht dann der Wechsel zwischen Traktion und Schub des abduzierten Beins nach kranial, dass das Os ilium neben dem Sakrum maximal hoch- und heruntergleitet.

Weisen Sie den Patienten an, sein Bein innenrotiert zu halten, indem er seinen Zeh nach innen richtet. Diese Innenrotationsposition wird während des ganzen Ablaufes beibehalten. Die Rotation des Beins weitet den posterioren Rand des Sakroiliakalgelenks und bietet der Sakrumbasis die Gelegenheit zur Rückwärtsbewegung, wodurch die SIPS sich voneinander entfernen.

Der Zeigefinger palpiert weiterhin den Sulcus sacralis, während die andere Hand mit 1–2 kg Kraft einen ventral gerichteten federnden Druck auf den ALI der Läsionsseite ausübt, wobei der Winkel des Drucks leicht variiert wird, bis Ihnen die Palpation des Sulcus anzeigt, welche Richtung mit der größten Bewegungsfreiheit des Sakrums verbunden ist.

Auf den ALI wird ein anhaltender Druck von etwa 10 kg ausgeübt, und zwar in einem Winkel, der die größtmögliche Bewegungsfreiheit des Sakrums darstellt. Der Druck wird während der Stufenatmung bis zur vollständigen Einatmung des Patienten aufrechterhalten. Die Atembewegung des Sakrums wird erfühlt, während sich der ALI nach anterior und die Sakrumbasis nach posterior bewegt. Halten Sie das Sakrum durch gleich bleibenden ventralen Druck auf den ALI so, während der Patient ausatmet. Vor dem nächsten Atemzug, prüfen Sie, ob der Druck immer noch in der freiesten Ebene des Sakroiliakalgelenks erfolgt, indem Sie den Winkel des anterioren Drucks leicht verändern. Wiederholen Sie die Atemsequenz dreimal, wobei Sie die Sakrumextension (Kontranutation) jedes Mal erhöhen und den anterioren Druck auf den ALI auch während der Ausatmung ausüben. Überprüfen Sie erneut die inferioren Ränder der ALIs in Bauchlage, um den Behandlungserfolg abzuschätzen.

Manchmal widersetzt sich ein einseitig flektiertes Sakrum der Behandlung. Gewöhnlich kann dies auf eine ungenaue Einstellung der Loose-packed-Position oder nicht korrekte Richtung des Drucks zurückgeführt werden. Meistens vergibt die Läsion eine nachlässige Durchführung der Technik und korrigiert sich dennoch irgendwie. Wenn Sie aber so präzise wie möglich vorgegangen sind und die Läsion dennoch bestehen bleibt, ist eine andere Behandlungsstrategie erforderlich. Eine wirkungsvolle Alternative bedient sich isometrischer Kontraktionen des M. piriformis auf der Läsionsseite, um das Sakroiliakalgelenk zu lösen. Wenn dies erreicht ist, lässt sich auch die Loose-packed-Position leichter einstellen. Hyperflexion im Sitzen bei vertiefter Atmung kann eine effektive Selbstbehandlung bei rezidivierendem flektierten Sakrum sein, sofern dies häufig genug durchgeführt wird. Diese beiden Optionen werden auf Seite 171 vorgestellt.

Durchführung

1. Der Patient liegt auf dem Bauch. Der Kopf kann zur Entlastung des Halses zur Seite gewendet werden. Ein Kissen hilft dem Patienten gewöhnlich nicht.
2. Sie stehen auf der betroffenen Seite mit Blick auf das Becken.
3. Platzieren Sie den palpierenden Finger in den Sulcus sacralis der Läsionsseite. So können Sie die iliakale Bewegung am Sakrum erfühlen und dann auch die Sakrumbewegung am Os ilium (Abb. 8.15).
4. Abduzieren Sie jetzt passiv die Hüfte der betroffenen Seite in die lockerste Position des Sakroiliakalgelenks (etwa 15°). Das Bein sollte leicht vom Behandlungstisch abgehoben werden, damit die Kniescheibe nicht über die Liege schleift. Prüfen Sie die lockere Gelenkposition, indem Sie das Os ilium nach superior und inferior gleiten lassen. Das Bein nützen Sie zur Kontrolle. Dann wird diese Hüfte innenrotiert. Der Patient soll diese abduzierte und innenrotierte Position einhalten (Abb. 8.16).
5. Üben Sie einen konstanten nach unten (anterior) gerichteten Druck auf den ALI der Läsionsseite aus, und zwar mit dem Handballen und bei gestrecktem Arm. Weichen Sie mit der Druckrichtung ein wenig von der Vertikalen ab (medial-lateral und superior-inferior), bis Sie sich sicher sind, den Winkel für die freieste Ebene des Sakroiliakalgelenks gefunden zu haben, wie ihn Ihr palpierender Finger im Sulcus sacralis bestimmt hat (Abb. 8.17 und 8.18).
6. Weisen Sie den Patienten an, tief einzuatmen und den Atem anzuhalten. Versichern Sie sich der maximalen Einatmung, indem Sie den Patienten auffordern, noch mehr einzuatmen: *„Atmen Sie ein und halten Sie dann die Luft an. Noch etwas mehr. Und noch etwas mehr. Jetzt ausatmen."* Dies bezeichnet man als Stufenatmung.

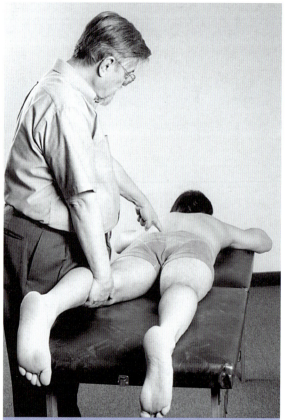

Abb. 8.15 Palpation des Sulcus sacralis zur Auffindung der Gleitebene (in der lockersten Stellung des korrespondierenden Sakroiliakalgelenks) bei abduziertem Bein

Der Finger im Sulcus sacralis erfühlt, ob das Gelenk superior oder inferior zusammengekniffen ist (zu viel Abduktion bzw. zu viel Adduktion). In der lockersten Stellung des Gelenks erzeugen leichte, longitudinale gerichtete Züge und Kompressionen des Beins eine palpable Bewegung am Sulcus, die in falscher Beinhaltung nicht zu fühlen ist.

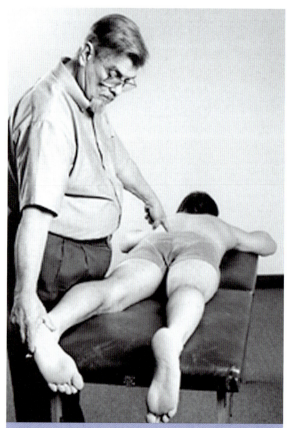

Abb. 8.16 Wenn der richtige Abduktionswinkel gefunden ist, wird das Bein in diesem Winkel auf dem Behandlungstisch abgelegt. Der Patient wird gebeten, es während der Durchführung innenrotiert zu lassen. Die Innenrotation dient der leichten Weitung des Sakroiliakalgelenks nach posterior, wodurch die Sakrumextension erleichtert wird.

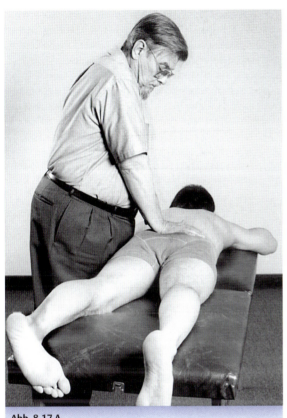

Abb. 8.17 A

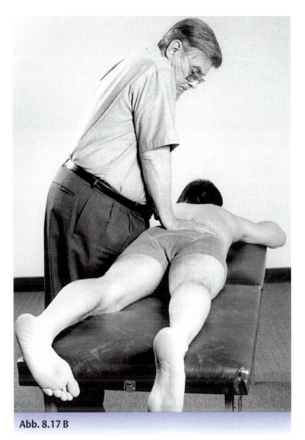

Abb. 8.17 B

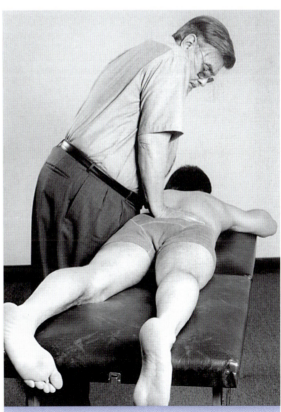

Abb. 8.17 C

Abb. 8.17 A, B und C Während der fortgesetzten Palpation der Gelenkbewegungen im Sulkus, wird ein anteriorer intermittierender Druck auf den linken ALI ausgeübt. Die Richtung variiert dabei von medial (**A**) und vertikal (**B**) nach lateral (**C**). Dadurch lässt sich in etwa die Flexions-/Extensionsebene des Sakroiliakalgelenks ermitteln, in der sich das Sakrum am freiesten bewegen kann.

7. Nach der maximal möglichen Einatmung lassen Sie den Patienten ausatmen *("Atmen Sie aus.")*, während Sie den nach unten gerichteten Druck auf den ALI aufrechterhalten, um das Sakrum an der Flexion zu hindern (Abb. 8.18 B).
8. Wiederholen Sie die Punkte 5–7 dreimal. Nach jeder Wiederholung prüfen Sie, ob der Druck noch in der freiesten Ebene der Gelenkbewegung erfolgt. Während das Sakrum an der aurikulären Fläche des Os ilium heraufgleitet, kann sich die Schräge der Gelenkfläche verändern. Sie müssen bei der Palpation des Sulkus diese Veränderungen verfolgen, um zu verhindern, dass Sie Knochen in Knochen drücken.
9. Testen Sie erneut die inferioren Ränder der ALIs auf ihre Symmetrie. Wiederholen Sie ggf. die Behandlung. Bei den Punkten 4, 5 und 8 kommt es besonders auf die Präzision an.

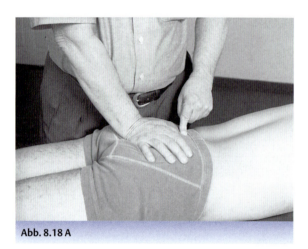
Abb. 8.18 A

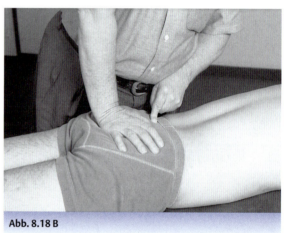
Abb. 8.18 B

Abb. 8.18 A und B Die Richtung des intermittierenden Drucks wird auch superior (**A**) und inferior (**B**) variiert, bis die größte Sakralbewegung zu spüren ist. Wenn einmal die richtige „Stoßrichtung" gefunden ist, wird ein gleichbleibender Druck in dieser Richtung ausgeübt, während der Patient stufenweise atmet. Bei maximaler Inspiration kann es noch einen kleinen Zusatzdruck geben, bevor der Patient wieder ausatmet. Zwischen den Atemzügen darf es nicht zur Nutation des Sakrums kommen. Bei Fortsetzung der Kontranutation kann sich das Gelenkspiel ein wenig verändern. Die kontinuierliche Überwachung des Sulcus sacralis sagt Ihnen, wann es dazu kommt.

Alternative Behandlung eines therapieresistenten unilateral flektierten Sakrums in Bauchlage

Wenn die oben beschriebene Maßnahme nicht zur Korrektur führt, lässt sich die Methode zur Erhöhung der Effizienz ein wenig verändern. Die Punkte 1–5 laufen gleich ab, doch wird danach die Hand, welche den Sulkus palpiert, zum ipsilateralen ALI bewegt, um dort in dem gleichen bereits zuvor bestimmten Winkel einen nach anterior gerichteten Druck auszuüben. Dadurch wird die andere Hand frei und kann der Außenrotation des Femurs einen Widerstand entgegensetzen.

Das Bein der Läsionsseite befindet sich bereits abduziert in der lockersten Position und wird durch 90°-Kniebeugung und Lateralbewegung des Fußes in einer Innenrotationsposition gehalten. Die Innenrotation weitet das Sakroiliakalgelenk nach posterior und erleichtert so die Posteriorbewegung der Sakrumbasis (Abb. 8.19).

Nach der stufenweisen Einatmung (Punkt 6) soll der Patient die Luft anhalten und den Femur isometrisch gegen Ihren unnachgiebigen Widerstand außenrotieren: *„Ziehen Sie Ihren Fuß gegen meinen Widerstand in Richtung der anderen Seite mit einer Kraft von 3 kg."* (Warten Sie 2 Sekunden.) *„Und entspannen, und ausatmen."* Während des gleichmäßigen Drucks bei Punkt 5 und 6 wird ein intermittierender anteriorer Impuls auf den ALI ausgeübt und während des Ausatmens wieder gleichmäßig gehalten. Drei Wiederholungen sind zu empfehlen.

Selbstbehandlung bei rezidivierendem unilateral flektiertem Sakrum

Das flektierte Sakrum kann bei Patienten mit chronischen Haltungsschäden, einschließlich persistierender Lumballordose, rezidivieren. Chronische kraniale oder obere zervikale Dysfunktionen können ebenfalls rezidivierende sakroiliakale Dysfunktionen verursachen. Die Beibehaltung der physiologischen Beckenmobilität ist auf lange Sicht bei solchen Haltungs- oder kraniozervikalen Problemen wichtig.

Eine einfache tägliche Dehnübung kann helfen, häufige Rezidive eines einseitig flektieren Sakrum zu verhindern. Der Patient sitzt mit flach auf den Boden gestellten Füßen, die Knie sind schulterweit auseinander. Nach dem Vorbeugen und dem Versuch, die Ellbogen zwischen die Füße zu bekommen, macht der Patient drei tiefe Atemzüge. Nach jedem Atemzug wird vollständig ausgeatmet und der Patient versucht die Flexion zu verstärken (Abb. 8.20). Dieser Versuch kann durch Ziehen mit den Händen an den Stuhlbeinen verstärkt werden.

Diese Technik nutzt den in Kapitel 2 beschriebenen paradoxen Kontranutationseffekt der Rumpfhyperflexion.

Wenn diese Übung häufig genug wiederholt wird (d. h. mehr als einmal täglich), kann sie das flektierte Sakrum korrigieren, bevor es fest eingekeilt und verriegelt wird.

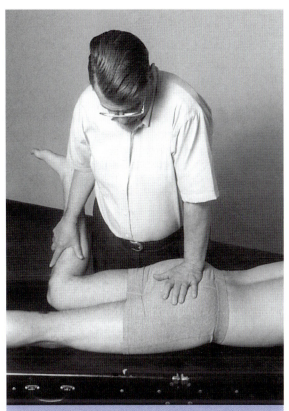

Abb. 8.19 Behandlung eines therapieresistenten einseitig flektierten Sakrums
Die rechte Hand und der Ellenbogen des Behandlers widerstehen der Außenrotation des linken Femur. Die linke Hand setzt einen nach anterior gerichteten Druck auf den linken ALI des Sakrums. Der Patient führt wie bei der vorigen Prozedur die Stufenatmung durch.

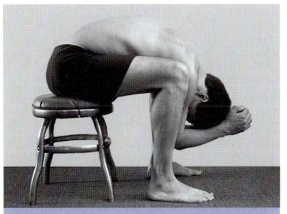

Abb. 8.20 Vorbeugung und Selbstbehandlung bei rezidivierend flektiertem Sakrum
Die gedehnten sakrospinalen Muskeln ziehen das Sakrum kopfwärts entlang der gekrümmten aurikulären Fläche des Sakroiliakalgelenks, welche die Sakrumbasis nach posterior führt, während es nach superior gezogen wird.

Behandlung einer sakralen Torsionsdysfunktion

Diagnostische Kriterien des torquierten Sakrums

Es gibt vier verschiedene Torsionen: nach vorne links (die häufigste), nach vorne rechts, nach hinten links und nach hinten rechts. Nachfolgend finden Sie eine Aufstellung der diagnostischen Befunde bei der Sakrumtorsion.

- **Bei allen Linkstorsionen sollte L5 rechtsrotiert und linksseitgeneigt sein, sofern L5 nicht selbst dysfunktionell ist.** Die Rotation von L5 besteht gegen das Sakrum, das natürlich nach links rotiert ist. Somit kann L5 im Vergleich zu den Hauptebenen des Körpers oder den Cristae iliacae beinahe symmetrisch ausgerichtet sein. Umgekehrt sollten alles Rechtstorsionen einen L5 aufweisen, der sich genau entgegengesetzt verhält.
- **Bei allen Torsionen um die linke Achse sollte der Flexionstest im Sitzen rechts positiv sein.** Dies liegt an der Aktion des M. piriformis, der die Schrägachse erzeugt und stabilisiert, indem er das Sakrum nach schräg unten gegen den inferioren Pol der iliakalen Facies auricularis zieht. Die Fixierung dieses Drehpunktes führt zu dem positiven Flexionstest auf dieser Seite. Umgekehrt sollten alle Torsionen um die rechte Achse einen links positiven Flexionstest im Sitzen aufweisen.
- **Eine Vorwärtstorsion begradigt sich in der Sphinx-Position und verstärkt sich bei der Vorbeuge. Eine Rückwärtstorsion verstärkt sich in der Sphinx-Position und begradigt sich in der Vorbeuge.** Die Hyperflexion kann bei manchen Patienten den gegenteilige Auswirkungen haben.
- **In Bauchlage ist das Bein auf der Seite des posterioren ALI verkürzt.**
- Häufig sieht man bei der Vorbeuge eine seltsame Veränderung der Ruheposition der Knöchel in Bauchlage: Die Ferse wird spontan adduziert, was eine Supination des Fußes bewirkt. Dieses als „Cocked-heel-Zeichen" bekannte Phänomen verschwindet, sobald die Torsion behandelt ist.
- **Das Sakrum ist zur Seite des posterioren ALI rotiert.**
- **Der tiefere Sulkus befindet sich auf der Gegenseite des posterioren ALI.**
- **Bei der Torsion ist gewöhnlich ein ALI weiter posterior als inferior** im Vergleich zur Gegenseite. Manchmal sind die ALIs beinahe gleich, was vom Ausmaß der spinalen Flexion oder Extension abhängt.
  Beachte: Achten Sie auch auf eine Sakrumoszillation als Zeichen einer kranialen Dysfunktion.
- Die Befunde an den ALIs und dem Sulkus sehen bei Vorwärts- und Rückwärtstorsion nach links gleich aus (ebenso auf der rechten Seite). Ohne Sphinx-Test lässt sich nicht entscheiden, ob eine asymmetrische Orientierungspunktverlagerung (ALI oder Sulkus) auf der einen Seite nach vorne steht oder auf der anderen Seite nach hinten.

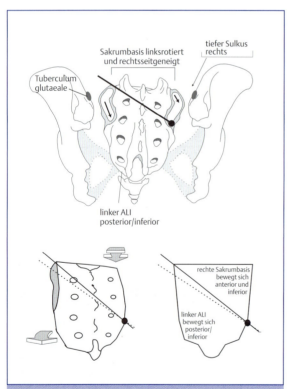

Abb. 8.21 Torquiertes Sakrum nach links über die linke Schrägachse (Links über Links).

Behandlungstechniken beim vorwärts torquierten Sakrum

Behandlungstechnik nach Mitchell sen. beim vorwärts torquierten Sakrum nach links über die linke Schrägachse

1. Der Patient liegt auf der Seite der entsprechenden Achse. Der Arm dieser Seite liegt hinter dem Rücken. (Denken Sie daran, dass die Bezeichnung „links" oder „rechts" der Schrägachse sich nach ihrem superioren Ende richtet.) Hüfte und Knie sind 90° angewinkelt. Die Knie liegen aufeinander und ragen etwa 15 cm über den Rand des Behandlungstisches hinaus. Der Rumpf ist rotiert, so dass sich die Brust der Oberfläche des Behandlungstisches annähert. Der nahe Patientenarm hängt über den Tischrand. Der andere Arm ruht hinter dem Rücken auf dem Behandlungstisch.

   Eventuelle Kissen sollten vor der Positionierung des Patienten entfernt werden. Weisen Sie den Patienten an: *„Legen Sie sich bitte auf Ihre linke Seite, mit dem linken Arm hinter dem Rücken. Ziehen Sie die Knie hoch zu mir"* (Abb. 8.22 und 8.23).

2. Sie stehen mit dem Gesicht zur Hüfte des Patienten. Beugen Sie leicht Ihr Fuß-, Knie- und Hüftgelenk.

3. Heben Sie die Knie des Patienten vom Behandlungstisch hoch und legen Sie sie auf Ihrem Lig. inguinale an der Spitze Ihres anterioren Oberschenkels ab. Wenn Sie Ihre Knie beugen und die Fersen heben, bildet der Oberschenkel eine gute Ablagefläche für die Knie des Patienten. Verlagern Sie dazu Ihr Körpergewicht nach vorne. Sie müssen die Beine des Patienten mit Ihrer Hüfte kontrollieren können, damit Sie die Hände frei bekommen. Die Knie müssen weit genug angehoben werden, so dass die Schulter des Patienten und seine Brust vom Behandlungstisch abheben. Dadurch hat der Patient die Möglichkeit, die Wirbelsäule zu rotie-

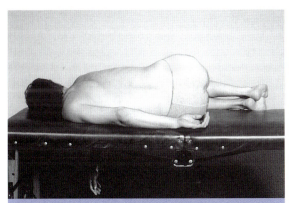

Abb. 8.22 Der Patient positioniert sich selbst auf dem Behandlungstisch – Ansicht von posterior
Der Patient legt sich auf die Seite der betroffenen Schrägachse. Die Wirbelsäule ist rotiert, so dass die Brust auf dem Behandlungstisch liegt. Der linke Arm liegt auf dem Behandlungstisch und der rechte wird zum Boden ausgestreckt.

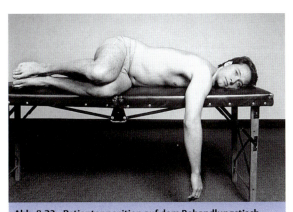

Abb. 8.23 Patientenposition auf dem Behandlungstisch – Ansicht von anterior
Die Knie des Patienten ragen etwa 15 cm über den Rand des Behandlungstisches hinaus.

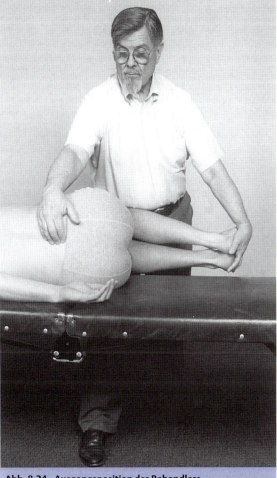

Abb. 8.24 Ausgangsposition des Behandlers
Die Knie des Patienten werden angehoben und auf dem rechten anterioren Oberschenkel des Behandlers gestützt. Es wird das Lumbosakralgelenk palpiert, um die Mittelstellung zwischen Flexion und Extension zu finden.

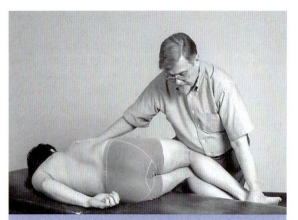

Abb. 8.25 Phase der Rumpfrotation
Bei jeder Ausatmung (dreimal) streckt der Patient seine Hand weiter zum Boden hin aus, was L5 in Neutralstellung nach links rotieren lässt. Die Hand des Behandlers auf der Schulter des Patienten dient der Ermutigung und rotiert nicht etwa passiv die Schulter. Die Linksrotation von L5 muss beibehalten werden.

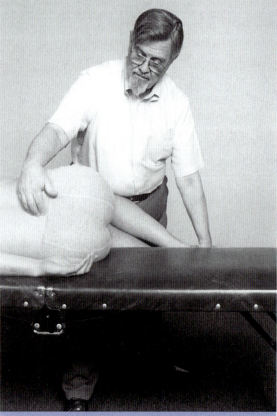

Abb. 8.26 Senken Sie behutsam die Füße des Patienten in Richtung Boden ab, bis sie entspannt herunterhängen. (**Beachte:** Drücken Sie sie keinesfalls nach unten!) In dieser Position halten Sie die Füße des Patienten fest und bieten der zur Decke gerichteten Bewegung der Füße einen unnachgiebigen Widerstand, was (im obigen Beispiel) zur isometrischen Kontraktion der Innenrotatoren der rechten Hüfte und der Außenrotatoren der linken Hüfte führt. Beide Muskeln sind Antagonisten des rechten M. piriformis.

ren und das Lumbosakralgelenk zu derotieren. Bei sehr gelenkigen Patienten werden die Knie höher gehoben und können durch Ihren Bauch oder Ihre Brust gestützt werden. Diese Stützart gilt auch für kleine Behandler (Abb. 8.24).

4. Halten Sie mit Ihrer linken Hand die Füße des Patienten an den Fersen fest.
5. Palpieren Sie mit der rechten Hand die Ligamente zwischen den Dornfortsätzen im lumbosakralen Segment, während Sie die Hüften des Patienten durch seitliche Bewegungen Ihrer eigenen Hüften leicht beugen und strecken. Das lumbosakrale Zusammenkneifen und Weiten sollten Sie nun zwischen den Dornfortsätzen fühlen können. Auf diese Weise stellen Sie sicher, dass sich das Lumbosakralgelenk im neutralen Bereich befindet. Beenden Sie die Positionierung in der mittleren Neutralstellung und stabilisieren Sie Beine und Becken in dieser Position (Abb. 8.24).
6. Fordern Sie den Patienten zum Ein- und Ausatmen auf. Nach der Ausatmung soll er seine vordere Hand zum Boden hin ausstrecken, Schulter und Brust näher an den Behandlungstisch bringen und das Lumbosakralgelenk derotieren (Abb. 8.25). Lassen Sie die Atmung und das Ausstrecken dreimal wiederholen: *„Atmen Sie ein und aus und halten Sie dann die Luft an. Strecken Sie den Arm zum Boden hin. Atmen Sie wieder ein und aus und strecken Sie den Arm zum Boden hin. Und noch einmal."* Behalten Sie die Position, während der nächste Schritt ausgeführt wird.
7. Halten Sie die Schulter des Patienten vorne und die Linksrotation des Rumpfes aufrecht. Senken Sie die Füße des Patienten einige Zentimeter ab, etwa auf das Niveau unterhalb des Tisches oder so weit, wie es die Hüftanatomie zulässt. Dies führt zur Außenrotation des rechten (oberen) Oberschenkels und zur Innenrotation des linken (Abb. 8.25).
8. Halten Sie die Füße im noch angenehmen Bereich der Oberschenkelrotation und bitten Sie den Patienten, die Füße gegen Ihren unnachgiebigen Widerstand nach oben zu drücken (Richtung Zimmerdecke): „Heben Sie beide Füße in Richtung Zimmerdecke mit einer Kraft von 5 kg", während Sie gegen die Bewegung arbeiten. Nach 2–3 Sekunden isometrischer Kontraktion lassen Sie den Patienten entspannen. Gehen Sie an die nächste Barriere, indem Sie die Füße etwas weiter absenken (Abb. 8.26). Wiederholen Sie dies dreimal.
9. Helfen Sie dem Patienten dabei, in die Bauchlage zurückzukehren und untersuchen Sie die ALIs. Wiederholen Sie ggf. die gesamte Prozedur. Die Technik ist auch bei noch unerfahrenen Behandlern recht effektiv und muss nur selten wiederholt werden. Bei einem offensichtlichen Fehlschlagen der Behandlung sollten Sie eher an eine Fehldiagnose als an einen Behandlungsfehler denken.

Üben Sie diese Prozedur auf Behandlungstischen: Sie können diese Untersuchungs- und Behandlungstechnik gefahrlos bei jeder Person durchführen, auch bei Kindern. Es kann dadurch keine Dysfunktion entstehen. Wenn Sie eine Torsionsbehandlung bei einem unilateral flektierten Sakrum anwenden, verändert sich die Asymmetrie der ALIs nicht. Auch wenn der Patient keine Zeichen einer unilateralen Sakrumflexion aufweist, behandeln Sie eine Seite und untersuchen die ALIs erneut. Eventuell entdecken Sie eine unerwartete beidseitige Sakrumflexion.

Behandlungstechnik im Sitzen nach Mitchell jr. bei vorwärts torquierten Sakrum

Die Behandlung im Sitzen eines vorwärts torquierten Sakrums eignet sich besonders zur Behandlung größerer, älterer oder dickleibiger Patienten, da die Beine des Patienten eine bessere Unterstützung finden. Die Methode entspricht derjenigen von Mitchell sen. mit der Ausnahme, dass Sie an der Kante des Behandlungstisches sitzen. Abb. 8.27 zeigt die Ausgangsstellung des Patienten.

Zur Behandlung eines vorwärts torquierten Sakrums liegt der Patient in Linksseitenlage auf der Seite der betreffenden Schrägachse. Hüfte und Knie sind 90° gebeugt, die Brust ist gesenkt, die Hände liegen nicht auf dem Behandlungstisch. Sie sitzen auf dem Behandlungstisch nahe dem Gesäß des Patienten, das Gesicht ihm zugewandt, und unterstützen seine Schenkel mit Ihren Schenkeln. Ihr Fuß sollte auf einem Stuhl oder Hocker stehen, damit Sie die Knie des Patienten leicht anheben können. Halten Sie die Füße des Patienten an den Fersen zusammen und lassen Sie sie in eine entspannte Position herabgleiten. Erkundigen Sie sich beim Patienten, ob er bequem und nicht auf irgendeiner empfindlichen Stelle liegt. Wenn das der Fall ist, korrigieren Sie die Position des Patienten. Beugen und strecken Sie seine Hüfte leicht, während Sie den lumbosakralen interspinalen Raum auf das Zusammenkneifen und Weiten im neutralen Bewegungsbereichs hin palpieren. Stellen Sie sicher, dass sich das Lumbosakralgelenk in neutraler Position befindet. Lassen Sie anschließend den Patienten dreimal tief ein- und ausatmen und *nach* jeder Ausatmung, nicht während, die Hand immer weiter zum Boden hin ausstrecken. Bitten Sie ihn anschließend, die Füße für 2–3 Sekunden mit 5–10 kg Kraft gegen Ihren unnachgiebigen Widerstand zur Decke zu drücken und sich dann zu entspannen. Nach der völligen Entspannung lassen Sie die Füße bis zum Beginn des Widerstands absinken. Führen Sie diese Aktion der Beine dreimal durch und helfen Sie dem Patienten dann in die Bauchlage. Überprüfen Sie erneut die ALIs.

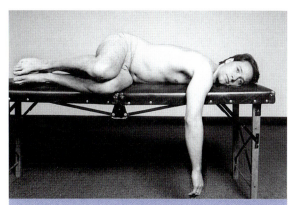

Abb. 8.27 Ausgangsposition des Patienten bei der Technik nach Mitchell jr. entspricht der bei der Durchführung nach Mitchell sen. beim vorwärts torquierten Sakrum nach links über die linke Schrägachse.

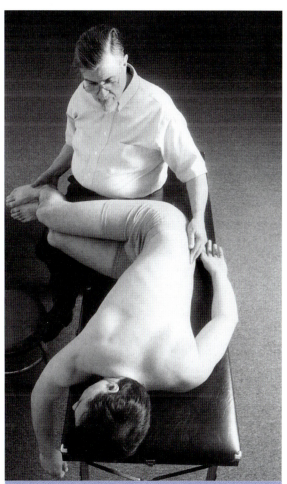

Abb. 8.28 Palpation des Raums zwischen den Dornfortsätzen von L5 und S1
Der Fuß des unterstützenden Knies des Behandlers steht auf einer Sprosse des Stuhls.

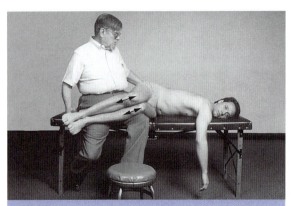

Abb. 8.29 Untersuchung des Engerwerdens und Aufweitens im Raum zwischen den Dornfortsätzen von L5 und S1 durch Flexion und Extension der Hüften (**beachte** die Pfeile), welche durch seitliche Bewegungen des unterstützenden Beins des Behandlers erreicht wird. Diese Bewegungen der Dornfortsätze zeigen an, dass sich das Lumbosakralgelenk im neutralen Bereich befindet, was für die Rumpfrotation im nächsten Schritt wichtig ist.

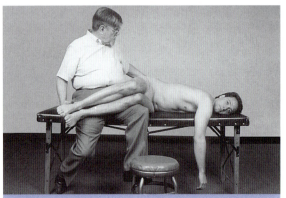

Abb. 8.30 Anheben der Knie mit dem unterstützenden Bein, um Platz für die Rumpfrotation des Patienten zu schaffen: „*Einatmen... ausatmen... Strecken Sie Ihre rechte Hand zum Boden hin aus.*"

Durchführung

1. Die Ausgangsposition des Patienten entspricht der von der ersten alternativen Methode. Er liegt auf der Seite der beteiligten Achse (Abb. 8.27).
2. Sie sitzen auf der Kante des Behandlungstischs, das Gesicht dem Patienten zugewandt.
3. Heben Sie die Knie des Patienten vom Behandlungstisch hoch und legen Sie sich die Knie, Beine und Füße auf den Schoß. Ihr patientennaher Fuß muss auf einem Stuhl oder Hocker stehen (Abb. 8.29). Jetzt können Sie durch Flexion des Sprunggelenks Ihr Bein unter dem Schenkel des Patienten anheben. Die Anhebung der Patientenknie kann der Schulter und der Brust des Patienten zusätzlichen Platz verschaffen, wodurch eine größere Wirbelsäulenrotation möglich wird (um das Lumbosakralgelenk zu derotieren), wenn der Patient seine Hand zum Boden hin ausstreckt. Bei sehr gelenkigen Patienten müssen die Knie höher gehoben werden, und es ist auch ein höherer Stuhl erforderlich. Sie müssen Ihre Knie so weit auseinander bewegen, dass die Füße des Patienten ohne Unterstützung sind (Abb. 8.30).
4. Die Palpation nach der neutralen Position an der lumbosakralen Verbindung zeigt Abb. 8.28.
5. Ihre andere Hand stabilisiert die Beine in Ihrem Schoß, indem sie beide Fersen zusammen ergreift (Abb. 8.28 und 8.29) und die Hüfte passiv beugt, bis Sie eine Aufweitung an der lumbosakralen Verbindung spüren. Dies zeigt Ihnen, dass das Gelenk in der Neutralstellung ist. Eventuell müssen Sie sich dafür ein kleines Stück mehr zum Patienten hin oder von ihm fort setzen. Das Lumbosakralgelenk darf nicht an seiner Flexionsgrenze sein.
6. Die Atmung und das Ausstrecken der Hand zum Boden entspricht dem Punkt 6 der vorherigen Methode (Abb. 8.30).
7. Senken Sie jetzt die Füße der Schwerkraft folgend mit Ihrer Hand ab. Es sollte nicht erforderlich sein, dazu die Knie gerade zu machen. Sie können Ihre Knie weiter auseinander bewegen, um den Füßen des Patienten mehr Platz einzuräumen.

8. Halten Sie die Füße unten mit Ihrer Hand und weisen Sie den Patienten an: *„Heben Sie beide Füße mit einer Kraft von 5 bis 10 kg in Richtung Decke"*, während Sie der Bewegung entgegen arbeiten. Nach 2–3 Sekunden isometrischer Kontraktion soll der Patient sich entspannen. Gehen Sie an die neue Barriere, indem Sie die Füße etwas weiter absenken (Abb. 8.31). Wiederholen Sie dies dreimal.
9. Helfen Sie dem Patienten dabei, in die Bauchlage zurückzukehren und untersuchen Sie erneut die Anguli laterales inferiores. Wiederholen Sie ggf. die gesamte Prozedur. Die Technik ist recht effektiv, auch bei noch unerfahrenen Behandlern, und muss nur selten wiederholt werden. Bei einem offensichtlichen Fehlschlagen der Behandlung sollten Sie eher an eine Fehldiagnose als an einen Behandlungsfehler denken.

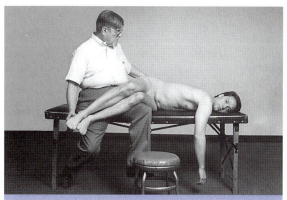

Abb. 8.31 Senken Sie die Füße des Patienten behutsam ab und halten Sie sie fest, um dem aufwärts gerichteten isometrischen Druck der Hüftrotatoren entgegenzuwirken.

Selbstbehandlung bei nach vorne torquiertem Sakrum

Die folgende Methode ist eine Selbstbehandlungstechnik bei nach vorne torquiertem Sakrum. Die hier vorgestellte Version im Sitzen ähnelt sehr der Ausführung im Liegen, außer dass die Patientenposition um 90° gedreht ist. Um den Mechanismus dieser Technik besser zu verstehen, können Sie sich vorstellen, der Behandlungstisch sei hochkant gegen die Seite des Patienten gedreht (auf der Seite der betroffenen Schrägachse). Die Technik kann mit oder ohne Unterstützung des Behandlers ausgeführt werden. Die Schritte werden hier unterteilt in **a. mit Behandler** und **b. ohne Behandler**.

Durchführung der Selbstbehandlung

1. Der Patient sitzt auf einem stabilen Stuhl. Die Füße stehen auf dem Boden, Knie und Knöchel berühren sich.
2. a. Sie stehen breitbeinig direkt vor dem Patienten. Bitten Sie den Patienten, die Lumballordose aufzuheben: *„Lassen Sie sich zusammensinken."*
   b. Der Patient lässt den Rücken zusammensacken und eliminiert dadurch die Lumballordose.
3. Der Patient legt beide Hände neben den Schoß auf die Seite der beteiligten Schrägachse.
4. a. Weisen Sie den Patienten an: *„Atmen Sie ein und aus und strecken Sie Ihre Hand zum Boden hin aus."* Halten Sie mit einer Hand seine Schulter zurück, um eine Rumpfbeugung zu vermeiden.
   b. Der Patient atmet ein und aus und streckt seine Hand Richtung Boden. Er hält seine Schulter zurück, indem er sich mit der anderen Hand hinten am Stuhl festhält, um eine Rumpfbeugung zu vermeiden.
5. Diese Atmung und das Ausstrecken der Hand werden dreimal wiederholt. Die vordere Hand bleibt zum Boden hin ausgestreckt.
6. a. Klemmen Sie die Knie des Patienten zwischen Ihre und drücken Sie die Patientenknie von der ausgestreckten Hand fort. Die Füße des Patienten bleiben an ihrem Platz stehen. Bewegen Sie die Knie zur Seite, bis Sie auf Widerstand stoßen. Stoppen Sie an dieser Stelle.
   b. Der Patient drückt mit dem ausgestreckten Arm seine Knie zur Seite, bis eine Spannung am Lumbosakralgelenk auftritt und stoppt an dieser Stelle.

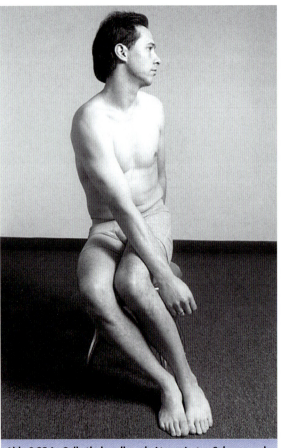

Abb. 8.32 A Selbstbehandlung bei torquierten Sakrum nach links über die linke Schrägachse – Ansicht von vorne.

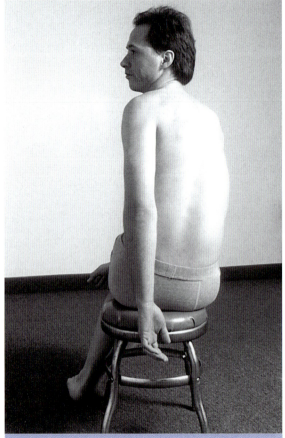

Abb. 8.32 B Selbstbehandlung bei torquierten Sakrum nach links über die linke Schrägachse – Ansicht von hinten.

7. a. Weisen Sie den Patienten an: *„Drücken Sie die Knie mit einer Kraft von 5 kg nach hinten gegen meine Knie."* Warten Sie 2 Sekunden. *„Drücken Sie nicht mehr, und entspannen Sie."* Wirken Sie mit Ihrem Knie dem Druck entgegen. Die Füße des Patienten sollten als Stützpunkt auf dem Boden bleiben.
   b. Der Patient hält mit seinem ausgestreckten Arm 2 Sekunden lang dem Druck der Oberschenkel stand und stoppt dann.
8. Gehen Sie an die nächste Barriere und wiederholen Sie die Punkte 6 und 7 dreimal.
9. Leider kann der Patient seine eigenen ALIs nicht untersuchen, das sollte der Behandler für ihn tun.

Beachte: Der Patient kann diese Technik täglich zu Hause anwenden, wenn sich bei wiederholten Untersuchungen in der Praxis zeigt, dass das vorwärts torquierte Sakrum rezidiviert, zumindest solange, bis die zugrunde liegende Ursache gefunden und beseitigt worden ist.

Behandlungstechniken bei rückwärts torquierten Sakrum

Die Behandlung des rückwärts torquierten Sakrums ist nicht annähernd so anstrengend für den Behandler wie die Behandlung des nach vorne torquierten Sakrums, denn der Patient erledigt hier die meiste Arbeit. Diese Technik lässt Sie zum „Retter" für den Patienten werden, der die Läsion oft als schmerzhaft und erdrückend erlebt. Typischerweise kommt der Patient humpelnd und nach vorne und zur Seite gebeugt in die Praxis, wobei er sich oft den unteren Rücken mit einer Hand hält. Diese Haltung, die wie ein Psoas-Spasmus aussieht, ist pathognomisch.

Die Sphinx-Position, die üblicherweise zur Bestätigung der Diagnose eingesetzt wird, kann für den Patienten zu schmerzhaft sein. Eine Modifikation des Tests lässt den Patienten stehen, und er platziert die Hände auf dem Behandlungstisch. Der Behandler steht hinter dem Patienten, um die ALIs zu überwachen, während der Patient die Schultern mit den aufgestützten Händen hebt und senkt. Diese geringe Bewegung der Rumpfbeuge kann ausreichend sein, um eine Zu- oder Abnahme der ALI-Asymmetrie aufzuzeigen, die ausreicht, eine Vorwärts- von einer Rückwärtstorsion zu unterscheiden.

Auch wenn der Patient große Schmerzen hat und in der Bewegung eingeschränkt ist, kann er sich auf die Seite legen und die Einstellungspositionierung der Behandlung aushalten. Die Durchführung beinhaltet die isometrische Kontraktion der Hüftabduktoren und der lumbalen Seitneiger derselben Seite. Es ist entscheidend, dass der M. piriformis in der Behandlungsposition als Hüftabduktor

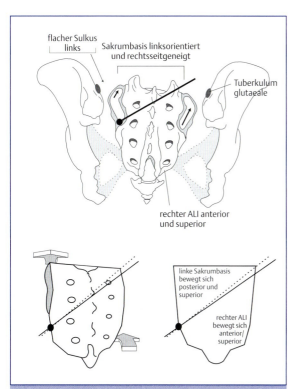

Abb. 8.33 A Osteokinematik und Knochenpositionen bei einem rückwärts torquierten Sakrum links über die rechte Schrägachse.

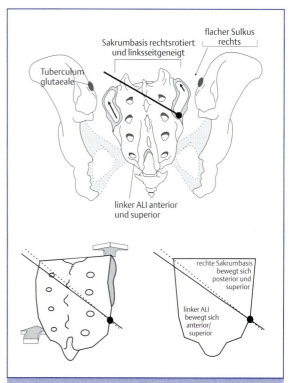

Abb. 8.33 B Osteokinematik und Knochenpositionen bei einem rückwärts torquierten Sakrum rechts über die linke Schrägachse.

arbeitet. Somit kontrahieren sich die reflektorisch verkürzten Mm. piriformis, latissimus dorsi und quadratus lumborum isometrisch, entspannen sich und lassen sich dann verlängern. Bei der Linkstorsion über die rechte Schrägachse, befinden sich diese Muskeln auf der linken (oberen) Seite. Ihre Spannung scheint die Rückwärtstorsion zu unterhalten.

Der Patient liegt *auf der Seite der Schrägachse,* **mit dem Becken möglichst nah am anterioren Rand des Behandlungstisches.** Der Behandler steht so nahe am Behandlungstisch, dass der Patient nicht herunterfallen kann. Die Beine des Patienten werden so arrangiert, dass der obere Fuß auf dem Behandlungstisch vor dem unteren Bein liegt. Das untere Bein wird in der Hüfte so weit gestreckt, dass es zu einem Zusammenkneifen im Interspinalraum am Lumbosakralgelenk kommt. Der Behandler stabilisiert dann das Becken in der Seitlagenposition. Der obere Arm des Patienten liegt hinter dem Rücken und wird zum hinteren Rand des Behandlungstisches gestreckt. Der Patient richtet seinen Blick über die obere Schulter. Der Behandler bittet den Patienten, tief ein- und auszuatmen, und die Rumpfdrehung nach jeder Ausatmung zu erhöhen. Dann wird der obere Fuß durch passive Kniestreckung nach vorne vom Tisch herunter geführt. Achten Sie dabei darauf, den Flexionswinkel der Hüfte nicht zu verändern. Nun soll der Patient dreimal hintereinander mit einer Kraft von 5–10 kg gegen Ihren unnachgiebigen Widerstand den oberen Fuß zur Decke hin drücken. Während der Entspannung nach jedem Drücken kann das Bein zum Anfangspunkt der Spannung abgesenkt werden. Der Patient wird in die Sphinx-Position in Bauchlage geführt, um die ALIs zu überprüfen.

Durchführung der Behandlung bei rückwärts torquierten Sakrum

1. Der Patient liegt auf der Seite der betroffenen Achse, d. h. dass ein Patient mit einem torquierten Sakrum links über die rechte Schrägachse (Abb. 8.34) auf der rechten Seite liegt. Es sollte kein Kissen an Kopf und Hals unterlegt werden, da dies die Rotationsbewegungen stört.
2. Stellen Sie sich so an den Behandlungstisch, dass der Patient nicht herunterfallen kann.
3. **In der Ausgangsposition liegt der Patient mit seinem Becken möglichst nahe am Rand des Behandlungstisches** (Abb. 8.34). Der obere Fuß liegt auf dem Tisch vor dem unteren. Die Knie sind leicht gebeugt.
4. Palpieren Sie mit einer Hand den Interspinalraum am Lumbosakralgelenk (Abb. 8.35).
5. Bewegen Sie mit der anderen Hand das untere Bein nach posterior und hyperextendieren dadurch die Hüfte, bis Sie eine Bewegung an der lumbosakralen Verbindung spüren (Abb. 8.35). Das Bein verbleibt für den Rest der Prozedur in dieser Position und Sie können Ihre Hand von dem Bein fortnehmen.
6. Palpieren Sie weiterhin die lumbosakrale Verbindung mit dem dortigen Finger oder ersetzen Sie ihn durch einen Finger der anderen Hand.
7. Stabilisieren Sie das Becken mit dem Unterarm, um es bei der Drehung des Rumpfes am Rollen zu hindern (Abb. 8.36).
8. Weisen Sie den Patienten an: *„Atmen Sie ein und aus, und rotieren Sie nach dem Ausatmen den Rumpf, um die obere Schulter zurückzudrehen."* Wiederholen Sie Atmung und Drehung dreimal oder bis der Patient den hinteren Rand des Behandlungstisches ergreifen und festhalten kann. Achten Sie darauf, die Ausrichtung des Beckens nicht zu verändern, nur um eine größere Rumpfrotation zu erreichen. Ältere Patienten sind vielleicht nicht in der Lage, den Rumpf so weit zu drehen, dass sie die hintere Tischkante erreichen können. Hängt der Arm bei abduzierter Schulter nach hinten, erhält dies die Derotation von L5, was das Ziel der Rumpfrotation ist. Bei gelenkigeren Patienten kann es sein, dass sie die Tischkante erfassen, bevor sie vollständig rotiert sind. In diesen Fällen kann die verstärkte Rotation erhalten werden, indem die Hand am rückwärtigen Tischrand entlang in Richtung der Füße wandert (Abb. 8.37).
9. Halten Sie die Rumpfrotation und die Ausrichtung des Beckens. Bewegen Sie den oberen Fuß vom Behandlungstisch herunter, indem Sie das Knie strecken, *ohne die Hüfte zu beugen.* (Bisher ruhte der Fuß noch auf dem Behandlungstisch vor dem anderen Fuß.) Unter Beibehaltung der Ausrichtung des Beckens platzieren Sie Ihre Hand, die bisher die lumbosakrale Verbindung palpiert hat, auf dem Fuß, dem Bein oder dem Knie, um der Abduktion des oberen Beins entgegen zu wirken (Abb. 8.38).
10. Weisen Sie den Patienten an: *„Drücken Sie die Knie mit einer Kraft von 2 bis 5 kg zur Decke",* während Sie dem Druck widerstehen. entgegen. Nach 2–3 Sekunden isometrischer Kontraktion lassen Sie den Patienten entspannen. Gehen Sie zur nächsten Barriere, indem Sie den Fuß etwas weiter zum Boden hin absenken (Abb. 8.39). Drücken Sie das Bein nicht nach unten. Oft ist es erforderlich, noch einmal zur Entspannung aufzufordern: *„Entspannen Sie wirklich ganz!"* Wiederholen Sie die isometrische Kontraktion mit dem Widerstand und die Entspannung, bei der Sie zur nächsten Barriere gehen, dreimal.
11. Helfen Sie dem Patienten in die Sphinx-Position, um die ALIs erneut zu untersuchen.

Untersuchung und Behandlung von Beckengelenksdysfunktionen

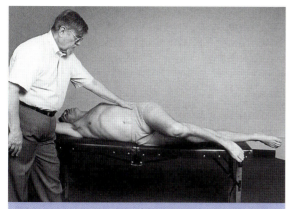

Abb. 8.34 Ausgangsposition des Patienten zur Behandlung eines torquierten Sakrums links über die rechte Schrägachse
Es ist wichtig, dass der Patient mit seinem Becken sehr nah am Rand des Behandlungstisches liegt, damit die obere Hüfte in den letzten Schritten der Sequenz ohne Verlust der lumbosakralen Extension adduziert werden kann.

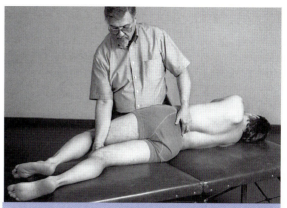

Abb. 8.35 Beginn der Extension an der lumbosakralen Verbindung durch Verschiebung des unteren Patientenbeins nach hinten
Der Behandler steht dicht am Behandlungstisch, um ein Herunterfallen des Patienten zu verhindern. Das Lumbosakralgelenk wird während der Extension bis zum Ende des neutralen Bereichs palpiert.

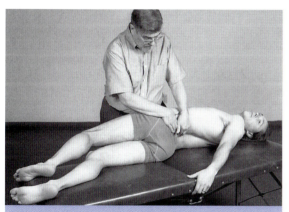

Abb. 8.36 Stabilisierung des Beckens, während der Patient den Rumpf nach links rotiert
Die Beine werden so arrangiert, dass der obere Fuß auf dem Tisch vor dem unteren liegt.

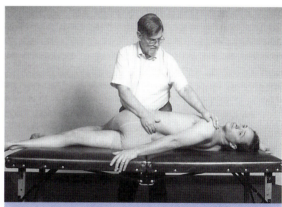

Abb. 8.37 Wenn der Patient die Hand am rückwärtigen Tischrand entlang in Richtung der Füße bewegt, wird die Rumpfrotation verstärkt.

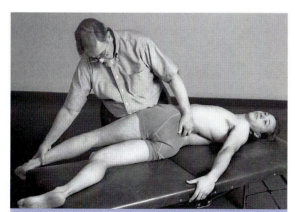

Abb. 8.38 Bewegung des Fußes vom Tisch herunter durch Knieextension ohne Hüftbeugung
Diese Vorsichtsmaßnahme dient der Aufrechterhaltung der neutralen Position des Lumbosakralgelenks.

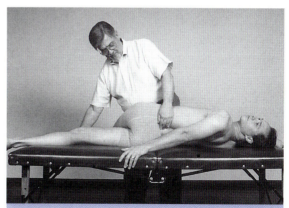

Abb. 8.39 Absenkung des Beins, um nach isometrischer Abduktion an die nächste Barriere zu gehen.

Rotationsläsionen des Os coxae

Es gibt nur zwei iliosakrale Dysfunktionen: das anteriore und das posteriore Os coxae. Die Diagnose einer Rotationsläsion des Os coxae basiert auf den asymmetrischen Positionen der SIASs. Sie werden im Hinblick auf ihre superior und inferior Position in der Frontalebene verglichen. Durch palmare Stereognosie werden in Rückenlage des Patienten die SIAS aufgesucht. Dann setzt man die Daumenspitzen gegen ihre inferioren Schrägen und beurteilt die inferior-superiore Symmetrie. Überprüfen Sie auch die Beinlänge. Ziehen Sie die Ergebnisse des Flexionstest zur Seitenbestimmung hinzu.

Die Positionsuntersuchung der SIAS (superior-inferior und anterior-posterior) sollte erfolgen, *nachdem sakroiliakale Dysfunktionen, besonders Torsionsläsionen, ausgeschlossen oder behandelt und beseitigt wurden.* Wenn eine sakroiliakale Dysfunktion vorliegt, nehmen die Ossa coxae natürlich eine Adaptationsposition zueinander ein. Nach der Beseitigung einer sakroiliakalen Dysfunktion gibt es keinen Grund mehr für diese Adaptationspositionen. Eine SIAS-Asymmetrie aufgrund einer Adaptation führt z.B. bei einem nach vorne torquierten Sakrum zu einer superior-inferioren Differenz der beiden SIAS von 2–3 cm, eine Anteriorrotation des Os coxae (eine iliosakrale Dysfunktion) führt im Gegensatz dazu typischerweise zu einer Verlagerung der SIAS von 1 cm oder weniger.

> **Beachte**: Eine Fehlausrichtung der SIAS ist natürlich mit einer entsprechenden Fehlausrichtung der SIPS verbunden. Wenn sich die SIAS nach kaudal bewegt, geht die SIPS desselben Os coxae nach kranial. Bei der superioren Subluxation des Os coxae sind SIAS und SIPS nach kranial verlagert.

Denken Sie daran, dass **die Bewegung des Os ilium am Sakrum nur eine Achse benötigt (eigentlich ein Drehpunkt)** (siehe Kapitel 2). Die Bewegung des Os ilium an diesem Drehpunkt (iliosakrale Bewegung) erfordert eine adaptive Bewegung in anderen Teilen des Beckens, um die Spannung in den Ligamenten auszugleichen, d.h. um eine durch die Symphysis pubis verlaufende Transversalachse und um eine kontralaterale Schrägachse durch das Sakrum (siehe Torsionen).

Die Ossa coxae rotieren zueinander um die Transversalachse des Os pubis, um sich an die Sakrumtorsion anzupassen. Diese adaptive Rotation der Ossa coxae verlagert gewöhnlich die SIAS stärker als die Rotation des Os coxae.

Kennzeichen der Rotation des Os coxae:

- Die weiter inferior gelegene SIAS liegt auch weiter anterior.
- Das Bein auf der Seite des nach posterior rotierten Os coxae ist verkürzt oder auf der Gegenseite verlängert.
- Es sollte keine begleitende Beckensubluxation oder sakroiliakale Dysfunktion vorliegen.
- Die Flexionstests im Stehen und im Sitzen sollten eine iliosakrale Einschränkung auf der Seite der Dysfunktion anzeigen. Ein links nach posterior rotiertes Os coxae sieht genau so aus, wie ein rechts nach anterior rotiertes, außer dass die Flexionstests eine iliosakrale Einschränkung links statt rechts anzeigen. Die Anteriorrotation ist häufiger als die Posteriorrotation.

Untersuchung der Rotationsläsion des Os coxae

Untersuchung einer anterioren oder posterioren Rotationsläsion des Os coxae

1. Der Patient liegt auf dem Rücken. Sie stehen mit der Seite des dominanten Auges neben dem Patienten.
2. Platzieren Sie die Handflächen beidseits auf das anteriore Becken und gleiten Sie in kleinen Kreisen über die Haut, um die knöcherne Prominenz der SIAS zu lokalisieren.
3. Kontaktieren Sie fest mit Ihren Daumen die inferioren Schrägen der SIAS (Abb. 8.40 A).
4. Indem Sie die Daumen von oben in Armeslänge Abstand betrachten, bestimmen Sie, ob sie sich in derselben Transversalebene befinden oder nicht. Eine Differenz wird in Zentimetern abgeschätzt.
5. Platzieren Sie die Fingerkuppen auf die anterioren Punkte der SIAS.
6. Beobachten Sie die Finger aus einem horizontalen Blickwinkel, und beurteilen Sie, ob sie sich in derselben Koronarebene befinden (Abb. 8.40 B).

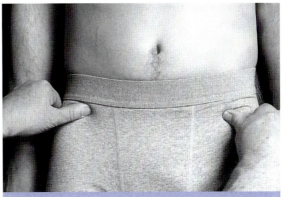

Abb. 8.40 A Betrachtung der Daumen an ihren Kontaktpunkten an den inferioren Schrägen der SIAS. Die Gürtellinie sollte nicht zur Beurteilung der superior-inferioren Symmetrie herangezogen werden. Behalten Sie die Ränder des Behandlungstisches in Ihrem Gesichtsfeld, damit Sie die gerade Ausrichtung des Patienten auf dem Tisch im Auge behalten können.

Interpretation der Befunde

Wenn eine SIAS sowohl inferior als auch anterior steht, ist entweder dieses Os coxae nach anterior oder das andere nach posterior rotiert. Der Flexionstest im Stehen sollte auf der Läsionsseite positiv sein. Wenn die Asymmetrie größer als 1,5 cm ist, sollten Sie noch einmal auf ein torquiertes Sakrum hin untersuchen.

Behandlungstechniken bei Anteriorrotation des Os coxae

Wir stellen hier drei Techniken zur Behandlung einer Anteriorrotation des Os coxae vor: in Seitenlage, in Bauchlage und im Stehen. Sicherlich könnte man sich weitere Methoden überlegen, doch haben sich Techniken in Rückenlage als problematisch im Hinblick auf die Lokalisation und die Achsenkontrolle erwiesen, indirekte Techniken (Lippincott 1948) waren hauptsächlich bei Dysfunktionen mit sehr kleinen und subtilen positionalen Asymmetrien erfolgreich. Die folgenden Methoden wurden wegen ihrer Erfolgsaussichten ausgewählt. Die erste Methode, **die Technik in Seitenlage, ist mit Abstand die erfolgreichste**. Dies gilt auch für sehr chronische Rotationsdysfunktionen, wo nur Teilerfolge erzielt werden können. Für eine vollständige Korrektur können mehrere Behandlungen erforderlich sein. In dieser Hinsicht ähnelt die Anteriorrotation des Os coxae manchen somatischen Dysfunktionen des Gliedmaßenskeletts. Bei der Behandlung spinaler segmentaler Dysfunktionen kann man von einer hundertprozentigen Korrektur mit einer Behandlung ausgehen.

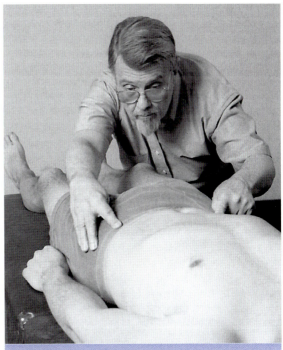

Abb. 8.40 B Betrachtung der Zeigefingerkuppen auf den anterioren Punkten der SIAS im Hinblick auf eine a.-p. Asymmetrie. Ein nach anterior rotiertes Os coxae verlagert die SIAS nach inferior und anterior.

Die Kraft bei der isometrischen Kontraktion ist hier mit 2–10 kg recht hoch. Keiner der beteiligten Muskeln aktiviert das Sakroiliakalgelenk direkt. Wenn allerdings das Gelenk an seiner pathologischen Grenze eingestellt wird, vermag die Aktion der Muskeln das Gelenk in manche Richtungen zu weiten und es aus der Rotationsbewegung zu befreien. Ein, auch teilweises, Fehlschlagen der Behandlung kann auf folgende Faktoren zurückgeführt werden:
- Schwere Chronizität
- Ungenaue Einstellung
- Inadäquate Korrekturkräfte.

Bei einem Versagen der Behandlung, besonders in Fällen die nicht auf kompetent ausgeführte HVLA-Techniken (Stoßtechniken mit hoher Geschwindigkeit und geringer Amplitude) ansprechen, empfiehlt es sich, die Wiederholung der Behandlung zu einem anderen Zeitpunkt zu planen, anstatt sie sofort zu wiederholen. Zwischen den Behandlungen kann der Patient seine iliosakralen Ligamente behutsam durch Selbstbehandlung mit der Schuhbindetechnik des Balletttänzers, d.h. auf die unbequem-umständliche Art, dehnen. Wenn die Behandlung sehr anstrengend oder zu kraftvoll ist (über 28 Meterkilogramm im Winkeldrehmoment), kann eine sakroiliakale Hypermobilität entstehen. Bei der Behandlung von Patienten mit angeborenen Kollagenosen, wie z.B. Ehlers-Danlos- oder Marfan-Syndrom, sollte das Winkeldrehmoment unter 3,5 Meterkilogramm bleiben (5 kg Kraft gegen Ihren Widerstand). Das Drehmoment wird berechnet als Produkt aus dem Druck am Knie und der Strecke zwischen Knie und Sakroiliakalgelenk.

Es wurde darüber nachgedacht, ob die anteriore Dysfunktion des Os coxae nicht durch Hypertonus oder Kontraktur des M. iliacus („Iliakus-Syndrom") erzeugt und unterhalten werden könnte. In diesem Fall wäre der Flexionstest im Stehen nicht positiv. Eine Asymmetrie der SIAS wäre nur anzutreffen, wenn das Hüftgelenk extendiert wäre (wie beim aufrechten Stehen oder in Rückenlage), und die hier beschriebenen Behandlungen würden wahrscheinlich nicht helfen. Allerdings kann diese Theorie nicht ohne weitere Forschungsarbeit verworfen werden (siehe Kapitel 4).

Technik in Seitenlage bei Anteriorrotation des Os coxae

Der Patient liegt auf der linken Seite. Ein Kissen im Nacken kann angenehm sein. Der Behandler führt das rechte Knie mit der rechten Hand, während er im Sulcus sacralis nach einer iliosakralen Bewegung tastet. Nach vollständiger Flexion der Hüfte durch Lagerung des Patientenfußes auf der Hüfte des Behandlers, welche gegen den Fuß drückt, um eine Flexion zu erzeugen, beginnt das Os coxae nach posterior zu rotieren. Das Knie wird geführt, um die Ebene der freiesten Rotation im Sakroiliakalgelenk zu finden, gewöhnlich in Richtung einer leichten Abduktion. Das Os coxae wird bis an die Barriere des Rotationsbereichs geführt und dort gehalten. Der Patient drückt die Knie gegen die Hand des Behandlers dreimal hoch und dreimal herunter. Jeder Druck dauert 2–3 Sekunden und wird mit einer Kraft von 2–5 kg ausgeführt. Es folgt jeweils eine kurze Entspannungsphase, in der die Iliosakralrotation durch weitere Hüftflexion in der freiesten Ebene des Sakroiliakalgelenks an ihre neue Barriere geführt wird.

Die von diesen Muskelaktionen erzeugten Kräfte wirken nahezu rechtwinklig auf das Sakroiliakalgelenk ein. Dennoch ist das Os ilium, wenn es eingestellt wurde, durch die zusätzliche Hüftflexion um die inferiore Transversalachse rotiert. Man bedenke, dass das Sakroiliakalgelenk passiv ist und die Muskelkontraktionen indirekt über die Ligamente auf das Gelenk einwirken, um es zu mobilisieren.

Da die Anteriorrotation des Os coxae häufig eine chronische Läsion ist, wird oft ein dritter Schritt erforderlich – in Form einer dreimaligen Kontraktion der Hüftextensoren. Um den Aktionen dieser kräftigen Muskeln zu widerstehen, muss der Behandler eine optimale Position einnehmen. Aus diesem Grunde wird der dritte Schritt auch immer zuletzt nach den Adduktions- und Abduktionsschritten durchgeführt. Der Behandler setzt die Hand, welche die Knie führte auf den Brustkorb des Patienten, indem er den Arm zwischen die Knie und die Rippen des Patienten legt. In dieser Position kann der Behandler gewöhnlich einer sehr kräftigen Extension entgegenwirken, die etwa 10 kg betragen soll. Wiederum wird in jeder Entspannungsphase die Barriere neu eingestellt. Die erneute Testung der SIAS erfolgt in Rückenlage.

Behandlung einer Anteriorrotation des Os coxae rechts in Seitenlage

1. Der Patient liegt auf der nichtbetroffenen Seite, das betroffene Os coxae oben. Ein Kissen im Nacken kann angenehm sein.
2. Sie stehen neben dem Tisch vor dem Patienten.
3. Ihre eine Hand hält und führt das Knie der zu behandelnden Seite. Der Fuß des Patienten stützt sich an Ihrer Hüfte oder dem Oberschenkel ab (Abb. 8.41). Das Bein auf der betroffenen Seite wird in Hüfte und Knie etwa 90° gebeugt.
4. Ihre andere Hand palpiert den Sulcus sacralis nach iliosakralen Bewegungen.
5. Unter Beibehaltung der beschriebenen Einstellung und bei Unterstützung der medialen Knieseite mit Ihrer Hand soll der Patient versuchen, den Femur gegen Ihren unnachgiebigen Widerstand zu *adduzieren* und dann zu entspannen: *„Versuchen Sie, Ihr Knie nach unten in Richtung Boden zu ziehen und wenden Sie dabei eine Kraft von etwa 5 kg auf."* (Warten Sie 2–3 Sekunden.) *„Und entspannen Sie"* (Abb. 8.42).

> **Beachte**: Durch diese Haltung der Hände (Punkt 4 und 5) können Sie das Bein in die Ebene der freiesten iliakalen Rotation führen und die Bewegung beenden, bevor das Os ilium das Sakrum bewegt.

6. Gehen Sie an die nächste Barriere, die durch die isometrische Kontraktion entstanden ist. Sie erreichen eine zusätzliche Hüftflexion (Abb. 8.42). Allerdings müssen Sie weiterhin das Sakrum beobachten. Wie unter Punkt 4 suchen Sie den Punkt unmittelbar vor der Bewegung des Sakrums. Sie müssen das Os ilium in die Ebene der größten Bewegungsfreiheit bringen, indem Sie die Abduktionsposition des Oberschenkels variieren. Je weiter das Os ilium nach hinten rotiert, desto mehr Abduktion ist gewöhnlich erforderlich. Lassen Sie den Patienten nun die isometrische Kontraktion (Adduktion) dreimal wiederholen. Gehen Sie in jeder Entspannungsphase an die neue Barriere.

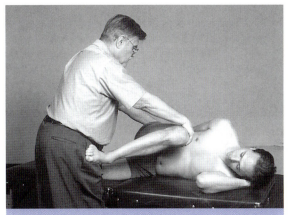

Abb. 8.41 Behandlung einer Anteriorrotation des Os coxaes rechts
Während der Palpation im Sulcus sacralis nach iliosakralen Bewegungen wird das rechte Knie in die Hüftbeugung geführt, wobei man der freiesten sakroiliakalen Bewegungsebene folgt. Der Fuß des Patienten stützt sich auf die Hüfte des Behandlers.

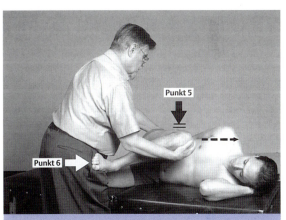

Abb. 8.42 Punkt 5 und 6
Wenn das Os coxae sich so weit in der freiesten Ebene dreht, dass sich das Sakrum gerade nicht mitbewegt, widersteht die Hand am Knie der mit mittlerer Kraft ausgeführten Kontraktion der Hüftadduktoren. Die Finger befinden sich an der medialen Knieseite (Punkt 5), um gegen den nach unten gerichteten Druck des Knies zu halten. Nach der Entspannung geht der Behandler an die nächste Barriere der Rotation des Os coxae, indem er seine Hüfte gegen den Fuß des Patienten drückt (Punkt 6) und das Knie nach superior und lateral führt, um der Rotationsebene des Sakroiliakalgelenks zu folgen.

7. Widerstehen Sie mit der Hand am lateralen Knie dem aufwärts gerichteten Druck des Knies (Abb. 8.43). Fordern Sie den Patienten zur *Abduktion* der Hüfte auf: *„Drücken Sie Ihr Knie zur Decke hin."* Lassen Sie den Patienten nach einer Kontraktion von 2–3 Sekunden entspannen und gehen Sie dann durch Hüftflexion und Rotation des Os ilium um seine Transversalachse an die nächste Barriere und stellen Sie diese ein. Wiederholen Sie das Manöver dreimal. Dieser Schritt entspricht den Punkten 5 und 6, außer dass jetzt *abduziert* statt *adduziert* wird.
8. Jetzt sollte die Hüftflexion ausreichend erhöht worden sein, so dass Sie Ihren Arm zwischen Knie und Rippen des Patienten bringen können (Abb. 8.44 und 8.45). So können Sie leichter den Widerstand gegen die Extensionsbemühungen halten. Bitten Sie jetzt den Patienten, die Hüfte gegen Ihren Widerstand zu extendieren: *„Drücken Sie Ihren Fuß gegen mich."* Wenn Sie das Gefühl haben, sicher zu stehen, ermutigen Sie den Patienten, stärker zu drücken. *„Versuchen Sie, mich mit Ihrem Fuß von sich weg zu stoßen."* Mit der Hand auf dem Brustkorb des Patienten können Sie auch einem unerwartet starken Druck standhalten. Bei dieser Technik sollte die Kraft möglichst groß sein, weil das Ziel der Kontraktion die Aufweitung des Sakroiliakalgelenks ist, wodurch seine Bewegungsfreiheit erhöht wird.
9. Wie üblich sind drei Wiederholungen der isometrischen Kontraktion mit anschließender Entspannung und Neueinstellung zur Korrektur nötig. Die palpierenden Finger im Sulcus sacralis können jedoch eine signifikante Bewegung während einer Neueinstellungsprozedur registrieren, wodurch die weitere Behandlung überflüssig wird, ganz gleich in welcher Phase des Behandlungsablaufs Sie sich gerade befinden.
10. Prüfen Sie erneut die Symmetrie der SIAS. Bei fortdauernder Asymmetrie ohne signifikante Release-Bewegung, sollten Sie die Prozedur wiederholen und davon ausgehen, dass die Einstellung beim ersten Mal nicht präzise genug war. Wenn Sie einen Release gefühlt haben, aber die Asymmetrie fortbesteht, sollten Sie dem Patienten das Verfahren im Stehen zur täglichen häuslichen Anwendung zwischen den Praxisbesuchen beibringen. Sehr chronische Rotationsdysfunktionen des Os coxae korrigieren sich manchmal schrittweise, was diese Dysfunktion in gewisser Weise einzigartig macht. Fast alle anderen somatischen Dysfunktionen lassen sich nach einem Behandlungsdurchlauf mit MET vollständig korrigieren.

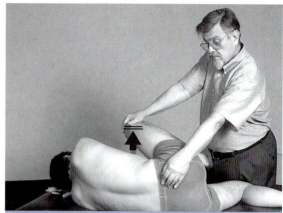

Abb. 8.43 Widerstand gegen die isometrische Abduktion
Die Hand des Behandlers liegt lateral auf dem Knie. Die linke Hand überwacht den Sulcus sacralis. **Punkt 7:** Behandlung einer Anteriorrotation des Os coxae rechts.

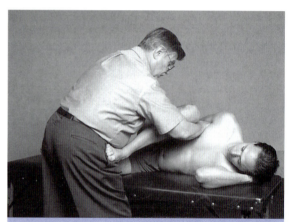

Abb. 8.44 Punkt 8
Dieser Schritt sollte immer zuletzt durchgeführt werden, nachdem der Behandler durch vorbereitende Hüftflexion eine sichere Widerstandsposition erwirkt hat.

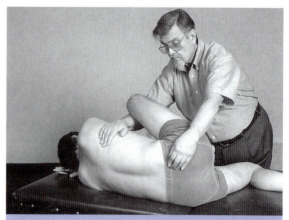

Abb. 8.45 Das Herangehen an die Barriere nach den Extensionsbemühungen erfolgt durch Druck der Hüfte gegen den Fuß.

Behandlung einer Anteriorrotation des Os coxae rechts in Bauchlage

Mitchell sen. behandelte die Anteriorrotation des Os coxae in Bauchlage. Es sind bei dieser Technik weniger Schritte erforderlich, jedoch ist sie nicht so effektiv wie die Technik in Seitenlage.

1. Der Patient liegt nahe bei Ihnen am Rand des Behandlungstisches auf dem Bauch. Das Bein sollte er vom Tisch herabhängen lassen können. Nur die normale Beckenhälfte bleibt auf dem Tisch.
2. Sie stehen an der zu behandelnden Seite, etwas unterhalb des Gesäßes des Patienten.
3. Die Ausgangsposition zeigt Abb. 8.46 A. Das Knie des herabhängenden Beins wird etwa 90° gebeugt, so dass Sie sich den Fuß auf Ihr patientennahes Knie setzen können. Sie können den Fuß dort auch sichern, indem Sie ihn zwischen Ihre Knie klemmen.
4. Ihre Hand erfasst das gebeugte Knie des Patienten und sichert den Fuß auf Ihrem Knie weiter, indem Sie es gegen Ihr Knie ziehen. Führen Sie das Patientenknie mit Ihrer Hand in die freieste Rotationsebene des Os coxae, was gewöhnlich eine leichte Abduktion bedeutet.
5. Ihre andere Hand palpiert den Sulcus sacralis, um iliosakrale Rotationsbewegungen zu registrieren, während Sie das Bein durch die Ebene der freiesten posterioren Rotation des Os ilium führen, indem Sie durch eigene Kniebeugung gegen den Fuß des Patienten drücken. Beenden Sie die Bewegung, bevor das Os ilium das Sakrum bewegt.
6. Behalten Sie die oben beschriebene Position bei und fordern Sie den Patienten zur Hüftextension gegen Ihren Widerstand auf: *„Drücken Sie mit einer Kraft von etwa 10 kg den Fuß nach hinten gegen mich."* (Warten Sie 3 Sekunden.) *„Und entspannen Sie."*
7. Gehen Sie während der postisometrischen Entspannungsphase an die nächste Barriere, die durch die Kontraktion entstanden ist (Abb. 8.46 B). Eine vergrößerte Hüftflexion wurde erreicht. Überwachen Sie weiter das Sakrum und stoppen Sie die posteriore Rotation des Os coxae, bevor sich das Sakrum mitbewegt. Lassen Sie dann den Patienten die Punkte 5 und 6 dreimal wiederholen.
8. Prüfen Sie erneut in Rückenlage die Symmetrie der SIAS. Eine ggf. erforderliche weitere Behandlung sollte zu einem anderen Zeitpunkt erfolgen.

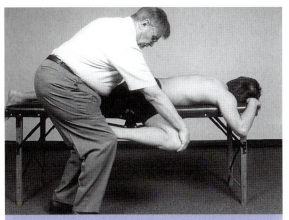

Abb. 8.46 A Behandlung einer Anteriorrotation des Os coxae in Bauchlage

Während der Fuß gegen das linke Knie drückt, kontaktiert das rechte Knie den Fuß lateral, um seine Position zu stabilisieren. Eine leichte Erhöhung der Hüftflexion des Patienten wird durch leichte Beugung des abgestützten Knies während der postisometrischen Kontraktion erreicht. Die Palpation des Sulcus sacralis erleichtert die Führung des Os coxae in seiner freiesten Ebene. Eine anhaltende Kompression des Patientenknies in das Azetabulum stabilisiert die inferiore Transversalachse für die Rotation des Os coxae.

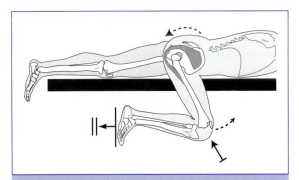

Abb. 8.46 B Behandlung einer Anteriorrotation des Os coxae in Bauchlage

Obwohl diese Methode sehr der Behandlung einer inferioren pubischen Subluxation ähnelt, sind einige Schlüsselelemente des Verfahrens durch die Wendung des Patienten von der Rücken- in die Bauchlage leichter durchzuführen. Die Stabilisierung der inferioren Transversalachse, um die sich das Os coxae drehen muss, erfolgt durch proximalen Druck über den flektierten Femur in das Azetabulum, welches das Os coxae nach unten zum Sakrum zieht. Der Hüftextension kann auf einfachere Weise ein Widerstand entgegengesetzt werden, und sie wird mit den Knien kontrolliert. Am wichtigsten ist, dass der Sulcus sacralis der palpatorischen Lokalisation zugänglich bleibt.

Selbstbehandlung einer Anteriorrotation des Os coxae rechts im Stehen

Die „Schuhbindetechnik des Balletttänzers", d.h. auf die unbequem-umständliche Art, ist eine alternative Selbstbehandlungstechnik zur Behandlung rezidivierender oder behandlungsresistenter Anteriorrotationen des Os coxae. Der Patient stellt seinen rechten Fuß auf die Sitzfläche eines Stuhls und streckt dann beide Hände zum linken Fuß auf dem Boden hinunter. In dieser maximalen Flexionsposition bleibend, atmet der Patient dreimal tief ein und aus und streckt sich nach jeder Ausatmung ein wenig weiter zum linken Fuß hin. Dies kann 1- bis 6-mal täglich zu Hause durchgeführt werden.

Vorgehen
1. Setzen Sie Ihren rechten Fuß auf einen Stuhl oder Hocker.
2. Versuchen Sie, während Ihr linkes Bein gestreckt ist, Ihren „linken Schuh zuzubinden" (Abb. 8.47).
3. Wenn Sie Ihren Fuß nicht erreichen können, atmen Sie tief ein und aus und versuchen es erneut.
4. Wenn Sie ihn immer noch nicht erreichen können, atmen Sie wiederum tief ein und aus und versuchen es erneut.
5. Wenn es immer noch nicht gelingt, hören Sie auf und probieren es später erneut.
6. Wenn Sie Ihren Fuß erreichen können, benötigen Sie die Behandlung wahrscheinlich nicht.

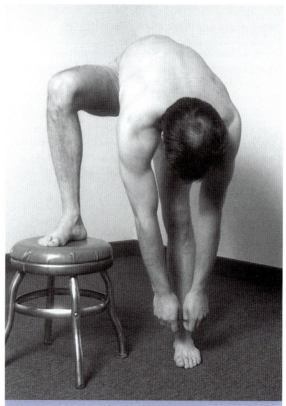

Abb. 8.47 Selbstbehandlung einer Anteriorrotation des Os coxae nach rechts durch die „Schuhbindetechnik des Balletttänzers".

Behandlung einer Posteriorrotation des Os coxae

Behandlung einer Posteriorrotation des Os coxae links

Zur Behandlung einer Posteriorrotation des Os coxae nach links stehen Sie auf der rechten Seite des Patienten, der auf einem niedrigen Tisch nah bei Ihnen auf dem Bauch liegt. Führen sie Ihre linke Hand von der lateralen Seite des linken Knies direkt unter die Patella. Wenn Sie Ihren linken Arm gerade halten, erhöht sich die Hebelkraft und Muskelenergie wird gespart, und Sie können das Bein mit Ihrem Körpergewicht heben anstatt mit Ihrer Armmuskulatur. Wenn Sie das Bein des Patienten an der proximalen Tibia anheben, muss der Patient das Bein entspannt lassen, so dass das Gewicht des Fußes das Knie in Extension hält. Wenn das Knie nicht in Extension gehalten wird, müssen Sie das Bein weiter oben in Richtung der Rotationsachse halten, wodurch Sie etwas Hebelkraft einbüßen.

Legen Sie Ihre rechte Hand auf die laterale superiore Seite der Crista des linken Os ilium, möglichst weit von der inferioren Transversalachse entfernt. Dies dient sowohl der Unterstützung der Rotation nach anterior als auch der Überwachung der freiesten Rotationsebene während der Einstellung an der Barriere. Diese Ebene wird über den Abduktionswinkel des angehobenen Beins kontrolliert. Heben Sie das Bein vom Tisch. Dies gelingt am einfachsten, wenn Sie möglichst nahe am Kopf des Patienten stehen und Ihren Rumpf zum Kopfende des Behandlungstisches hin neigen. Fühlen Sie die anteriore Rotation des linken Os coxae und adduzieren oder abduzieren Sie das Bein, um die Ebene zu finden, welche dies maximiert. Während Sie das linke Os ilium an seiner anterioren Rotationsbarriere halten, d.h. bevor sich das Sakrum und das übrige Becken mitbewegen, setzen Sie einen Widerstand, während der Patient nach Aufforderung das Bein mit einer Kraft von 5–10 kg zum Tisch hin zieht. Nach der vollständigen Entspannung wird das linke Os ilium an der neuen Barriere erneut eingestellt, indem die Crista nach vorne gedrückt und das Bein weiter angehoben wird.

Behandlung einer Posteriorrotation des Os coxae links in Bauchlage

1. Der Patient liegt am besten auf einem sehr niedrigen Behandlungstisch auf dem Bauch. Es ist hilfreich, wenn er möglichst nah bei Ihnen am Rand des Behandlungstisches liegt.
2. Sie stehen auf der *gegenüberliegenden* Seite der Läsion.
3. Ihre Hand fasst das Knie der zu behandelnden Seite von anterior. Fassen Sie nicht von medial unter das Knie, sondern strecken Sie den Arm zur gegenüberliegenden Seite aus. Drehen die Handfläche zu sich hin und gehen Sie gleich distal der Patella unter das Knie. Halten Sie den Ellbogen gestreckt.
4. Ihre andere Hand liegt auf der lumbalen Flanke mit dem Thenar auf dem am weitesten superior gelegenen Teil der Crista iliaca posterior (Abb. 8.48 A und B).
5. Heben Sie das Bein und extendieren Sie die Hüfte, indem Sie mit gestrecktem Ellbogen Ihren Körper zum Kopfende des Behandlungstisches neigen. Wenn sich das Knie beugt, bitten Sie den Patienten, das Bein ganz zu entspannen und durch das Gewicht des Fußes das Knie strecken zu lassen. Suchen Sie den Abduktionswinkel, bei dem das Gefühl der Anteriorrotation der Crista iliaca an Ihrer Hand auf der Crista am stärksten ist. Gehen Sie bis an das Limit der Anteriorrotation in dieser Ebene und hören Sie auf, bevor das Sakrum vom Os ilium mitgezogen wird. Dieses Gefühl der Barriere wird indirekt beobachtet, während das Gefühl für die allmähliche Veränderung über die Crista iliaca wahrgenommen wird.
6. Halten Sie die oben beschriebene Extensionsposition, und lassen Sie den Patienten versuchen, die Hüfte zu beugen, während Sie seinen Anstrengungen entgegenwirken. Dann lassen Sie ihn entspannen: *„Ziehen Sie Ihr Bein mit etwa 5 kg Kraft zum Tisch hin."* (Warten Sie 2 Sekunden.) *„Und entspannen Sie."*
7. Gehen Sie während der postisometrischen Entspannung zur nächsten Barriere, die durch die isometrische Kontraktion erzeugt wurde, wobei Sie eine zusätzliche Anteriorrotation des Os coxae in der freiesten Ebene des Gelenks erreichen.
8. Gewöhnlich sind drei Wiederholungen für eine Korrektur erforderlich. Wenn es zum Release kommt, fühlen Sie das, aber häufig ist er dafür auch zu subtil. Prüfen Sie immer die Symmetrie der SIAS in Rückenlage, und wiederholen Sie ggf. die Behandlung. Die Betrachtungen zur Behandlung der Anteriorrotation des Os coxae rechts gelten auch hier, allerdings ist Chronizität hier ein geringeres Problem.

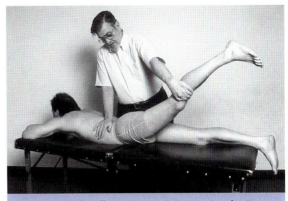

Abb. 8.48 A   Behandlung einer Posteriorrotation des Os coxae in Bauchlage
Das Anheben des Beins fällt viel leichter, wenn man es unterhalb des Knies fasst (längerer Hebel) und das Körpergewicht einsetzt anstatt der Armmuskulatur. Das Prinzip des längeren Hebels lässt sich auch auf die Hand auf der Crista iliaca anwenden. Erinnern Sie sich daran, dass sich die Rotationsachse am inferioren Pol des Sakroiliakalgelenks befindet, und die rechte Hand sie stabilisiert.

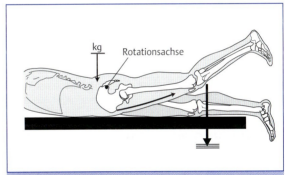

Abb. 8.48 B   Mechanik der Behandlung einer Posteriorrotation des Os coxae in Bauchlage
Die Visualisierung der inferioren Transversalachse hilft dabei, sie stabil zu halten. Die isotonische Kontraktion des M. rectus femoris unterstützt den anterioren Druck des Behandlers auf die Crista iliaca zur Drehung des Os coxae nach anterior.

Entwickeln Sie Ihre eigene Technik

Inzwischen hat der Leser sicherlich eine ausreichende Vorstellung von den Prinzipien der MET, um mit zahlreichen klinischen Problemen effektiv umgehen zu können. Manche Behandler sind z. B. nicht groß genug, um die zuvor beschriebene Methode gut umsetzen zu können. Wenn Sie zu klein sind oder der Behandlungstisch zu hoch ist, können Sie diese Methode auch in Seitenlage durchführen. Wie würden Sie die Technik umschreiben und dabei die zugrunde liegenden Prinzipien berücksichtigen? Beantworten Sie sich folgende Fragen: 1. Wie lässt sich am einfachsten das Bein während der Hüftextension bei leichter Abduktion stützen und kontrollieren? 2. Wo platziert man die Hand, um die iliosakrale Rotation in der freiesten Ebene zu überwachen und den größten Hebel an der Crista anzusetzen, um das Os coxae nach vorne bis zur Barriere zu führen? 3. Welche Körperhaltung bietet den größten Halt? 4. Welche relevante Muskelkontraktion fordern Sie vom Patienten unter Berücksichtigung Ihrer Fähigkeit einen Widerstand gegen die Beinbewegung zu setzen und diesen auch zu halten? Gibt es Alternativen zur isometrischen Hüftflexion? Bedenken Sie, wie die Muskelgruppen zur Behandlung der Anteriorrotation des Os coxae rechts eingesetzt wurden. Wenn Sie sich dies alles überlegt haben, haben Sie wahrscheinlich eine Technik, die der nachfolgend beschriebenen zweiten Alternative sehr nahe kommt.

5. Ihre unterstützende Hand (im Unterhandgriff, weil sie stützen und Widerstand bieten muss) variiert die Abduktion des Femurs, um die Ebene der maximalen anterioren Rotation zu finden, welche an der Barriere stoppt, bevor das Sakrum sich mit dem Os ilium bewegt.
6. Halten Sie die oben beschriebene Position und lassen Sie den Patienten versuchen, die Hüfte zu beugen, während Sie seiner Kraft entgegenwirken. Dann lassen Sie ihn entspannen: *„Ziehen Sie Ihr Bein nach vorne."* (Warten Sie 2 Sekunden.) *„Und entspannen Sie."* Eine vernünftige Alternative ist es, den Patienten das Bein abduzieren zu lassen. Das Gewicht des Beins kann ein ausreichendes Gegengewicht darstellen und den Behandler schonen: *„Heben Sie Ihr Knie zur Decke hin."* Eine Adduktion mit Widerstand ist zwar anstrengender, jedoch eine vernünftige Option.
7. Stellen Sie die neue Barriere der Anteriorrotation durch Hüftextension in der freiesten Ebene des Sakroiliakalgelenks ein. Lassen Sie den Patienten die Punkte 4–6 dreimal wiederholen.
8. Gewöhnlich sind drei Wiederholungen für eine Korrektur erforderlich. Wenn es zum Release kommt, können Sie das fühlen, aber nicht selten ist er dafür zu subtil. Prüfen Sie immer die Symmetrie der SIAS in Rückenlage, und wiederholen Sie ggf. die Behandlung.

Behandlung einer Posteriorrotation des Os coxae links in Seitenlage

1. Der Patient liegt auf der nichtbetroffenen Seite. Für eine bequemere Lage sollte ein Kissen unter Kopf und Hals gelegt werden.
2. Sie stehen hinter dem Patienten an der Seite des Behandlungstisches.
3. Abb. 8.49 zeigt die Ausgangsposition. Das obere Bein wird in der Hüfte extendiert und leicht abduziert, so dass es sich ganz vom untenliegenden Bein löst. Dies erreichen Sie am besten durch Unterstützung des gebeugten Knies mit Hand und Arm und einem Schritt nach hinten.
4. Ihre Hand auf der Crista iliaca (für einen maximalen Hebeleffekt superior der SIPS) achtet auf das Gefühl einer Anteriorrotation des Os coxae am Sakrum in der freiesten Ebene. Ihr Arm sollte beinahe horizontal stehen oder die Crista iliaca sogar leicht nach oben drücken.

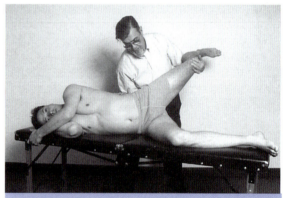

Abb. 8.49 Behandlung einer Posteriorrotation des Os coxae in Seitenlage
Vermeiden Sie es, durch Tiefhaltung des Ellbogens auf der Crista iliaca nach medial zu drücken. Die Hand liegt so weit wie möglich superior auf der Crista iliaca, um einen größtmöglichen Hebel zur Rotation um die inferiore Transversalachse zu haben.

Sakroiliakale respiratorische Dysfunktion

Nachdem in diesem Text zahlreiche Verweise auf die respiratorische Bewegung des Sakroiliakalgelenks gegeben wurden, stellen wir Ihnen nun eine klinische Methode zur Untersuchung und Evaluation dieser Bewegung vor. Die offensichtlichste klinische Bedeutung hat sie im Hinblick auf die respiratorischen und zirkulatorischen Mechanismen des gesamten Körpers. Man betrachte nur die zusätzliche Atemarbeit durch den Verlust der respiratorischen Mobilität eines Sakroiliakalgelenks. Jeder Atemzug bewegt dann das Gewicht eines halben Beckens vor und zurück – und das 23 000-mal am Tag!

Die respiratorische Bewegung des Sakroiliakalgelenks lässt sich durch direkte Inspektion untersuchen. Der Flexionstest, der dynamische Beinlängentest oder Storch-Test sind bei der Beurteilung der respiratorischen Beckenbewegung nur von geringem Nutzen, weil sie von einer respiratorischen Einschränkung kaum betroffen sind. Bei einer kraniosakralen Untersuchung kann man eine Einschränkung komplett übersehen, weil man einfach nicht danach sucht. In den meisten Fällen ist die Haut über dem Tuberculum glutaeale an den Grübchen fest mit den Tubercula verbunden und bewegt sich mit der Crista iliaca. Ganz ähnlich bewegt sich die Haut über der Crista mediana des Sakrums mit diesem. Hautfreundliche Stifte oder Aufkleber, die man über diesen Orientierungspunkten anbringt, ermöglichen die Beobachtung der Relativbewegungen des Sakrums und der Ossa ilia bei vertiefter Atmung (Abb. 8.50). Sie können natürlich auch die Daumen benutzen, wenn Sie keine geeigneten Stifte oder Aufkleber zur Hand haben. Bei tiefer Einatmung verschieben sich die Orientierungspunkte nach inferior. **Die Markierungen auf dem Sakrum sollten sich jedoch 3 mm weiter nach inferior bewegen als die Markierungen auf den Grübchen.** Bei einer einseitigen respiratorischen Einschränkung bewegt sich das Grübchen der betroffenen Seite bei tiefer Einatmung weiter nach inferior als auf der normalen Seite.

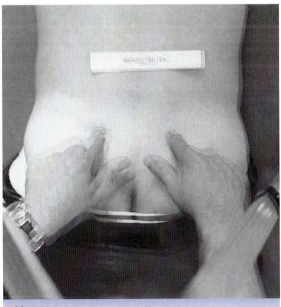

Abb. 8.50 A

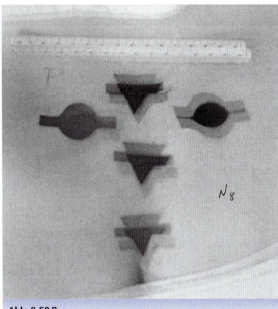

Abb. 8.50 B

Abb. 8.50 A und B Zwei Methoden zur Beobachtung einer sakroiliakalen respiratorischen Einschränkung
Die obigen Abbildungen sind absichtliche Doppelaufnahmen, die gleichzeitig die Einatem- und Ausatempositionen der Orientierungspunkte zeigen. In (**A**) liegen die Zeigefinger auf den beiden SIPS, die Sie während eines tiefen Atemzuges verfolgen. Eine respiratorische Einschränkung lässt die SIPS auf der betroffenen Seite weiter nach inferior gelangen als auf der normalen Seite, was auf der Doppelbelichtungsaufnahme erkennbar wird. Bei tiefer Einatmung sollte die Kaudalbewegung der Hand 3 mm größer sein als die Kaudalbewegung der SIPS. In (**B**) wurden Aufkleber über den Tubercula glutaealea und der Crista mediana sacralis platziert und mit einer Doppelbelichtung fotografiert, um die unterschiedlichen Positionen bei Ein- und Ausatmung des Sakrums gegenüber den Ossa ilia zu demonstrieren. Man beachte, dass sich rechts die Marker des Sakrums und der Tubercula glutaealea parallel bewegt haben, während die Marker auf der linken Seite ihre Position gar nicht veränderten, was eine normale respiratorische Bewegung links und eine eingeschränkte Bewegung rechts anzeigt. In der klinischen Praxis würde man statt der Aufkleber Hände und Finger verwenden, um diese relativen respiratorischen Bewegungen zu untersuchen.

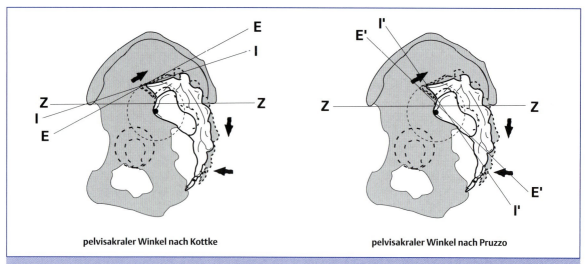

Abb. 8.51 Rotationsachsen der sakroiliakalen respiratorischen Bewegung
Respiratorische Achsen des Sakrums (Höhe S2) bei Ein- und Ausatmung. Bei Betrachtung des Diagramms fallen folgende Punkte auf (Seitenansicht des Beckens): **1.** Die Sakrumspitze bewegt sich während der Einatmung nach anterior und bei der Ausatmung nach posterior. **2.** Die Sakrumbewegung (Blick von links) verläuft im Uhrzeigersinn während der Einatmung um die Achse nahe S2. **3.** Die Bewegung des Os ilium (Ansicht von links) erfolgt ebenfalls im Uhrzeigersinn um die Achse durch die SIPS. **4.** Laut Forschungsergebnissen weist die Crista mediana eine atemabhängige Exkursion von etwa 3 mm auf und damit mehr als das Os ilium.

Testung der sakroiliakalen respiratorischen Bewegung

Grübchen-Test

1. Der Patient liegt auf dem Bauch.
2. Sie stehen an einer Seite des Behandlungstisches und lehnen sich leicht nach vorne, um Ihr dominantes Auge direkt vertikal über dem Sakrum auszurichten.
3. Legen Sie Ihre Daumen oder Zeigefinger auf die inferioren Schrägen der Tubercula glutaealea (beidseitiger Grübchen-Test – Abb. 8.50 A).
4. Fordern Sie den Patienten zur tiefen Atmung auf: „Holen Sie tief Luft. Und atmen Sie aus."
5. Lassen Sie die Tubercula Ihre Daumen bewegen, so wie auch die Rippen bei der entsprechenden Atemtestung Ihre Finger bewegen.
6. Achten Sie auf die Bewegung Ihrer Daumen. Wenn sie sich asymmetrisch bewegen, ist die Seite, die sich bei der Einatmung weiter nach inferior bewegt, die Seite der sakroiliakalen respiratorischen Einschränkung.
7. Sind die Bewegungen symmetrisch, ist die respiratorische sakroiliakale Beweglichkeit entweder normal oder beidseits eingeschränkt.
8. Um eine Seite auf Einschränkungen zu prüfen, platzieren Sie einen Daumen auf der inferioren Schräge des Tuberculum glutaeale und den anderen auf der Crista mediana des Sakrums. Lassen Sie dann den Patienten tief einatmen. Wenn sich das Sakrum weniger als 3 mm weiter nach inferior bewegt als das Tuberculum, ist die respiratorische Beweglichkeit auf dieser Seite eingeschränkt. Der Test kann auch zur Bestätigung des Grübchen-Tests eingesetzt werden (Abb. 8.52).

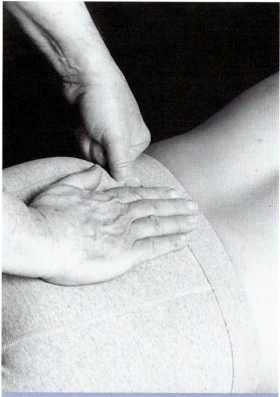

Abb. 8.52 Sakroiliakale respiratorische Einschränkung
Sie kann beidseitig und symmetrisch auftreten. In diesem Fall bewegen sich die Cristae iliacae und das Sakrum parallel zueinander. Bewegungseinschränkungen können durch gleichzeitige Beobachtung der Atembewegungen einer Hand auf dem Sakrum und eines Daumens oder Fingers auf der Crista iliaca registriert werden.

Behandlung einer sakroiliakalen respiratorischen Einschränkung

J. Gordon Zink, konzeptueller Pionier der respiratorischen-zirkulatorischen Technik, behandelte das Sakroiliakalgelenk beim Patienten in Seitenlage. Mit einer Hand auf dem Sakrum führte er eine Zirkumduktion der Hüfte und des Os coxae aus. Ausgangspunkt war eine flektierte, innenrotierte und adduzierte Position, welche die Abduktion durchlief und in Adduktion, Extension und Außenrotation endete. Die überwachende Hand auf dem Sakrum sorgte für die präzise Ausführung, die beinahe immer mit einem artikulären Knack-Geräusch des Sakroiliakalgelenks verbunden war.

Die MET-Variante der Zink-Technik geht auf die erfindungsreichen Anregungen von Thomas Schooley zurück (persönliche Mitteilung). Das Sakrum wird wie bei der Kraniosakraltherapie am Patienten in Rückenlage überwacht. Die Zirkumduktion erfolgt schrittweise mit Unterbrechungen bei jeder Einschränkung und deren Lösung durch isometrische MET. Das Verfahren trägt Elemente des dynamischen Beinlängentests und der Behandlung des Inflares oder Outflares, wobei zusätzlich die überwachende Hand unter dem Sakrum liegt (Abb. 8.53 bis 8.55).

Vorgehen

1. Der Patient liegt auf dem Rücken mit angewinkelten Knien. Die Füße stehen auf dem Behandlungstisch.
2. Während der Patient die Hüften hebt, strecken Sie Ihren Arm zwischen den Beinen hindurch und legen Ihre Hand auf die posteriore Seite des Sakrums.
3. Dann lässt der Patient das Becken auf Ihre Hand sinken und streckt die Beine aus.
4. Ihre freie Hand bewegt nun passiv das Bein auf der Seite der Einschränkung. Beginnend mit innenrotierter Adduktion, wird die Hüfte gebeugt, bis das Os ilium anfängt, das Sakrum zu bewegen. Gehen Sie von dieser Barriere wieder etwas zurück und bitten Sie den Patienten, das Knie gegen Ihre widerstehende Hand (oder Schulter) zu abduzieren: *„Drücken Sie Ihr Knie zur Seite."* (Warten Sie 2 Sekunden.) *„Und entspannen Sie"* (Abb. 8.53, 8.56 und 8.57).
5. Während der postisometrischen Entspannung gehen Sie durch Verstärkung der Adduktion und Fortführung des Zirkumduktionskreises an die nächste Barriere. Dies führt zur Aufweitung des Sakroiliakalgelenks nach posterior. Die Punkte 4 und 5 können so oft wie nötig wiederholt werden.

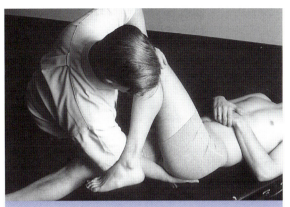

Abb. 8.53 Zirkumduktion des Os coxae – Phase der Adduktion und Innenrotation.

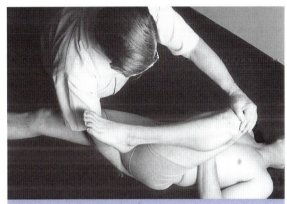

Abb. 8.54 Vollständige Hüftflexion – Phase zwischen der Adduktion und Abduktion.

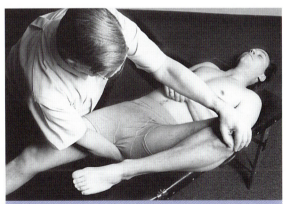

Abb. 8.55 Abduktion und Außenrotation gehen über in die Hüftextension, welche bis zur Streckung des Beins fortgesetzt wird.

6. Führen Sie den Zirkumduktionskreis durch allmähliche Reduktion der Adduktion und Innenrotation fort, während Sie sich der Hyperflexion nähern und mit der Außenrotation und Abduktion beginnen, nachdem die Hyperflexion passiert wurde. Wenn Sie eine Unterbrechung der Rundung fühlen, bleiben Sie an dieser Stelle und lassen den Patienten zwei oder drei isometrische Kontraktionen und Lösungen ausführen. Befindet sich die Unterbrechung nahe der Hyperflexionsposition, lassen Sie den Patienten isometrische Extensionen ausführen (Abb. 8.54). Kommt es während der außenrotierten Abduktionsphase zur Unterbrechung, lassen Sie den Patienten gegen Ihre widerstehende Hand adduzieren (Abb. 8.55). Dies führt zur anterioren Aufweitung des Sakroiliakalgelenks. Wenn Sie das Bein zur Extension ausstrecken, neigen die Muskelaktionen dazu, das Sakroiliakalgelenk superior aufzuweiten; bei Hyperflexion weitet sich der inferiore Teil des Sakroiliakalgelenks. Manchmal kommt es sogar zu einem Knack-Geräusch, besonders beim Durchgang durch die Abduktionsphase.
7. Lassen Sie den Patienten zur neuerlichen Untersuchung auf dem Bauch liegen. Wenn Sie dies bei einem vermeintlich Gesunden durchführen, können Sie überraschend auch einmal auf eine beidseitige sakroiliakale respiratorische Einschränkung treffen.

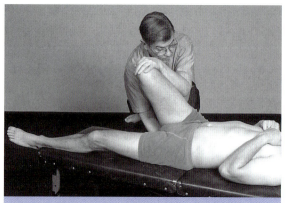

Abb. 8.56 Zirkumduktion des Os coxae – Antreffen einer Einschränkung in der Phase der Adduktion und Innenrotation.

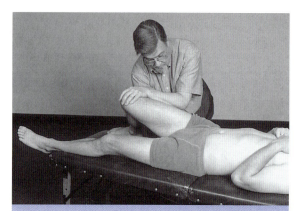

Abb. 8.57 Verstärkte Adduktion während der postisometrischen Entspannungsphase. Zur Behandlung der sakroiliakalen Respirationsstörung wird die Hüftextension in dieser Phase der Zirkumduktion fortgesetzt bis das Bein gerade ist.

Kokzygeale Dysfunktionen

Eine Asymmetrie des Os coccygis ist manchmal mit einer Kokzygodynie verbunden, doch gewöhnlich ist sie schmerzlos. Eine anhaltende Kokzygodynie ist relativ selten und kann auf eine Entzündung im oder um das Os coccygis herum zurückzuführen sein. Die Entzündungsursache kann lokal sein, wie z. B. bei einer Pilonidalzyste, ist aber meist mit einer weiter entfernten Pathologie verknüpft. Lumbosakrale Dysfunktionen sind eine häufige Ursache. Am *Ganglion impar* an der anterioren Seite des Os coccygis treffen die beiden sympathischen Hauptstränge aufeinander. Unphysiologische Bedingungen, wie Entzündung oder Stauung in der Umgebung des Ganglions, können funktionelle Störungen der Beckenorgane bewirken und Quelle kausalgischer Schmerzsyndrome sein.

Eine Stellungsasymmetrie des Os coccygis wird manchmal als allgemeines leichtes Unbehagen wahrgenommen. Auch wenn sie asymptomatisch sein kann, bedingt sie eine Störung der respiratorisch-zirkulatorischen Mechanik des Beckens, welche langfristige pathologische Konsequenzen für die Beckeneingeweide haben kann. Sie sollte also bei Entdeckung auch behandelt werden.

Das Os coccygis besteht aus drei bis fünf kleinen, mobilen Segmenten, welche verkümmerte Wirbel sind. Es dient einem nicht unbedeutenden Teil des Diaphragma pelvis, den Mm. coccygeus und levator ani, als Ansatzpunkt. Diese Muskeln bewegen das Os coccygis. Da das Schwanzwedeln beim Menschen keine wichtige soziale Funktion besitzt, wie etwa bei den Hunden, ist sein Anteil am menschlichen Wohlbefinden noch grundsätzlicher. Der **M. levator ani** hebt den Anus am Ende der Defäkation und unterstützt ihre Kontrolle.

Sein Name täuscht jedoch über seine wichtigste Funktion hinweg: die Massage des venösen Plexus in der Fossa ischiorectalis, was ein wichtiger Faktor für den Blutabfluss aus dem Becken ist. Ausgehend von der Ansatzlinie oberhalb des Foramen obturatorium und von den sakrotuberalen Ligamenten bildet der M. levator ani die mediale Wand der Fossa ischiorectalis. Die seitlichen Wände dehnen sich nach anterior zu den Schambeinen und nach posterior zu den sakrotuberalen Ligamenten aus. Der M. obturatorius internus ist Bestandteil der seitlichen Wand. Innerhalb der Fossa ischiorectalis liegen die pubischen Nerven, Arterien und großen venösen Plexus, die wie eine Herzkammer arbeiten, wenn der M. levator ani sie gegen die seitliche Wand ausdrückt. Diese „Systole" der Fossa ischiorectalis ist eine passive Aktion des M. levator ani, die durch die Einatmung verursacht wird. Die „Diastole" erfolgt bei der Ausatmung, in der sich die Venen in der Fossa wieder füllen.

Wenn eine Rotation des Os coccygis festgestellt wird, zeigt dies an, dass die Spannungen innerhalb der Muskeln des Diaphragma pelvis im Ungleichgewicht sind und die Korbform des M. levator ani verzerrt ist. Gewöhnlich hängt diese Verzerrung direkt mit der veränderten Konfiguration der Fossa ischiorectalis auf einer Seite zusammen. Die Fossa kann auf zweierlei Weise deformiert sein: 1. Schwellung der venösen Plexus oder 2. Obturation oder teilweiser Verschluss. Zur Obturation kann es bei anhaltender Inspiration kommen, wie z. B. bei Angstzuständen, und aufgrund der Oberflächenadhäsion des M. levator ani an der Fascia obturatoria. Das Wörterbuch definiert die Obturation als Verstopfung, Obstruktion oder Verschluss.

Die Stauung scheint eher zu einer Rotation des Os coccygis in die Richtung der Stauung zu führen, wohingegen die Obturation das Os coccygis eher von der betroffenen Fossa ischiorectalis fort rotiert. Wenn das so ist, ist die Stauung häufiger als die Obturation. **Empirisch gesehen, führt die Behandlung der Fossa ischiorectalis auf der Seite der kokzygealen Rotation meistens zur Begradigung des Os coccygis.** Wenn dies nicht der Fall ist, begradigt die Behandlung der anderen Seite das Os coccygis.

Eine manuelle Behandlungstechnik für die Fossa ischiorectalis wurde von Mitchell sen. unter dem Namen „Hämorrhoidenbehandlung durch die Hose" eingeführt. Bei der Behandlung werden die Fingerspitzen von einem Punkt gleich medial der Tuberositas des Os ischii geduldig und beharrlich in die Fossa ischiorectalis gezwängt, bis eine Bewegung des M. levator ani bei ruhiger Atmung gefühlt werden kann. Die Prozedur kann eine Minute oder länger dauern, und eventuell tun Ihnen anschließend die Finger weh. Allerdings lässt sich die Zeit durch Einsatz der MET erheblich verkürzen.

Wenn Sie den Patienten husten lassen, kommt es zu abrupten Kontraktionen des M. levator ani, wodurch die Entstauung des venösen Plexus beschleunigt oder die Oberflächenspannung auf der Fascia obturatoria durchbrochen wird.

Oft lässt sich diese Behandlung ganz vermeiden, wenn der Patient kurze Serien von Beckenbodenkontraktionen durchführt (etwa 30 Wiederholungen). Das Beckenbodentraining (Kegel-Übung) besteht aus rhythmischen Kontraktionen und Entspannungen der Beckenbodenmuskulatur. Die Erklärung für den Patienten gestaltet sich dadurch schwieriger, dass die Methode nicht demonstriert werden kann, sondern mit Worten beschrieben werden muss. Offenbar verstehen die meisten Menschen die Formulierung: *„Ziehen Sie den Anus ein, und lassen Sie ihn wieder los."* Eine Kontraktion pro Sekunde ist eine geeignete Frequenz (siehe Kapitel 4, Dysfunktion und Fehlstellung des Os coccygis).

Evaluation der kokzygealen Dysfunktion

Untersuchung des Os coccygis auf Rotation

1. Der Patient liegt auf dem Bauch.
2. Sie stehen an der Seite des Behandlungstisches und schauen gerade auf das Becken herab.
3. Identifizieren Sie stereognostisch die Anguli laterales inferiores des Sakrums (Segment S5).
4. Drücken Sie Ihre Daumenkuppen in das Becken und halten Sie die Daumenspitzen beidseits der Mittellinie direkt inferior des Segments S5 etwa 1 cm auseinander. Drücken Sie Ihre Daumen nach anterior-superior in die glutaeale Muskelmasse, bis Sie den harten kokzygealen Querfortsatz fühlen (Abb. 8.58).
5. Beobachten Sie die Symmetrie der Daumenposition, so wie Sie auch jeden anderen Wirbel auf Rotation hin prüfen würden. Die Rotation des Os coccygis wird in Relation zum Sakrum beschrieben (im Gegensatz zu anderen Wirbelsegmenten, deren Rotationsstellung mit dem inferioren Knochen verglichen wird).
6. Fühlen und beobachten Sie jedes Segment des Os coccygis, bis Sie an seiner Spitze angelangt sind. Gewöhnlich beginnt die Rotation im ersten kokzygealen Segment, doch kann auch eine „intrakokzygeale" Rotation vorliegen, z. B. als Rotation des zweiten Segments auf dem ersten.
7. Achten Sie auch auf eine Anteflexion oder seitliche Abweichung des Os coccygis. Jede dieser Fehlstellungen kann auf die Spannungsverhältnisse im Diaphragma pelvis zurückzuführen sein und wird als kokzygeale Dysfunktion eingeordnet und behandelt. Fehlstellungen, die nach einer Behandlung bestehen bleiben, können auf eine alte Fraktur oder auf eine Ankylose zurückgehen.

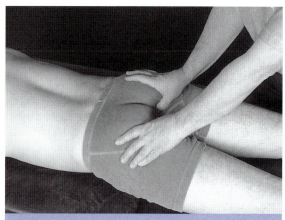

Abb. 8.58 Palpation des Os coccygis
Das Os coccygis kann aus bis zu fünf Wirbeln bestehen. Stellen Sie palpatorisch fest, ob die Querfortsätze rotiert, seitgeneigt oder exzessiv flektiert oder extendiert sind. Wenn Sie palpatorisch feststellen, dass das Os coccygis zu einer Seite rotiert ist, ist das ein Hinweis dafür, dass eine Seite des Diaphragma pelvis nicht optimal funktioniert. Die eingeschränkte Seite kann gelähmt, gehemmt oder durch Oberflächenspannung an der Fascia obturatoria angehängt sein. Eine Beckenbodengymnastik mit 20–30 Kontraktionen (Kegel-Training) begradigt üblicherweise das Os coccygis. Wichtiger als die Begradigung des Os coccygis ist die Wiederherstellung der venös-lymphatischen Pumpaktion der Atembewegungen des Diaphragma pelvis, wodurch eine passive Stauung in den Beckenorganen und den Stützgeweben verhindert wird.

Behandlung der kokzygealen Dysfunktion

Fossa-ischiorectalis-Technik

1. Der Patient liegt auf der Seite. Für eine bequemere Lage sollte ein Kissen unter Kopf und Hals gelegt werden. Hüfte und Knie werden rechtwinkelig gebeugt. Die zu behandelnde Seite kann oben oder unten liegen, wobei Letzteres für den Patienten oft unangenehmer ist.
2. Identifizieren Sie stereognostisch die inferiore Seite des Tuber ischiadicum.
3. Gleiten Sie mit Ihren Fingerspitzen entlang der medialen Seite des Os ischii nach superior und richten Sie den Druck auf die Sakrumbasis. Es empfiehlt sich, zwei oder drei Finger gerade und fest aneinander zu legen, um ihre Rigidität zu erhöhen. Ebenso sollten Ellbogen, Unterarm, Handgelenk und Hand eine Linie bilden (Abb. 8.59). Halten Sie auch Ihre Fingernägel so kurz wie möglich.
4. Wenn Ihre Fingerspitzen auf einen Weichteilwiderstand stoßen, lassen Sie die Finger dort und bitten den Patienten, einmal zu husten. Nach dem Husten erhöhen sie den Druck ein wenig, um die Finger etwas weiter in die Fossa ischiorectalis bewegen zu können. Lassen Sie ggf. das Husten wiederholen.
5. Dringen Sie weiter in die Fossa vor, bis Ihre Finger die Atembewegungen des *M. levator ani* bei ruhiger Atmung registrieren (gewöhnlich an der Rückseite der Finger). Weisen Sie den Patienten nicht bei der Atmung an, um zu prüfen, ob Sie es fühlen können. Es sollte eine ruhige Atmung palpabel sein. Wenn nicht, dringen Sie weiter in die Fossa vor. Seien Sie geduldig, denn hier ist etwas Zeit erforderlich!
6. Während Sie in die Fossa vordringen, prüfen Sie anterior und posterior ob eine Obturation vorliegt. Bedenken Sie, dass sich der potenzielle Raum der Fossa ischiorectalis vom Ramus ossi pubis bis zum Lig. sacrotuberale erstreckt.

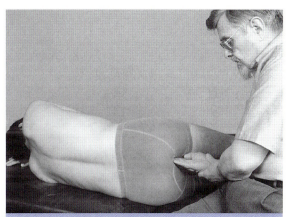

Abb. 8.59 A Fossa-ischiorectalis-Technik
Halten Sie Ihre Finger gerade und aneinander gepresst, um die Hand strukturell zu verstärken. Bleiben Sie nahe am Os ischii.

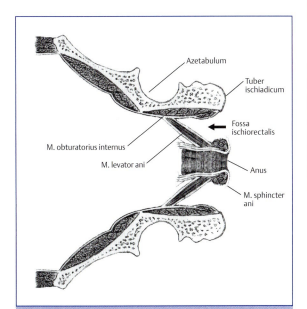

Abb. 8.59 B Fossa ischiorectalis im Verhältnis zum Tuber ischiadicum.

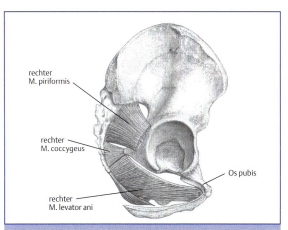

Abb. 8.59 C Die rechte Fossa ischiorectalis
Teile des Os pubis und des Os ischii wurden entlang des M. obturatorius entfernt, was einen Blick auf den M. levator ani ermöglicht, der die mediale Wand der Fossa ischiorectalis bildet.

Tabelle 8 B   Diagnosetafel des Beckens
Kennzeichen somatischer Dysfunktionen des Beckens
Die folgende Tabelle bietet unilaterale Beispiele der wichtigsten Läsionen des Beckens (oberste Zeile) im MET-Modell und die mit diesen verbundenen diagnostischen Befunde an den Orientierungspunkten (linke Spalte). Kontralaterale Befunde lassen sich durch Umkehrung der Ergebnisse ableiten.

Orientierungs-punktpositionen und/oder spezifische Testergebnisse bei einer bestimmten Diagnose	Diagnose							
	anatomische Beinverkürzung links	inferiore Crista pubica rechts	superiore Subluxation des Os coxae rechts	links torquiertes Sakrum um die linke Schrägachse	links torquiertes Sakrum um die rechte Schrägachse	flektiertes Sakrum links	Anteriorrotation des Os coxae rechts	Flare-Läsion des Os ilium rechts
Höhentest der Crista iliaca im Stehen – Seite der inferioren Verlagerung	linke Seite	variabel	nicht anwendbar	variabel – eher links	variabel	variabel – eher rechts	variabel	nicht anwendbar
Höhentest der Crista pubica im Stehen – Seite der Verlagerung nach inferior	nicht anwendbar	rechte Seite	nicht anwendbar	nicht anwendbar	nicht anwendbar	nicht anwendbar	nicht anwendbar	nicht anwendbar
Tuber ischiadicum in Bauchlage – Seite der Verlagerung nach superior	nicht anwendbar	nicht anwendbar	rechte Seite	nicht anwendbar	nicht anwendbar	nicht anwendbar	nicht anwendbar	nicht anwendbar
Spannung des Lig. sacrotuberale – lockere Seite	nicht anwendbar	nicht anwendbar	rechte Seite	nicht anwendbar	nicht anwendbar	nicht anwendbar	nicht anwendbar	nicht anwendbar
Flexionstest im Stehen – SIPS positiv	nicht anwendbar	rechte Seite ++	rechte Seite ++	rechte Seite +	linke Seite +	linke Seite +	rechte Seite ++	rechte Seite ++
Flexionstest im Sitzen – SIPS positiv	nicht anwendbar	rechte Seite +	rechte Seite ++	rechte Seite ++	linke Seite ++	linke Seite ++	rechte Seite +	rechte Seite +
posteriore ALI-Verlagerung	nicht anwendbar	nicht anwendbar	nicht anwendbar	linke Seite ++	linke Seite ++	linke Seite +	nicht anwendbar	nicht anwendbar
inferiore ALI-Verlagerung	nicht anwendbar	nicht anwendbar	nicht anwendbar	linke Seite +	linke Seite +	linke Seite ++	nicht anwendbar	nicht anwendbar
posteriore ALI-Verlagerung in Sphinx-Position	nicht anwendbar	nicht anwendbar	nicht anwendbar	symmetrisch	mehr posterior	nicht anwendbar	nicht anwendbar	nicht anwendbar
vertiefter Sulcus sacralis	nicht anwendbar	nicht anwendbar	nicht anwendbar	rechte Seite	rechte Seite	linke Seite	nicht anwendbar	nicht anwendbar
Rotationsrichtung von L5	nicht anwendbar	nicht anwendbar	nicht anwendbar	rechte Seite	rechte Seite	linke Seite	nicht anwendbar	nicht anwendbar
Beinverkürzung in Bauchlage	linke Seite	variabel	rechte Seite	linke Seite ++	linke Seite ++	rechte Seite ++	linke Seite +	linke Seite
Beinverkürzung in Rückenlage	linke Seite	variabel	rechte Seite	linke Seite +	linke Seite +	rechte Seite +	linke Seite ++	nicht anwendbar
SIPS-Position in Bauchlage – inferiore Seite	nicht anwendbar	variabel	variabel	linke Seite ++	linke Seite ++	nicht anwendbar	linke Seite +	nicht anwendbar
SIAS-Position in Rückenlage – inferiore Seite	nicht anwendbar	rechte Seite	variabel – eher links	rechte Seite ++	rechte Seite ++	nicht anwendbar	rechte Seite +	nicht anwendbar

Beckenbodentraining (Kegel-Übung)

Die beschriebene Behandlung ist gewöhnlich etwas unangenehm. Sie lässt sich häufig vermeiden, wenn der Patient 30 Beckenbodenkontraktionen ausführt. Diese Übung wird nach dem begründenden Gynäkologen, der auch das zweiblättrige Spekulum entwickelte, als Kegel-Übung bezeichnet. Als Training zur Entstauung des Beckens ist sie für Männer und Frauen geeignet. Die Übung lässt sich nicht demonstrieren, sondern nur mit Worten beschreiben. Es handelt sich um eine wiederholte einsekündige Kontraktion des M. levator ani. Man zieht einfach den Anus ein und löst die Spannung wieder. Es entspricht nur beinahe der unwillkürlichen Kontraktion am Ende des Stuhlgangs, da hier nicht nur der *M. levator ani*, sondern auch der *M. coccygeus* und der *M. transversus perineii* beteiligt sind.

Als Bestandteil eines täglichen Übungsprogramms kann die Kegel-Übung degenerative Erkrankungen des Beckens, einschließlich Hämorrhoiden, Zystozele, Rektozele, Rektumprolaps, Prostatahypertrophie und Dysmenorrhö verhindern.

30 Kontraktionen der Beckenbodenmuskulatur genügen im Allgemeinen, um ein rotiertes Os coccygis zu begradigen. Wenn dies nicht gelingt, sollte die Fossa-ischiorectalis-Technik angewandt werden („Hämorrhoidenbehandlung durch die Hose").

Es ist selten erforderlich, das Os coccygis mit einem Zeigefinger im Rektum zu manipulieren. Wenn dies doch erforderlich sein sollte, ist es am besten und für den Patienten am angenehmsten, indirekte ligamentäre Release-Techniken (Sutherland) einzusetzen, als direkte artikulatorische Techniken.

Im Allgemeinen ist die Kokzygodynie ein Symptom für eine lumbosakrale Belastung und nicht für eine kokzygeale Dysfunktion.

Anhang

Anhang A

Patienteninformation zum Beckengürtel

Das verschobene Becken oder Leben mit dem Beckengürtel

Bei Ihnen wurde eine Verschiebung des Kreuz-Darmbeingelenks festgestellt, die zu den sog. Minor-Dislokationen des Beckens gehört. Diese häufige Verschiebung bezeichnet man auch als superiore Subluxation des Hüftbeins. Es ist eine senkrechte Scherbewegung im Kreuz-Darmbeingelenk mit einer Schädigung der Bänder des Gelenks und einer Verlagerung des Kreuzbeins gegen das Darmbein nach unten. Sie lässt sich durch eine Fehlstellung der Sitzbeinhöcker in Bauchlage und einer Erschlaffung des Bandes zwischen dem Kreuzbein und dem oben stehenden Sitzbeinhöcker bei der Tastuntersuchung erkennen.

Die Behandlung Ihrer Beckenverschiebung erfordert das permanente Tragen eines Beckengürtels, solange Sie nicht flach im Bett liegen. Das heißt, Sie müssen den Gürtel auch beim Baden oder Duschen tragen. Sie bekommen einen zweiten Gürtel, den Sie gegen den nassen auswechseln können. Der Gürtel muss vor dem Aufstehen aus dem Bett fest und richtig anliegen. Viele Patienten, die nachts aufstehen müssen, schieben den Gürtel nur ein Stück herauf, so dass er locker um die Taille hängt, um ihn beim Aufstehen nur noch herunterziehen zu müssen. Der Beckengürtel ist nur ein Hilfsmittel, das die Beckenknochen an ihrem Platz halten soll, während die Bänder ausheilen. Die Ausheilung dauert 2–3 Monate, jedoch nur wenn die Knochen während des gesamten Zeitraums ohne Unterbrechung genau zusammengehalten wurden. Dazu wird der Gürtel zwischen dem vorderen oberen Darmbeinstachel und dem großen Rollhügel tief um das Becken geschnallt und sollte auch am Gesäß tief sitzen, so dass er beim Sitzen nicht hochrutscht.

Das verschobene Kreuzdarmbeingelenk ist keine direkte Schmerzquelle. Die Schmerzen entstehen durch Haltungsanpassung an die veränderte Stellung des Kreuzbeins.

Das Leben mit dem Beckengürtel ist kein Vergnügen. Die Verschiebung kann trotz des Gürtels immer wieder auftreten. Wenn das geschieht, muss die Ursache dafür ausfindig gemacht und in Zukunft vermieden werden, um sicherzustellen, dass das eingerichtete Kreuzdarmbeingelenk für mindestens 2 Monate stabil bleibt.

Die Gründe einer Verschiebung sind: 1. zu lockerer Gürtel, 2. falsches Heben, 3. Erschütterungen durch Hinsetzen oder falsches Treppabgehen oder 4. Drehbewegungen des Rumpfes wie z. B. beim Staubsaugen, Putzen oder Harken. Der Patient benötigt viel Ermutigung und Unterstützung bei dieser Behandlung, da erneute Verschiebungen während der ersten 2 Wochen, in denen der Gürtel getragen wird, häufig sind. Die Patienten werden entmutigt, wenn sie erkennen, dass nach einer erneuten Verschiebung die zwei Monate wieder von vorne beginnen. Häufig dauert es etwa 2 Wochen, bis man gelernt hat, so mit dem Gürtel zu leben, dass er seinen Zweck erfüllen kann. Wenn die Bänder aber ausgeheilt sind, ist das Gelenk normalerweise wieder so stark wie ein unbeschädigtes.

Deshalb ist es wichtig, dass ein Mitglied Ihrer Familie lernt, die Messungen durchzuführen, mit denen sich erkennen lässt, ob sich Ihr Becken verschoben hat oder nicht. Zur Untersuchung liegt der Patient gerade auf dem Bauch. Der Untersucher tastet mit beiden Handflächen die Sitzbeinhöcker. Dann werden die Daumen jeweils auf die am weitesten fußwärts gelegenen Stellen der Sitzbeinhöcker gelegt. Die beiden Daumen werden von oben betrachtet, um festzustellen, ob sie in gleicher Höhe oder auf der einen Seite höher oder tiefer liegen. Dann wird die Spannung der Bänder zwischen dem Kreuzbein und den Sitzbeinhöckern verglichen. Die Daumen wandern dazu von der am weitesten fußwärts gelegenen Fläche der Sitzbeinhöcker etwas zur Mitte hin, kopfwärts und leicht nach hinten in Richtung der Darmbeine. Eine Verlagerung eines Sitzbeinhöckers von mehr als 0,5 cm kopfwärts zusammen mit einer Lockerung des Bandes zwischen dem Kreuzbein und dem Sitzbein auf dieser Seite spricht für eine Verschiebung des Hüftbeins nach oben. Diese Bestimmung sollte mehrfach täglich erfolgen, damit Sie wissen, wann und warum sich das Becken eventuell verschiebt. Dadurch können Sie beim nächsten Mal Vorkehrungen treffen, um eine Verschiebung zu verhindern, während der Gürtel getragen wird.

Die Hautpflege ist wichtig. Nach dem Baden, wenn der nasse Gürtel gegen einen trockenen ausgetauscht wird, sollte die Haut unter dem Gürtel gründlich mit Alkohol oder Seife und Wasser gereinigt werden. Die Haut muss trocken sein, bevor ein neuer Gürtel angelegt wird. Auch kann eine Creme auf Aloe- oder Lanolinbasis aufgetragen werden. Unter Umständen sind an Stellen mit größeren Hautreizungen zusätzliche Polster erforderlich. Solche Stellen befinden sich meist in der Nähe des vorderen oberen Darmbeinstachels.

Kompensatorische Störungen (Blockierungen) in anderen Körperregionen können behandelt werden, während der Gürtel getragen wird, solange keine Gefahr besteht, dass es durch die Behandlung zu einer neuen Verschiebung des Kreuz-Darmbeingelenks kommt. Entzündungen unterstützen die Heilung der Bänder, so dass Beschwerden in der Lendenwirbelsäule und im Gesäß ein gutes Zeichen sein können. Man sollte gegen die Schmerzen auch keine entzündungshemmenden Schmerzmittel wie Azetylsalizylsäure oder nichtsteroidale Antiphlogistika einnehmen. Eine ausgewogene Ernährung liefert die notwendigen Bausteine für die Ausheilung: Eiweiß, Zink, Mangan, Vitamin A und C. Auch Nahrungsergänzungsmittel können hier hilfreich sein. Fragen Sie dazu Ihren Arzt

Gute Besserung!

Anhang B: Klinische Anmerkungen

Autonome Effekte

Bei der Diskussion der physiologischen Variationsbreite des menschlichen Organismus merkte A. Hollis Wolf an, dass klinische Ergebnisse sehr stark von der genetisch festgelegten physiologischen Prädisposition abhängen können, die durch das autonome Nervensystem vermittelt wird. Patienten mit einer Neigung zu einer überwiegend sympathischen Reaktion auf Belastung weisen einen Körperbau auf, bei dem der Rumpf die Extremitäten und den Hals überragt. Sie reagieren auf Stress mit hohem Blutdruck und weisen z. B. ein höheres Infarktrisiko auf. Patienten mit einem dominanten parasympathischen Nervensystem neigen eher zu chronischen Erkrankungen, Allergien und erliegen häufiger zerebrovaskulären Insulten. Wolf warnte davor, dass sich ein sympathisch dominierter Patient durch kräftige manipulative Behandlungen der Thorakolumbalregion schlechter fühlen könnte und ein parasympathisch dominierter besser. Im Gegensatz dazu kann eine kräftige Behandlung des Sakrums oder des Schädels bei Patienten mit einer Dominanz des Parasympathicus dazu führen, dass sich diese schlechter fühlen, während sich sympathisch dominierte besser fühlen. Der Habitus des parasympathisch dominierten Patienten zeigt eine Überbetonung des Beckens und der unteren Extremitäten sowie des Schädels über den Rest des Körpers, so dass sie als Persönlichkeitstyp mit großem Kopf, großen Augen, großem Becken und langen Beinen im Verhältnis zum Abdomen, Thorax und den oberen Extremitäten erscheinen.

Die periphere Verteilung des parasympathischen Nervensystems geht vom Kranium und vom Becken aus, die sympathischen Ausläufer entspringen an der BWS und LWS. Mechanische und zirkulatorische Prozesse im Becken beeinflussen somit die Funktion des parasympathischen Nervensystems.

Das Becken in der Geburtshilfe

Beckenstörungen aufgrund von Subluxationen und/oder somatischen Dysfunktionen können negative Auswirkungen auf den Geburtsverlauf haben. Die Lage und Einstellung des Fetus kann beeinflusst werden. Sakroiliakale Dysfunktionen deformieren signifikant den Geburtskanal und haben einen negativen Effekt auf die drei Wehenphasen. Betrachtet man die ligamentäre Entspannung, die sich bekanntermaßen während der Schwangerschaft entwickelt, erscheint es seltsam, dass pelvine Dysfunktionen während der Schwangerschaft fortbestehen. Wir haben jedoch schon torquierte und einseitig flektierte Sakren bei Frauen mit Wehenaktivität gesehen. Interessanterweise werden manchmal Kinder mit sakroiliakalen Dysfunktionen geboren.

Überstürzte Geburten mit anomaler Kindslage können sakroiliakale Dysfunktionen verursachen. Sutherland (Wales 1998) fand bei Frauen mit postpartaler Psychose das von ihm so genannte „Depressionssakrum" und behauptete, dass die Korrektur der sakroiliakalen Störung mit kraniosakralen Techniken die Psychose heilen könne. Eine Geburt markiert oft den Beginn einer chronischen Störung des unteren Rückens.

Ein, durch eine superiore Subluxation des Os coxae, anamnestisch instabiles Sakroiliakalgelenk kann auch bei erfolgreicher Behandlung ein Problem im Geburtsverlauf sein. Die Vaginalentbindung kann teilweise geheilte sakroiliakale Ligamente zerreißen und eine Instabilität verschlimmern. Trotz des gelegentlichen Einflusses des Hormons Relaxin bei Frauen, scheint es bei der Subluxation des Beckens keine Geschlechterpräferenz zu geben.

Vermeidbare Störungen des Reproduktionssystems

Dysfunktionen und Subluxationen des Beckens haben mechanische, zirkulatorische und reflektorische Einflüsse auf das Reproduktionssystem von Mann und Frau (Woodall 1926). Viele Geburtshelfer und Gynäkologen sind sehr gewissenhaft im Hinblick auf die Empfehlungen zur Beckenbodengymnastik: rhythmische Kontraktionen und Entspannungen der Muskeln des Diaphragma pelvis (M. levator ani, M. coccygeus und Diaphragma urogenitale), die den Anus heben und senken. Es werden 3- bis 4-mal täglich 7–10 Wiederholungen empfohlen. Die Muskeln drücken den großen Plexus venosus in die Fossa ischiorectalis aus, wodurch sich das venöse und lymphatische Aufkommen im Becken verringert wird. Die Übung kann folgende Störungen lindern oder ihnen vorbeugen: Dysmenorrhö, Dyspareunie, Uterusfehlstellungen und -fibrome.

Prostatahypertrophie und Prostatitis hängen ebenfalls mit einer Beckenstauung zusammen. Männer profitieren auch von der Beckenbodengymnastik. Fruchtbarkeitsprobleme können neben der Beckenbodengymnastik auch durch manipulative Behandlungen des Beckens und des unteren Rückens günstig beeinflusst werden.

Kommentierte Literatur und empfohlene Lektüre

Adams T, Heisey RS, Smith MC, Briner BJ. Parietal bone mobility in the anesthetized cat. J Am Osteopath Assoc, 1992; 92(5): 599-622. – *Bericht über ein Gerät zur Messung der Gelenkbewegung von Schädelknochen.*

Alexander, FM. The Alexander Technique: The Original Writings of F. M. Alexander. Larson Publications. 1997.

Anson BJ, Ed., Morris's Human Anatomy, Twelfth Edition, New York, Blakiston Division, McGraw-Hill Book Company, 1966.

Arbuckle, B. Collected Writings of Beryl Arbuckle, DO. Indianapolis. American Academy of Osteopathy. 1986.

Barral, JP and Mercier, P. Visceral Manipulation. Seattle, Eastland Press, Inc., 1988.

Barral, JP and Mercier, P. The Thorax. Seattle, Eastland Press, Inc., 1988.

Basmajian JV: Muscles Alive. Fourth Edition. Baltimore, Williams & Wilkins, 1978. – *Klassiker der Muskelelektrophysiologie.*

Basmajian JV and Nyberg R: Rational Manual Therapies. Baltimore, Williams and Wilkins, 1993.

Beal, MC. The sacroiliac problem: review of anatomy, mechanics and diagnosis. J Am Osteopath Assoc 81: 667–679, 1985.

Beal MC (Ed.): The Principles of Palpatory Diagnosis and Manipulative Technique. Indianapolis, IN, American Academy of Osteopathy, 1992. – *Wichtiges Werk zur körperlichen Diagnose.*

Beckwith CG. Vertebral mechanics. JAOA. Jan.1944. Nachdruck AAO Yearbook 1950 Indianapolis, IN (S. 98)

Bogduk N and Twomey LT. Clinical Anatomy of the Lumbar Spine. 2nd Ed., Melbourne, Churchill Livingstone, 1991. – *Die wissenschaftlichen Grundlagen der manuellen Therapie.*

Bourdillon JF: Spinal Manipulation. 6th Edition. London, Butterworth-Heinemann, 2001. – *Ein Arzt erklärt und beschreibt osteopathische Techniken.*

Bowles CH: Functional orientation for technic. Part I 55:177; Part II 56: 107; Part III 57: 53. – *Bericht über einen funktionellen Ansatz bei spezifischen osteopathischen Problemen, entwickelt an der New England Academy of Applied Osteopathy in den Jahren 1952–1954.*

Bowles, CH: Functional technique: A modern perspective. J Am Osteopath Assoc, 80: 326–331. Jan. 81.

Burke RE and Edgerton VR: Motor unit properties and selection in movement. In Wilmore JH (Ed): Exercise and Sport Science Reviews. New York, Academic Press, 1975.

Burke RE, Levine DN, Zajac FE III, Tsairis P, and Engel WK: Mammalian motor units: physiological-histochemical correlation in three types in cat gastrocnemius. Science 174: 709– 712, 1971.

Burns, L: Pathogenesis of Visceral Disease Following Vertebral Lesions. Kirksville. Journal Printing Co. 1948. – *Frühe osteopathische Studie.*

Butler DS: Mobilization of the Nervous System, Melbourne, Churchill Livingstone, 1991. – *Manipulative Techniken der peripheren Nerven.*

Cailliet R: Foot and Ankle Pain, 1962; Neck and Arm Pain, 1964; Shoulder Pain, 1965; Hand Pain and Impairment, 1966; Low Back Pain Syndrome, 1968; Knee Pain and Disability, 1967; Low Back Pain Syndrome, 1968 (2nd edn.) Philadelphia, FA Davis. – *Klare Darstellung der Orthopädie für den Praktiker.*

Cathie AG: Testing for regional motion. DO, June 1969.

Cathie AG: Papers Selected from the Writings and Lectures of Angus G. Cathie, DO, M.Sc. (Anatomy), FAAO. Indianapolis IN, American Academy of Osteopathy Yearbook, 1974. – *Das Vermächtnis eines erfahrenen osteopathischen Anatomen und Klinikers.*

Chapman F, Chapman AH, and Owens C: Chapman's Reflexes. Salisbury, NC, Rowan Printing Company, 1932. (see Owens, Charles, 1937). – *Einzigartiges System von Organdiagnostik und -therapie, basierend auf der Stimulation peripherer Punkte.*

Clark, ME. Applied Anatomy. Journal Printing Company. Kirksville, Missouri, USA. 1906.

Colachis SC, Worde RE, Bochtal CO and Strohm BR: Movement of the sacroiliac joint in the adult male: a preliminary report. Archives of Physical Medicine and Rehabilitation, 44, 490. 1963,

Cramer A, Iliosakralmechanik. Asklepios 6, 261. 1965. – *Studie zur Bewegung der Beckengelenke.*

Cyriax J: Textbook of Orthopaedic Medicine, Vol. 1. London, Cassell, 1977. – *Beschreibt Cyriax's Thrust-Techniken.*

DeGowin EL, DeGowin RL: Bedside Diagnostic Examination. Fourth Edition. New York, Macmillan Publishing Co., Inc., 1981. – *Eine lesenswerte und umfassende Darstellung der körperlichen Untersuchung.*

Denslow JS, Korr IM, Krems AD: Quantitative studies of chronic facilitation in human motoneurone pools. Am. J. Physiol, 1949; 150: 229-238

DiGiovanna EL, Schiowitz S (Eds.): An Osteopathic Approach to Diagnosis and Treatment. Philadelphia, J.B. Lippincott Company, 1991. – *Exzellentes Nachschlagewerk zur Osteopathie.*

DonTigny RL: Mechanics and treatment of the sacroiliac joint. In: Vleeming A, Mooney V, Dorman T, Snijders CJ and Stoeckart R (eds): Movement, Stability and Low Back Pain. Edinburgh, Churchill Livingstone. ch38, p461. 1997.

Dorman TA. Storage and release of elastic energy in the pelvis: dysfunction, diagnosis, and treatment. J. Orthop. Med. 14: 2, 1992.

Downing CH: Principles and Practice of Osteopathy. Kansas City, MO, Williams Publishing Company, 1923. – *Sehr umfangreiche klinische Erörterung der Osteopathie eines Arztes im Ruhestand.*

Dunnington WP: A musculoskeletal stress pattern: observations from over 50 years' clinical experience. J Am Osteopath Assoc, 42:437–440, 1964. – *Eine frühe Abhandlung über das allgemeine Kompensationsmuster.*

Dvorak J, Dvorak V: Manual Medicine: Diagnostics. Georg Thieme Verlag, Stuttgart New York; Thieme-Stratton, Inc. New York. 1984. – *Einzigartige systematische Darstellung der Manuellen Medizin mit anatomischen Bezug.*

Edgerton VR, Gerchman L, and Carrow R: Histochemical changes in rat skeletal muscle after exercise. Exp Neurol 24: 110-123, 1968.

Eland DD: A model for focussed osteopathic evaluation of iliacus function and dysfunction. The AAO Journal, American Academy of Osteopathy, Indianapolis, 11: 15–39, 2001.

Emminger E: Die Anatomie und Pathologie des blockierten Wirbelgelenks. Therapie über das Nervensystem, vol.7, Chirotherapie-Manuelle Therapie, Ed. Gross, D. Stuttgart: Hippokrates, 1967. – *Darstellung der Theorie der synovialen Einklemmung bei somatischer Dysfunktion.*

England R: The first rib: Some clinical and practical considerations. Academy of Applied Osteopathy Yearbook, 1964, 112–124.

England R: The second rib: Some clinical and practical considerations. Academy of Applied Osteopathy Yearbook, 1967, 89–117.

Farfan HF: Mechanical Disorders of The Low Back. Philadelphia, Lea & Febiger, 1973.

Farfan HF: Muscular mechanism of the lumbar spine and the position of power and efficiency. Orthopedic clinics of North America, 6, 1975: 135–144. – *Im Vordergrund dieser Arbeit steht die Bandscheibe.*

Ferguson AB: The clinical and roentgenographic interpretation of lumbosacral anomalies. Radiology 22: 548–588. 1934.

Fisk JW: The Practical Guide to Management of the Painful Neck and Back; Diagnosis, Manipulation, Exercises, Prevention. Springfield, Charles C. Thomas, 1977.

Flynn TW (Ed.): The Thoracic Spine and Rib Cage, Musculoskelettal Evaluation and Treatment. Newton, MA, Butterworth-Heinemann, 1996.

Fortin JD, Pier J, Falco F: Sacroiliac joint injection: pain referral mapping and arthrographic findings. In: Vleeming A, Mooney V, Dorman T, Snijders CJ and Stoeckart R (eds): Movement, Stability and Low Back Pain. Edinburgh, Churchill Livingstone. ch22, p271. 1997.

Frigerio NA, Stowe RR, Howe JW: Movements of the sacroiliac joint. Clinical Orthopedics and Related Research, 100: 370–377, 1974.

Fryette HH: Principles of Osteopathic Technic. Carmel, CA: Academy of Applied Osteopathy, 1954. 2nd printing 1966 (Now American Academy of Osteopathy, Indianapolis, IN). – *Ein Osteopathie-Klassiker, verfasst von einem großartigen Arzt.*

Fryette HH: Physiologic movements of the spine. Academy of Applied Osteopathy Year Book. 1950. p. 91.

Fryette HH: Four innominate lesions – their cause, diagnosis and treatment. (drawings by C.H, Morris, D.O., Chicago). J Am Osteop Assoc 14: 105–114, 1914. Reprinted in The Yearbook of the Academy of Applied Osteopathy, 1966.

Frymann VM, King HH (Ed.): Collected Papers of Viola Frymann. Indianapolis, IN, Academy of Applied Osteopathy, 1997. – *Zum Nachdenken anregende Erkenntnisse über kraniale Osteopathie.*

Fulford RC: Dr. Fulford's Touch of Life. New York. Pocket Books,1996. – *Der Ratgeber eines praktizierenden Kranial-Osteopathen, der einige wichtige Aspekte osteopathischer Philosophie, Praxis und Metaphysik darstellt. Empfohlen für Ärzte.*

Gaymans F: Die Bedeutung der Atemtypen für Mobilization der Wirbelsäule. Manuelle Medizin, 18, 96, 1980. – *Beschreibung der respiratorischen Synkinese.*

Gilliar WG: Neurophysiologic aspects of the thoracic spine and ribs. In Flynn TW (Ed.): The Thoracic Spine and Rib Cage, Musculoskelettal Evaluation and Treatment. Newton, MA, Butterworth-Heinemann, 1996.

Goodridge JP: Muscle energy technique: definition, explanation, methods of procedure. J Am Osteop Assoc 81 (4): 249–254, 1981.

Gowitzke BA and Milner M: Understanding the Scientific Basis of Human Movement. 2nd Ed. Baltimore, Williams & Wilkins, 1980. – *Gute Darstellung der elementaren Physiologie von Übungen.*

Gracovetsky S: Linking the spinal engine with the legs: a theory of human gait. In: Vleeming A, Moomey V, Dorman T, Snijders CJ and Stoeckart R (eds): Movement, Stability and Low Back Pain. Edinburgh, Churchill Livingstone. ch20, p243. 1997.

Gracovetsky S: The Spinal Engine. Vienna, Springer-Verlag 1988. – *Reflektorische spinale Wellenbewegung als physiologische Grundlage von Bewegung.*

Grant, JCB: A Method of Anatomy, Baltimore, Williams and Wilkins, 1952. – *Ein klassischer Anatom.*

Grant JH: Osteopathic roentgenology. Academy of Applied Osteopathy Yearbook, 1961, 87–89.

Grant R (Ed.): Physical Therapy of the Cervical and Thoracic Spine. 2nd Edition. New York, Churchill Livingstone, 1994.

Greenman, PE: Innominate shear dysfunction in the sacroiliac syndrome. Manual Medicine (1986) 2: 114–121.

Greenman, PE: Structural diagnosis in chronic low back pain. Manual Medicine (1988) 4: 114–117.

Greenman, PE: Principles of Manual Medicine. Baltimore. Williams & Wilkins, 1989. – *Eine Bestandsaufnahme der Manuellen Medizin.*

Grieve GP: Modern Manual Therapy of the Vertebral Column. Edinburgh, Churchill Livingstone, 1986. – *Ein umfassendes Lehrbuch.*

Guy AE: Vertebral mechanics – Part II. Indianapolis IN, Academy of Applied Osteopathy Yearbook, 1949, 98–104.

Hackett GS: Ligament and Tendon Relaxation Treated by Prolotherapy, 3rd Edn. Springfield, IL, Charles C Thomas, 1958.

Halladay, HV: Applied Anatomy of the Spine. Second Edition. In Yrbk Acad Appl Osteop, 1957.

Hallgren RC, Greenman PE, Rechtien JJ: Atrophy of suboccipital muscles in patients with chronic pain: A pilot study. JAOA, vol. 94, no 12: 1032–38, 1994.

Hickey DS, Hukens DW: Relation between the structure of the annulus fibrosus and the function and failure of the intervertebral disc. Spine, 5: 106, 1980.

Hollinshead,WH: Textbook of Anatomy, Hagerstown, MD 21740, Harper & Row, 1974.

Hoover HV, Nelson CR: Basic physiological movements of the spine. Academy of Applied Osteopathy Yearbook of Selected Osteopathic Papers, Indianapolis, IN., American Academy of Osteopathy, 1969. p125.

Hoppenfeld, S: Physical Examination of the Spine and Extremities. New York, Appleton-Century-Crofts, 1977.

Inman VT, Ralston HJ, Todd F: Human Walking. Baltimore, Williams & Wilkins, 1981. – *Klassische Biomechanik der Ganganalyse.*

Irvin, RE: The origin and relief of common pain. J. of Back and Musculoskeletal Rehab. (Elsevier), 1998; 11: 89–130. – *Das Gleichgewicht halten mit orthopädischen Hilfsmitteln.*

Janda V: Muscle weakness and inhibition (pseudoparesis) in back pain syndromes. In: Grieve GP (ed): Modern Manual Therapy of the Vertebral Column. Edinburgh, Churchill Livingstone, ch19, p197, 1986.

Janda, V: Muscles, central nervous motor regulation, and back problems. In Korr IM (ed): Neurobiologic Mechanisms in Manipulative Therapy. New York and London, Plenum Press, 1978.

Janda, V: On the concept of postural muscles and posture in man. The Australian Journal of Physiotherapy 29: 83–84, 1983.

Janda, V. (Zwei Videos): Sensory Motor Stimulation & Muscle Length Assessment, made in Australia and available from OPTP, Minneapolis, MN. 1996.

Janda V: Evaluation of muscular imbalance. In Liebenson C (Ed.), Rehabilitation of the Spine: A Practitioners Manual. Baltimore, MD, Williams & Wilkins, 1996. – *Körperliche Untersuchung bei Schwäche/Verspanntheit. Wichtige Konzepte.*

Janda, V: Rational therapeutic approach to chronic back pain syndromes. In Procedings of the Symposium: Chronic Back Pain, Rehabilitation and Self-help. Turku, Finland. 69–74. Dec. 12–13, 1985.

Jirout J: The normal mobility of the lumbo-sacral spine. Acta Radiol. 47: 345, 1957.

Jirout, J: The dynamic dependence of the lower corvical vertebrae on the atlanto-occipital joints, Neuroradiology, 6: 249. 1974.

Jirout, J: Radiographic signs of the function of the intrinsic muscles of the spine. In Back Pain, an International Review, p.391. Eds. Paterson, JK and Burn, L. Dordrecht, Boston, London: Raven Press, 1990.

Johnson, Stanley, MD – personal communication, 1966. – *Demonstrierte eine inhärente kraniale Bewegung in vivo mithilfe von Spannungsfühlern und eines umgebauten EKG-Gerätes.*

Johnston WL: Segmental behavior during motion. I. A palpatory study of somatic relations. II. Somatic dysfunction, the clinical distortion. JAOA 72: 352-361,1972. III. Extending behavioral boundaries. JAOA 72: 462–475, 1973.

Johnston WL, Friedman HD: Functional Methods: A Manual for Palpatory Skill Development in Osteopathic Examination and Manipulation of Motor Function. Indianapolis, IN, American Academy of Osteopathy, 1994.

Jones LH: Strain and Counterstrain. Indianapolis, IN. American Academy of Osteopathy, 1981.

Jones LH, Kusunose R, Goering E: Jones Strain-Counterstrain. Boise, ID, Jones Strain-Counterstrain, Inc., 1995.

Judovich B, Bates W: Pain Syndromes – Diagnosis and Treatment. 4th Edition. Philadelphia, F.A. Davis Co., 1954.

Kapandji IA: The Physiology of the Joints. Volume Three. Second Edition. Edinburgh, London and New York, Churchill Livingstone. Longman Group Ltd, 1974. (Reprinted 1979).

Karlberg M, Johansson R, Magnusson M, Fransson P: Dizziness of suspectd cervical origin distinguished by posturographic assessment of human postural dynamics. J. Vestibular Res. 1996; 1: 37–47.

Keller HA: A clinical study of the mobility of the human spine, its extent and its clinical importance. Arch.Surg., 8: 627, 1924.

Kendall FP, McCreary EK, and Provance PG: Muscles Testing and Function, 4th Edition. Baltimore, Williams and Wilkins, 1993.

Kidd, RF: Pain localization with the innominate upslip dysfunction. Manual Medicine 3: 103–105 1988.

Kimberly PE: Michigan State University College of Osteopathic Medicine Muscle Energy Tutorials.

Kimberly PE: Outline of Osteopathic Manipulative Procedures. Kirksville, MO, KCOM Press, 1980.

Knott M, Voss DE: Proprioceptive Neuromuscular Facilitation: Patterns and Techniques, 2nd edn. New York, Harper and Row, 1968.

Korr D: Principles of osteopathic manipulation. A rationale. Part I. Osteop Ann 12:10-26. Jul 84.

Korr IM: The sympathetic nervous system as mediator between the somatic and supportive processes. In The Physiological Basis of Osteopathic Medicine. New York. The Postgraduate Institute of Osteopathic Medicine and Surgery, 1970.

Korr IM: NINCDS Monograph No.15, The Research Status of Spinal Manipulative Therapy, Edited by M. Goldstein. Bethesda, MD, 1976.

Korr IM: The spinal cord as the organizer of disease processes. Part 2, The peripheral autonomic nervous system. JAOA 79: 82–90, 1979.

Korr IM: Osteopathic medicine: The profession's role in society. JAOA Vol 90, No 9: 824–837, Sep 1990.

Kottke FJ, Clayson SJ, Newman IM, Debevec DF, Anger RW, and Skowlund HV: Evaluation of mobility of hip and lumbar vertebrae of normal young women. Arch Phys Med 43:1–8, Jan 1962.

Kottke FJ, et al.: Changes in the pelvisacral angle with flexion and extension of the trunk. Phy Med and Rehab. Dept. Newsletter, U of Minnesota, 1941.

Kuchera ML, Kuchera WA: Osteopathic Considerations in Systemic Dysfunction. Columbus, OH, Greyden Press, 2nd Edition, Revised, 1994.

Kuchera WA, Kuchera ML: Osteopathic Principles in Practice. Columbus, OH, Greyden Press, Original Works Books, 2nd. Edition, Revised, 1994.

Kuchera ML, Jungman M: Inclusion of a levitor orthotic device in management of refractive low back pain patients. J Am Osteop Assoc 10: 673, 1986.

Larson NJ: Sacroiliac and postural changes from anatomic short extremity. Academy of Applied Osteopathy Yearbook, 1966, 132–133.

Lavignolle B, Vital JM, Senegas J, Destandau J, Toson B, Bouyx P, Morlier P, Delorme G, Calabet A: An approach to the functional anatomy of the sacroiliac joints in vivo. Anatomica Clinica 5: 169–176, 1983.

Lee D: Manual Therapy for the Thorax: A Biomechanical Approach. Delta, British Columbia, Canada, DOPC, 1994.

Lee D: The Pelvic Girdle: An approach to the examination and treatment of the lumbo-pelvic-hip rigion, 2nd Ed. Edinburgh. Churchill Livingstone, 1999.

Lewit K: Manipulative Therapy in Rehabilitation of the Locomotor System. London, Butterworths, 1985.

Lewit K: Manipulative Therapy in Rehabilitation of the Locomotor System. 2nd. Edition. London, Butterworths, 1991.

Lewit K: Manipulative Therapy in Rehabilitation of the Locomotor System. 3rd. Edition. Oxford, Butterworths, Heinemann, Ltd. 1999.

Liebenson C (ed.): Rehabilitation of the Spine: A Practioners Manual. Baltimore, MD, Williams & Wilkins, 1996.

Lippincott, HA: The osteopathic techniques of Wm. G. Sutherland, D.O. Yrbk Acad Appl Osteop 49:1–45, 1949.

Lippincott, HA: Corrective technique for the sacrum. Yrbk Acad Appl Osteop 58:57ff, 1958.

Lippincott, HA: The depressed sacrum. Yrbk Acad Appl Osteop 65 (Vol. 2): 206ff, 1965.

Lockhart RD: Anatomy of the Human Body. Philadelphia, Lippincott, 1959.

Lovett RW: The mechanism of the normal spine and its relation to scoliosis. Med. Surg. J., 153: 349, 1905.

Lovett RW: Lateral Curvature of the Spine and Round Shoulders. Philadelphia, Blakiston's, 1912.

MacBain RN: The somatic components of disease. JAOA 56: 159–165, Nov 1956.

MacConaill MA: The movements of bones and joints. 2. Function of the musculature. J. Bone & Jt Surg 31-B:100–104, 1949.

MacConaill MA and Basmajian JV: Muscles and Movements: A Basis for Human Kinesiology. Baltimore, Williams & Wilkins, 1969.

Macrae IF, Wright V: Measurement of back movement. Ann. Rheum. Dis., 28: 584, 1969.

Magoun HI: A method of sacroiliac correction. Yrbk Acad Appl Osteop 54. 1934.

Magoun HI: Osteopathy in the Cranial Field. 3rd Ed. Kirksville, The Journal Printing Company, 1976.

Maigne R: Douleus d'Origine Vertébrale et Traitments par Manipulations. Paris, Expansion Scientifique, 1968.

Maitland GD: Vertebral Manipulation. Fifth edition, London, Butterworth & Co. (Publishers) Ltd,1986.

Marcus A: Musculoskeletall Disorders: Healing Methods from Chinese Medicine, Orthopaedic medicine, and Osteopathy. Berkeley, North Atlantic Books, 1998.

Mennell JMcM: Joint Pain. Boston, Little Brown, 1964.

Mitchell FL Sr: The balanced pelvis and its relationship to reflexes. Academy of Applied Osteopathy Yearbook, 1948: 146-151.

Mitchell FL Sr: Structural pelvic function, Academy of Applied Osteopathy Yearbook, 1958: 71-90. (Reprinted with revised illustrations in Academy of Applied Osteopathy Yearbook, 1965, vol 2: 178-199.)

Mitchell, FL Jr., Mitchell PKG: The Muscle Energy Manual, Volume Three: Evaluation and Treatment of the Pelvis and Sacrum. East Lansing, MI, MET Press, 1999.

Mitchell, FL Jr., Mitchell PKG: The Muscle Energy Manual, Volume Two: Evaluation and Treatment of the Thoracic Spine, Lumbar Spine, & Rib Cage. East Lansing, MI, MET Press, 1998.

Mitchell, FL Jr., Mitchell PKG: The Muscle Energy Manual, Volume One: Concepts and Mechanisms, the Musculoskeletal Screen, Cervical Region Evaluation and Treatment. East Lansing, MI, MET Press, 1995.

Mitchell FL Jr: Elements of muscle energy technique. In Basmajian JV, Nyberg R (Eds): Rational Manual Therapies. Baltimore, MD. Williams & Wilkins, 1993, 285-321.

Mitchell FL Jr., Pruzzo N: Roentgenographic measurement of sacroiliac respiratory movement. AOA Research Conference, Chicago, March 1970.

Mitchell FL Jr., Pruzzo N: Investigation of voluntary and primary respiratory mechanisms. JAOA, vol 70, No. 10, June 1971: 1109-1113. – *Nachweis einer Bewegungsreaktion in den Sakroiliakalgelenken nach Aufforderung zur willentlichen Ein- und Ausatmung.*

Mitchell FL Jr, Roppel RM, St Pierre N: Accuracy and perceptual decisional delay in motion perception, abstracted. JAOA 1978; 78: 149-150.

Mitchell FL Jr: Towards a definition of somatic dysfunction. Osteop Ann 7: 12-25, 1979. Reprinted in J Soc Osteopaths, Maidstone, Kent, U.K. Summer 1980.

Mitchell, FL Jr., Moran PS and Pruzzo NA: An Evaluation and Treatment Manual of Osteopathic Muscle Energy Procedures. Valley Park, Missouri. Mitchell, Jr., Moran, and Pruzzo, 1979 (vergriffen).

Mitchell, FL Jr, Moran PS and Pruzzo NA: An Evaluation and Treatment Manual of Osteopathic Manipulative Procedures. Kansas City, MO. Institute for Continuing Education in Osteopathic Principles, 1973 (vergriffen).

Mitchell FL Jr: Voluntary and involuntary respiration and the craniosacral mechanism. Collected Osteopathic Papers, M. Tilley, ed., New York, Insight Publishing Co., Inc., 1979.

Mitchell FL Jr: The respiratory-circulatory model: Concepts and applications. In Concepts and Mechanisms of Neuromuscular Functions. Greenman PE (Ed.). Berlin. Springer-Verlag. 1984.

Mitchell FL Jr: Concepts of muscle energy. In Proc of the 5th International Conference Inter. Fed of Orthopedic Manipulative Therapists (I.F.O.M.T.), 1985, 1-6.

Mitchell FL Jr: The training and measurement of sensory literacy in relation to osteopathic structural and palpatory diagnosis. JAOA Vol 75, No 10, June 1976, 874-884.

Morris, JM, Lucas, DB and Bressler, B: Role of the trunk in stability of the spine. Journal of Bone and Joint Surgery, 43A, 327. 1961.

Nachemson AL: Lumbar spine instability: a critical update and symposium summary. Spine, 10: 290-291, 1985.

Nachemson AL: Physiotherapy for low back pain. A critical look. Scand. J. Rehabil. Med., 1: 85, 1969.

Nachemson AL: A critical look at the treatment for low back pain. The research staus of spinal manipulative therapy. Bethesda, MD, DHEW Publication NO. (HIH) 76-998: 21B, 1975.

Neumann HD: Introduction to Manual Medicine. Berlin, Heidelberg, Springer-Verlag, 1989. 4th Edition, 1994.

Neumann HD: Manuelle Medizin: Eine Einführung in Theorie, Diagnostik und Therapie. Berlin, Heidelberg, Springer-Verlag, 1994.

Nichols TR and Houk X: Improvement in linearity and regulation of stiffness that results from actions of stretch reflex. J. Neurophysiology, 1976; 34: 119-142.

Northup GW: Osteopathic Medicine: An American Reformation. American Osteopathic Association. 1966.

Northup,TL: Sacroiliac lesions primary and secondary, Academy of Applied Osteopathy Yearbook, 1943-44, pp. 54-55.

Owens, C: An Endocrine Interpretation of Chapman's Reflexes. 1937. – *(Nachdruck erhältlich bei der American Academy of Osteopathy, Indianapolis, IN).*

Patia AE (ed.) Advances in Psychology, Volume 78: Adaptability of Human Gait. Amsterdam. Elsevier Science Publishers. 1991.

Patterson MM: The reflex connection: History of a middleman. Osteop Ann 4: 358-367, 1976.

Pearcy MJ: Stereo radiography of lumbar spine motion. Acta Orthop. Scand., 56: 212 [Suppl.], 1985.

Pearcy MJ, Tibrewal SB: Axial roation and lateral bending in the normal lumbar spine measured by three-dimensional radiography. Spine, 9(6): 582, 1984.

Penning L: Normal movements of the cervical spine. Am. J. Roentgenol. 130: 317, 1979.

Penning L, Wilmink JT: Rotation of the cervical spine. Spine, 12(8): 732, 1987.

Pettman E: The „functional" shoulder girdle. In Proc of the 5th International Conference Inter. Fed of Orthopedic Manipulative Therapists (I.F.O.M.T.), 1985, 81-94. (Published by Inter. Fed. of Orthopedic Manipulative Therapists, #2 Landing Rd., Whakatane, New Zealand).

Porterfield JA, DeRosa C: Mechanical Low Back Pain – Perspectives in Functional Anatomy. Philadelphia, W. B. Saunders Co., 1991.

Porterfield JA, DeRosa C: Mechanical Neck Pain – Perspectives in Functional Anatomy. Philadelphia, W. B. Saunders Co., 1995.

Pottenger, F: Symptoms of Visceral Disease. Philadelphia. Saunders. 1941.

Pruzzo, NA: Use of the the anode heel effect in lumbosacral radiographs. (Diplomarbeit)[zitiert in 1971J Am Osteop Assoc].

Retzlaff EW, Mitchell FL Jr. (eds.): The Cranium and Its Sutures. New York, Springer-Verlag, 1987.

Reynolds, HM: Three dimensional Kinematics in the pelvic girdle, J. Am.Osteo.Assoc. 80: 277–280, December, 1980. – *Nachweis von Bewegungen des Sakrums gegen das Ilium als Reaktion auf Flexion und Abduktion des Femur im Hüftgelenk an einer nicht konservierten Leiche. Die Bewegung besteht vorwiegend in Flexion und Extension oder nach Kapandji (1974) in Nutation und Kontranutation im Sakroiliakalgelenk.*

Roppel RM, St Pierre N, Mitchell FL Jr: Measurement of accuracy in bimanual perception of motion, abstracted. JAOA 1978; 77: 475.

Rose J and Gamble JG: Human Walking, 2nd Ed. Baltimore, Williams & Wilkins, 1994.

Roy R, Ho KW, Taylor J, Heusner W, and Van Huss, W: Observations on muscle fiber splitting produced by weight lifting exercise. Abstract. American Osteopathic Association Research Convention, 1977.

Ruddy TJ: Osteopathic rhythmic resistive duction therapy. In Academy of Applied Osteopathy Yearbook. 1961, 58–68.

Ruddy TJ: Osteopathic rapid rhythmic resistive technique. In Academy of Applied Osteopathy Yearbook. 1962, 23–31.

Ruddy TJ: Osteopathic manipulation in eye, ear, nose, and throat. In Academy of Applied Osteopathy Yearbook. 1962, 133–140.

Saliba VL, Johnson GS, Wardlaw CF: Proprioceptive Neuromuscular Facilitation. In Basmajian JV, Nyberg R (eds.): Rational Manual Therapies. Baltimore, Williams and Wilkins, 1993.

Schildt, K: Untersuchungen zum Entwicklungsstand der Motorik bei Kindergartenkindern. In Functional Pathology of the Motor System. Rehabilitacia, Suppl. 10–11, p.166. Eds. Lewit, K. and Gutmann, G. Bratislava: Obzor. 1975.

Schneider W, Dvorák J, Dvorák V, Tritschler T: Manual Medicine: Therapy. Stuttgart, New York, Georg Thieme Verlag, 1988.

Schooley, TF: The osteopathic lesion. Academy of Applied Osteopathy Yearbook, 1970.

Schooley, TF: Osteopathic Principles and Practice. Indianapolis, IN. American Academy of Osteopathy, 1987.

Schwab, WA: Principles of Manipulative Treatment – The Low Back Problem (Part X). J Am Osteop Assoc, Feb. 1933. Selye, Hans. Stress in Health and Disease. Butterworths, Boston, 1970.

Sherrington CS: On reciprocal innervation of antagonist muscles. Proc. R. Soc. Lond. [Biol] 79B: 337, 1907.

Skládal et al, The postural function of the diaphragm, Československá Fysiologie, 19, 279, 1970.

Smidt GL: Interinnominate range of motion. In: Vleeming A, Mooney V, Dorman T, Snijders CJ and Stoeckart R (eds): Movement, Stability and Low Back Pain. Edinburgh, Churchill Livingstone. ch13, p187. 1997.

Solonen, JA: The sacroiliac joint in the light of anatomical, roentgenological and clinical studies. Acta Orthopaedica Scandinavica, Suppl. 27. 1957.

Spackman R: Two Man Isometric Exercise For the Whole Man. Dubuque, Iowa, W.C. Brown, 1964.

Steindler A: Kinesiology of the Human Body Under Normal and Pathological Conditions. Springfield, Charles C. Thomas, 1955.Steindler A. Lectures on the Interpretation of Pain in Orthopedic Practice. Springfield, Charles C. Thomas, 1959.

Still AT: Autobiography. Kirksville, MO, 1908.

Still AT: Osteopathy: Research and Practice. Seattle, Eastland Press, 1992. – *(Erstpublikation im Eigenverlag Kirksville, MO, 1910)*

Still AT: Philosophy of Osteopathy. Kirksville, Missouri. – *Erstpublikation im Eigenverlag 1899.*

Stoddard A: Manual of Osteopathic Technique. Second Edition. London, Hutchinson, 1966.

Stoddard A: Manual of Osteopathic Practice. London, Hutchinson, 1969.

Strachan WF, Beckwith CG, Larson NJ, Grant JH: A study of the mechanics of the sacroiliac joint. J Am Osteop Assoc 37: 576–578, 1938.

Sturesson, B, Selvic, G, and Uden, A: Movements of the Sacroiliac joints. A roentgen stereophotogrammetric analysis. Spine 14(2), 162–165. 1989.

Sutherland WG: The Cranial Bowl. – *Eigenverlag 1939, Nachdruck Cranial Academy, Indianapolis IN, 1948.*

Travell JG and Simon DJ: Myofascial Pain and Dysfunction: The Trigger Point Manual. Baltimore, Williams & Wilkins, 1983.

Travell JG and Simon DJ: Myofascial Pain and Dysfunction: The Trigger Point Manual. Volume Two: The Lower Extremities. Baltimore, Williams & Wilkins, 1992.

Truhlar RE: A.T. Still in the Living. Chagrin Falls, OH. – *Eigenverlag 1950*

Twomey LT, Taylor JR: Physical Therapy of the Low Back. Melbourne, Churchill Livingstone, 1994.

Van Buskirk RL: Nociceptive reflexes and the somatic dysfunction: a model. JAOA vol 90, no 9, Sept 1990: 792–809.

van Wingerden JP, Vleeming A, Snijders CJ, Stoeckart R: A functional – anatomical approach to the spine-pelvis mechanism: Interaction between the biceps femoris muscle and the sacrotuberous ligament. Eur Spine J. Vol. 2: 140–144, 1993.

Vleeming A, Pool-Goudzwaard AL, Stoeckart R, van Wingerden JP, Snijders CJ: The posterior layer of the thoracolumbar fascia. Spine Vol. 20, No. 7: 753–758, 1995.

Vleeming A, Mooney V, Dorman T, Snijders C, Stoeckart R (Eds.): Movement, Stability, and Low Back Pain: The Essential Role of the Pelvis. New York, Churchill Livingstone, 1997.

Wales AL: Contributions of Thought: The Collected Writings of William Garner Sutherland, D.O., 2nd Ed. Portland, Oregon, Rudra Press, 1998.

Ward R (ed.): Foundations of Osteopathic Medicine. Baltimore, MD, Williams & Wilkins, 1997.

Warwick & Williams, Eds. Gray's Anatomy, 35th British Edition, Philadelphia, W.B.Saunders, 1973.

Weed LL: Medical Records, Medical Education, and Patient Care: The Problem-Oriented Record as a Basic Tool. Cleveland, OH, The Press of Case Western Univ., 1969.

Weisl H: The relation of movement to structure in the sacroiliac joint. Ph.D. Thesis, University of Manchester. 1953. – *Analyse der strukturellen Anatomie zur Verifizierung der Hypothese einer Mobilität im Becken.*

Weisl, H. The articular surfaces of the sacroiliac joint and their relationship to the movements of the sacrum, Acta Anat. 20 and 22, 1–14, 1954. – *Topographie der Facies auriculares, deren Erhebungen und Vertiefungen in etwa ihrem Gegenstück im gegenüberliegenden Knochen entsprechen, aber nicht mit ihm kongruent sind. Querschnitte auf drei Ebenen zeigen, dass die Konvexität sich von medial nach lateral verändert.*

Weisl H: The movements of the sacro-iliac joint. Acta Anat 23:80–91, 1955.

White AA: Analysis of the mechanics of the thoracic spine in man. An experimental study on autopsy specimens [Thesis]. Acta Orthop. Scand., 127 [Suppl.], 1969.

White AA: Kinematics of the normal spine as related to scoliosis. J. Biomech. 4: 405, 1971.

White AA, Panjabi MM: Clinical Biomechanics of the Spine. 2nd Edition. Philadelphia, JB Lippincott Co., 1990.

Willard FH: The muscular, ligamentous and neural structure of the low back and its relation to back pain. In Vleeming A, et al., (Eds.): Movement, Stability and Low Back Pain: The Essential Role of the Pelvis. Churchill Livingstone, Edinburgh, 1997.

Willard FH: Neuroendocrine-immune network, nociceptive stress, and the general adaptive response. In: Everett T, Dennis M, Ricketts E (eds): Physiotherapy in Mental Health: a Practical Approach. Oxford, Butterworth Heinemann, 1995. pp102–126.

Woodall, PH: Intrapelvic technique: or, manipulative surgery of the pelvic organs. Kansas City, Mo., Williams Pub. Co., 1926.

Wyke BD: The neurology of low back pain. In Jayson MIV (ed): The Lumbar Spine and Back Pain. London, Pitman Medical, 1980.

Yates HA, Glover JC: Counterstrain: A Handbook of Osteopathic Technique. Tulsa, OK, Y Knot Publishers, 1995.

Zink JG: Osteopathic holistic approach to homeostasis. 1969 Academy Lecture, Indianapolis, IN, Academy of Applied Osteopathy Yearbook, 1970, 1–10.

Zink JG: Respiration and circulatory care: The conceptual model. Osteopath Ann 1977: 5: 108–112.

Sachverzeichnis

A

Achse, normale respiratorische 159
Adaption
– biomechanische 77
– lumbosakrale 70
Adaptationsvermögen 97
Adduktoren 48, 136
Aktivität, phasische 62
ALI *siehe* Angulus lateralis inferior
Angulus lateralis inferior (ALI) 25, 67, 80, 82f., 87, 101, 118, 160, 175, 166
– Asymmetrie 164, 179
Anteriorrotation 157
– Os coxae 111, 118, 153, 189
Atembeweglichkeit, sakroiliakale 20, 91, 157
Atmungseinschränkung 73f., 158
– sakroiliakale 157
Augendominanz 4
Außenrotatoren 64
Azetabulumachse 119

B

Barriere 6
Bauchlage 82
Becken 118
– verschobenes 203
Beckenachsen 50
Beckenbodenmuskulatur 93
Beckenbodentraining 199
Beckendysfunktion 97f.
Beckendysgenesie 108
Beckengürtel 146, 149, 203
Beckenmobilität 124
Beckenmodell 8
Beckensubluxationen 155
Behandlung
– Anteriorrotation Os coxae rechts in Bauchlage 187
– inferiore Subluxation Os pubis 138
– kombinierte 140
– superiore Subluxation Os pubis 137
– Posteriorrotation Os coxae links in Bauchlage 189
– Posteriorrotation Os coxae links in Seitenlage 190
– rückwärts torquiertes Sakrum 179f.
– sakroiliakale respiratorische Einschränkung 193
Bein-Becken-Muskulatur 37
Beinlänge
– anatomische 18
– funktionelle 23, 102
– Veränderung 124
Beinlängendifferenz 82, 101f., 104f.
– funktionelle 102
Beinlängentest, dynamischer 124, 132
– in Rückenlage 101
Beinlängenverkürzung 125

Beinverkürzung 128
Beinverlängerung 125, 130
Bestimmung der Beinlänge, Bauchlage 146
Bewegungen
– der SIPS, paradoxe 112
– posteriore 116
– iliosakrale 39, 48
– kraniosakrale 51
– Dysfunktion 73f., 91
– respiratorische 191f.
– sakroiliakale 39
Bind 4
Biomechanik 119

C

Canalis sacralis 25
Chapman-Reflexe 1
Common compensatory pattern 158
Cornua sacralia 25, 161
Crista iliaca 119, 163, 191
– Höhenbestimmung 101, 107f.
– – posterior 189
– mediana 160
– pubica 24
– – Höhentest 135
– sacralis
– – mediana 25

D

Diaphragma pelvis 31
Dislokation 73, 78, 133
– akute sakroiliakale 78
– chronische superiore, Os coxae 148
– kongenitale sakroiliakale 78
Distorsion, pelvine 78
downward moved sacrum 142
Drehskoliose 165
– neutrale 165
– – Position 176
Dura craniospinalis 30
– spinalis 30
Dysfunktion
– iliosakrale 73f., 88, 116, 144, 147, 157
– kokzygeale 195f., 197
– kraniosakrale 91
– somatische 77
– nichtneutrale 69
– – der BWS/LWS 158
– sakroiliakale 71, 73f., 80, 100, 111, 116, 144, 147, 157ff., 182
– viszerale 73
– – Becken 74
Dysgenesie des Os coxae 102
Dysmenorrhö 205
Dyspareunie 205

E

Ease 4
Ebene
– der größten Bewegungsfreiheit 185
– freieste 168
Effekte, autonome 205
Ehlers-Danlos-Syndrom 149, 184
Extension 52
Extensionstest 114

F

Fascia lata 111
Fascia thoracolumbalis 30, 119
Federtest 101
– lumbaler 165
Fehlstellung 133
– knöcherne 133
Fersenkontakt 62, 64
Fibrolipome 113, 164
Fibula 38
Flare 100
– Läsionen 73, 191
– Subluxationen 151
Flexion 52
– unilaterale 53
– bilaterale sakrale 159
Flexionsdysfunktionen 158
Flexionstest 20, 109, 114, 116, 120, 144, 164
– im Sitzen 83, 101f., 118
– im Stehen 102, 118, 183
– positiver 76
Fossa ischiorectalis 205
– Technik 197
Fowler-(Storch-)Test 102, 121
Funktion, tonische stabilisierende 62

G

Ganglion impar 195
Gangmuster 97
Gangzyklus 54, 61, 85
– Kinesiologie 62
– Phasen 62
Gegennutationsphänomen, umgekehrtes 116
Gelenke, passive 41
Gelenkposition, lockere 168
Gelenkspiel 120
Gillet-Test 121
Gleitebene 148
Grübchen-Test 192
Gürtel, elastischer sakroiliakaler 79, 180

H

Hackett-Gürtel 146, 149
Hamstrings 36, 38, 64, 105
Hiatus sacralis 25, 160
Hip-drop-Test 102, 122

Höhenbestimmung der Cristae iliaca 101, 107f.
– im Stehen 103
Höhentest
– Crista pubica 135
– Tuber ischiadicum 145
HVLA-Techniken 184
Hypermobilität, sakroiliakale 125, 132, 184
Hyper-Sphinx-Position 162, 164

I
Iliakus-Syndrom 184
inferior sacral shear 142
Inflare 153
– Os coxae 73
– Läsion 78, 153
Inhibition
– alphamotorische 5
– reziproke 5

K
Kegel-Übung 93, 195, 199
Kinesiologie des Gangzyklus 62
Klatschbasenhaltung 122
Knocheneinrenker 142
Kollagenosen 184
Kontraktion, myostatische 45
Kontranutation 28, 40, 44f. 50, 52, 109, 119
Kontranutationseffekt, paradoxer 171
Kontur, paravertebrale 119
Kraniosakraltherapie 120
Kyphose 98

L
Läsion
– des Beckens, manipulierbare 109
– komplexe 116
– sakroiliakale 165
Lateralisation 101
Lateralisationstests 101, 103, 105, 107, 109, 111, 113, 115, 117, 119, 121, 123, 125, 127, 129, 131
Ligamenta
– posteriores 67, 69
– sacroiliaca dorsalia 30
– sacroiliacale posteriores 67
– sacrospinalia 42
– sacrotuberalia 22
Ligamentrupturen 143
Ligamentum
– arcuatum pubis 29
– iliolumbale 29
– inguinale 29
– longitudinale anterius 29
– – posterius 30
– pubicum superius 29
– sacrococcygeum 30
– – dorsale 30
– – ventrale 29
– sacroiliacalis posterior 42
– sacroiliacum ventrale 29
– sacrospinale 29
– sacrotuberale 28, 143f.

– – Spannungsprüfung 145
– sacrotuberalis 42
– von Zaglas 30, 43
Linkstorsion
– über die linke Schrägachse 56
– über die rechte Schrägachse 56
Lokalisierung der SIPSs 112
Loose-packed-Position 167
Lordose 98
Luxation 133

M
Marfan-Syndrom 149, 184
Mechanismus, kraniosakraler primär respiratorischer (PRM) 46, 92
Membrana tectoria 30
Michaelis-Grübchen 18
Minor-Dislokation 73
Mitchell-Modell 17
Mm.
– obturatorii 64
– peronaeus longus 64
Modell, Respiratorisch-Zirkulatorisches 10
Momentandrehachsen 43
Muskeln
– phasische 89
– tonische 89
Muskulatur, quer gestreifte 67
Musculus
– abdominis 137
– adductor
– – brevis 36
– – longus 36
– – magnus 36
– biceps femoris 36, 38, 64
– coccygeus 32, 93, 195, 199
– erector spinae 31f., 45, 105
– gemelli 38, 64
– gemellus inferior 35
– glutaeus 98, 105, 111
– – maximus 30, 32, 36, 63, 67, 85, 97, 138
– – medius 38, 63
– – minimus 36
– gracilis 36, 136
– iliacus 35, 51, 184
– iliocostalis 31, 34
– iliopsoas 34, 105
– latissimus dorsi 30, 34, 86, 105, 119, 180
– levator ani 32, 93, 195, 199
– longissimus 31, 34
– obliquus
– – abdominis 78
– – – externus 33f.
– – – – abdominis 34
– – – internus 33, 38, 195
– obturatorius internus und externus 35
– pectineus 36, 136
– piriformis 30ff., 38, 62, 64, 67, 85f., 110, 179f.
– psoas 137
– pyramidalis 35

– quadratus femoris 35, 64
– – lumborum 34, 62, 64, 66, 86, 98, 105, 119, 180
– quadriceps 64
– rectus abdominis 35, 48, 134, 136
– – femoris 35, 63f., 137
– sartorius 36
– semimembranosus 36
– semitendinosus 36
– spinalis 31
– tensor fasciae latae 36, 38
– tibialis 67
– – anterior 64
– – posterior 64
– transversus abdominis 33, 35
– – perineii 199
– vastus medialis 63f.

N
Nabel 78, 152
Nicht-Läsionsverhalten 4
Nutation 40, 44, 45, 50, 52, 109

O
Organverlagerungen 133
Os
– coccygis 195
– coxae
– – Anteriorrotation 88
– – Dysgenesie 102
– – nach anterior rotiertes 100
– – nach posterior rotiertes 100
– – Posteriorrotation 88, 118
– – Rotationsläsion 182f.
– – superiore Dislokation 148
– – – Subluxation 78, 133, 141, 144, 151
– ilium 22, 157
– pubis
– – Fehlstellung 133
– – Subluxation 120, 137, 140, 158
Osteologie 15
Outflare 153
– des Os coxae 73
– Läsion 78, 154
Overtake-Phänomen 115

P
Palpation, stereognostische 19, 25
Phasen des Gangzyklus 62
Pilonidalzyste 195
Posteriorrotation 153, 157
– des Os coxae 188
PRM *siehe* kraniosakraler primär respiratorischer Mechanismus
Prolotherapie 149
Prostatahypertrophie 205
Prostatitis 205
Psoas-Spasmus 179

R
Rautenbecken 78, 133, 151
Rechtstorsion
– über die linke Schrägachse 56
– über die rechte Schrägachse 56

Reflexe
- vestibulär-propriozeptive 92
- viszerosomatische 97

Reflexmuster, gekreuzte 158
Re-Integration, reflektorische 138
Relaxation, postisometrische 137
Restriktoren
- kurze 3
- lange 3

Rocking-Test 101, 151
Rotation, adaptive 69
Röntgendiagnostik 106
Rotationsläsion des Os coxae 182f.
Rotationsskoliose 105
Rückwärtstorsion 56ff., 61, 164, 166
- um die linke Schrägachse bei lumbaler Seitneigung nach rechts 60
- um die linke schräge Sakrumachse 57
- um die rechte Schrägachse bei lumbaler Seitneigung nach links 60
- um die rechte schräge Sakrumachse 58

Rumpfhyperflexion 171

S

Sakralbewegung, translatorische 47
Sakroiliakalbewegung 38
- respiratorische 46

Sakroiliakalgelenk 30
- instabiles 76, 149

Sakrum
- einseitig flektiertes 53, 142
- Oszillationszyklus 164
- rückwärts torquiertes 97
- torquiertes 53, 80, 87, 157, 172
- unilateral flektiertes 80, 82f., 87, 97, 111, 157, 164ff., 171
- – rezidivierendes, Selbstbehandlung 171
- vorwärts torquiertes 173, 175

Sakrumbewegung 47
- unwillkürliche 50
- willkürliche 50

Sakrumdysfunktion 159
Sakrumflexion 67, 69, 118, 119, 120
Sakrumnutation 119
Sakrumoszillation 98
Sakrumschwingung 92
Sakrumtorsion 54, 68, 118f., 164
- hinten 85
- links über die linke Schrägachse 59
- nach hinten 147
- nach vorne 147
- rechts über die rechte Schrägachse 59
- vorne 85

Schambeinsubluxation 120
Scherung
- des Sakrums gegen das Os ilium, inferiore 73
- vertikale 73, 76

Scherungsphase 66
Schleudertrauma 84
Schlüsselläsion 98
Schrägachse 9, 49f., 54, 56, 61f., 71, 110, 166
- Abkippen 55

Schuhbindetechnik des Balletttänzers 188
Schuherhöhung 104, 108
Schwung, kontralateraler 62
Schwungphase, mittlere 63f.
Screeningtests 101
Screeninguntersuchungen 98
Seitneigung
- der Sakrumbasis 54
- spinale 58
- unbalancierte 67

Selbstbehandlung Anteriorrotation des Os coxae rechts im Stehen 188
- nach vorne torquiertes Sakrum 178
- rezidivierendes unilateral flektiertes Sakrum 171

SIAS 78, 88, 183
Sicht, periphere 5
SIPS 50, 112, 117, 119
- Lokalisierung 112

Sklerotherapie 149
Skoliose 136
Spannungsprüfung des Lig. sacrotuberale 145
Sphinx-Position 86, 160, 172, 179, 180
Sphinx-Test 166
Spina iliaca anterior 20
- – posterior superior (SIPS) 18

Springing-Test 101f., 124
Stadien der Kompensation 105
Stand
- ballistischer 62, 64
- vorgetriebener 62ff.

Standbeinphase 64
Standphase 67
Stereognosie, palmare 21
Stille, elektromyographische 67
Storch-Test 20, 121
Strain-Counterstrain 10
Stufenatmung 167, 168
Subluxation 2, 73f., 78, 118, 133
- Becken 75
- iliakale 22
- inferiore 24
- – Os coxae 77, 143
- – Os pubis 118, 138
- mittlere 62, 64, 85
- Os coxae 78, 73, 76, 83, 100, 133, 141f., 144, 147, 158, 151
- Os pubis 120, 137, 140, 158
- pubische 73, 75, 100, 134
- rezidivierende pubische 136
- sakroiliakale 76
- Symphysis pubis 73, 75, 134

Sulcus sacralis 118, 166, 168
- Tiefe 26, 123

Sulkustiefe 164f.
Symphysis pubis 73, 75, 78
- Subluxation 134

T

Tarsalbogen 64
Technik
- funktionelle 4, 10
- kraniale 10
- myofasziale 10

Testung der dynamischen Beinlänge 102
- der funktionellen Beinlänge 102

Thrust-Technik 6, 9
Torsion 53
- Links über Rechts 58
- Rechts über Links 57
- Rechts über Rechts 57

Torsionsbewegung, sakrale 67
Torsionsdysfunktionen des Sakrums 157
Transversalachse 28, 41, 43, 48f., 119, 159
- superiore 29f., 41, 43, 82, 119

Trauma 77
Trophismus, zygoapophysealer 15
Tuber ischiadicum 22, 138, 143, 197
- – Höhertestung 145

Tubercula glutaealea 112f., 117, 119, 192
- Lokalisierung 112

Tuberculum glutaeale 18, 116, 191

U

Überlappungseffekt 115, 116, 118
Ungleichgewicht, muskuläres 97
Unterhandgriff 190
Unterstützung, bipedale 62, 64
upslipped innominate 142
Uterusfehlstellungen 205
Uterusfibrome 205

V

Verletzungsmechanismen 97
Vorschwung 66
Vorwärtstorsion 56, 58, 61, 164, 166, 172
- um die rechte schräge Sakrumachse 57

W

Winkel, pelvisakraler
- nach Kottke 46
- nach Pruzzo 46

Wirbelsäulenflexion 119

Z

Zehenabheben 62
- kontralaterales 62

Zink, J. 193
Zwischenwirbelgelenke 15
Zygoapophysealgelenke 15